虾 米 妈 咪 育 儿 正 典

# 虾米妈咪
# 育儿正典

虾米妈咪 著

江苏科学技术出版社

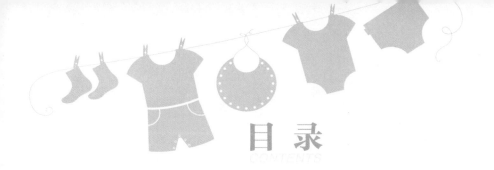

# 目 录

CONTENTS

*Part 2*
第二章 **娇嫩肌肤巧护理**

## *Part 6* 第六章 解密宝宝的大小便

## *Part 7* 第七章 生长发育的秘密

## Part 8 第八章 其实你不懂宝宝的心

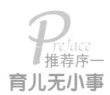

　　育儿说难也真难，说不难也真不难，关键在于是否掌握了正确的育儿知识与方法。本书的作者既是一位养育过孩子的妈妈，又是一位具有多年儿科临床及保健经验的医师；既具有丰富的、最新的育儿理论知识，又具有解决问题的育儿实践经验。

　　本书内容广泛，包括了育儿方面的吃、睡、拉、生长发育等几乎95%的常见问题，从正面的视角科学地、通俗地、可操作地向年轻的妈妈传播了育儿方面的知识与经验。

　　《虾米妈咪育儿正典》既是准妈妈的准教材，又是年轻妈妈的好帮手。

　　祝你的宝宝茁壮成长！

著名儿科和儿童保健专家、《小儿内科学》第三版主编

许积德

2014 年 6 月 10 日

推荐序二

# 妈妈强则婴童强，婴童强则国家强

　　这是一本值得妈妈们一读再读的好书，涵盖新生宝宝的特征、出生第一阶段的护理保健、世界上最伟大完美的爱——母乳喂养、辅食添加、宝宝生长发育等多方面知识，是一本全面的育儿指导书，堪称育儿正典。

　　母乳不仅给宝宝提供营养和免疫物质，而且可以预防成年后的三高症（高血压、高血脂、高血糖）。吃母乳的宝宝躺在母亲温暖的怀抱中，闻着母亲的气息和奶香，听着母亲的心跳和呼吸，感受着母亲轻轻的抚触和亲吻，偶尔和母亲相视一笑……无比温馨。比甘露还甜美的乳汁滋养着宝宝身体的同时也滋润着宝宝的心，为宝宝开启了快乐人生的美好开端。不仅如此，母乳喂养还对预防母亲乳腺癌有相当大的好处，可以母婴互惠。

　　妈妈强则婴童强，婴童强则国家强。

　　这是一本为我们中国梦、强国梦添砖加瓦的好书。

著名儿科和围产医学专家、上海新华医院儿科终身教授

吴圣楣

2014 年 6 月 12 日

# 一本温暖、严谨的育儿科普书

　　我很欣慰地看到，年轻的余医生认真地给家长们写了一本很好的育儿书，针对家长在育儿过程中遇到的常见问题，清楚地讲述了正确的育儿观念和方法。

　　这本书的内容很全面，涵盖了新生儿期的特点、婴幼儿的日常护理、母乳和人工喂养、辅食添加、大小便问题、睡眠问题、生长发育和行为习惯等方面，并且每一方面都尽可能覆盖了家长们最为关心的细节。在讲述每个具体问题时，余医生采用了"是什么""为什么""怎么办""特殊情况"的逻辑来成文；对于一些常见问题，例如，辅食添加、如厕自理、发热护理等内容做成了表格，化繁为简，让读者一看就明白；"妈妈问，虾米妈咪答"也是很实用的板块。这种讲述方式很适合家长理解和掌握，方便家长的实际应用。

　　余医生的文字具有儿科医生的科学理性，又有着母亲的温度，每一篇都颇具实用性和操作性。我关注她的微博已久，知道这些文字在几年间被家长们广为推荐、传播，已经在广大家长育儿的过程中得到了应用，我想，这些文字集结成册，一定能让更多家长受益。

中国妇幼保健协会副会长、中国医师协会儿科医师分会会长

朱宗涵

2014 年 6 月 14 日

# 愿每个孩子都能健康快乐地成长

我是个儿童保健医生，也是个6岁男孩的母亲。

有人称赞我是"业界良心"，其实，我并不是最优秀的儿科医生，也不是最厉害的研究工作者，只是升级成为妈妈以后，我的进步空间变大了，研究领域变宽了。

多年前，我还没有孩子，只是一个儿科医生的时候，我并没意识到在育儿这件事情上有那么多医学书上没有说、医生也未必知道的细枝末节。在儿内科时我遇到过一对父母，他们说不会给宝宝揉肚子，要请医生亲自来做下示范。当时的我实在想不明白，这样简单的事情，家长怎么就不会做了呢？直到我有了孩子，成为了妈妈，我才发现育儿这件事情上的所有细枝末节都很重要，值得好好去推敲，我也才慢慢地体会到，家长们的一些担忧顾虑是人之常情，他们所谓的"不会"背后，其实更多的是"不敢"，他们需要正确细腻的育儿知识和技巧，也需要积极温和的情感支持和鼓励，而且需要从观念到方法、从理论到情感都讲清楚、说明白，才能解答他们在育儿路上的大部分困惑。

本着这样的想法，从2009年开始，我尝试写育儿科普类文章，至今积累了30余万字；从2010年开始，我通过微博、微信、杂志专栏、电视节目、讲座活动等方式做公益科普，收获了数百万家长的信赖和支持。

"为何要坚持公益科普？"是这些年被媒体和朋友们问到最多的专业以外的问题。我想是出于为人父母的共情之心。"以一个有专业知识的母亲的良心，为宝宝代言心声，为父母答疑解惑。"这是我这些年来始终坚持做公益科普的心声。

我与我的孩子都有免疫方面的问题，我也曾抱着孩子痛哭过，自己做医生却帮不上自己的孩子，总觉得亏欠他很多。正因为经历过一些事情，我更能理解孩子患病时家长内心的痛苦与焦灼，更加明白健康地活着、看着孩子健康地成长是人生最重要的事情。就是因为真的感同身受，所以，我愿意以自己的专业知识去帮助其他需要帮助的母亲和孩子。

公益科普这条路漫漫而修远，确实会遇到许多困惑和挫折，也会有一些放弃和牺牲，但是这些都是值得的，当家长们告诉我，他们从我的科普中获得了帮助，孩子们在健康地成长，这比称赞我是"业界良心"更令我感到欢欣鼓舞。

写作这本书时，面对我历年的科普文字，我想，首先要解决家长们育儿过程中最为常见的顾虑，把不需要就医或者可以通过简单家庭护理就能解决的问题先说清楚，余下的问题可以留到下一本书中再来解释。然后我用了几个月的时间，将该部分的文章进行了更新整理。因为，育儿知识六到七成是基本不变的常识，剩下的三到四成是经常在变的，再好的育儿书内容都会有局限，无法做到内容满分，我要尽量给予大家当下最为准确有用的信息。

这本书的内容涵盖了一直以来绝大多数家长最为关心的问题，例如新生儿护理、预防接种、黄疸、湿疹、尿布疹、过敏、母乳喂养、奶粉选择、辅食添加、睡眠问题、大小便问题、生长发育、行为问题等，还把家长们询问频率较高的问题附在了"妈妈问，虾米妈咪答"板块中与大家分享。

考虑到每个孩子的个体差异，我没有按照月龄来分章节，以免家长进行不必要的对照而产生了焦虑。而且为了方便家长们的实际操作，我将一些实操性强的内容比如辅食添加、如厕自理、发热护理等，做成了表格形式，还根据家长们的实际需求，特别用心地整理了《常见食物营养成分表》《哺乳期和妊娠期常见用药安全一览表》这两张附录。

在这本小书即将出版之时，我要特别感谢我们儿科几位德高望重的老宗师，感谢老师们对我的厚爱，感谢各位老师抽出宝贵的时间对我进行悉心指导并为这本小书写了推荐序。我还要感谢上海新华医院、上海市环境与儿童重点实验室、上海市儿童医院、上海市儿童保健所每位关心和帮助我的老师和同事；感谢门诊、微博、微信、讲座等所有平台上信赖和支持我的家长们；感谢默默包容和关爱我的父母和丈夫；更要感谢我的儿子虾米让我懂得真正的爱与感恩，给了我开启公益科普这扇大门的钥匙。

在这里，我也要感谢亲爱的读者，我特别想要告诉你：养育一个健康的宝宝并不难，不过是常常去感知、时时去陪伴；我们能够给予孩子最好的爱，就是和谐的关系、稳定的心态、开放的学习态度和独立的思考能力；一些看似异常的情况也许无须特别处理，理解和等待才是对孩子最好的保护；无法处理或拿捏不准的情况请务必就医，及时诊疗在医生指导下护理才是明智之举……唯愿你打开此书后，能感受到我的心意与感恩，愿这本小书陪伴你开启一段自信、从容的育儿之旅，愿你与孩子的每一天，充满了幸福与美好、平和与安康。祝福！

虾米妈咪（余高妍）

2014 年 6 月 16 日

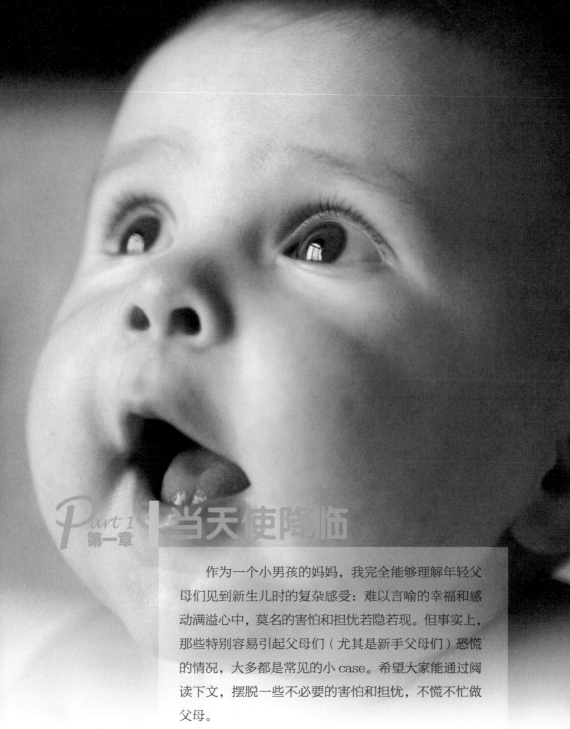

# Part 1 第一章 当天使降临

作为一个小男孩的妈妈，我完全能够理解年轻父母们见到新生儿时的复杂感受：难以言喻的幸福和感动满溢心中，莫名的害怕和担忧若隐若现。但事实上，那些特别容易引起父母们（尤其是新手父母们）恐慌的情况，大多都是常见的小 case。希望大家能通过阅读下文，摆脱一些不必要的害怕和担忧，不慌不忙做父母。

# 第一次与宝宝见面——新生儿的特殊外貌

从护士手中接过那个期待了整整 9 个月的小家伙时，你会发现，他可不是海报广告上那副粉雕玉琢的模样，他与你想象中的实在是大相径庭。如果非要找一个词语来概括形容，可能是 amazing。不过你不必担心，不出 1 个月，他就会"蜕变"成为你心目中的完美宝宝。现在就让我们一起来仔细了解一下这个"小怪物"吧！

## 皮肤

胎脂：新生儿（在医学上，新生儿是指出生 4 周内的宝宝，出生 1 周内的一般称为早期新生儿，出生第 2 周～第 4 周的称为晚期新生儿）通常全身

### 皮肤常见异常

如果发现新生儿的皮肤上有划痕，提示宝宝和（或）照顾者需要修剪指甲了。

新生儿的皮肤上如果出现红斑或花纹，大部分可能与摩擦、挤压和暴露在冷空气中有关，只要重新将宝宝的服饰和尿布整理一下包好，可能就会消失。

皮疹或者胎记也比较常见，大多无须特殊治疗就能自然消退或自行消失。

蒙古斑是最常见的新生儿胎记，因好发于东方人身上而得名，常出现于新生儿的背部和臀部，形似瘀青。蒙古斑无须治疗，一般在 2 岁左右变淡，5 ～ 6 岁时消失。

发生在一些重要器官附近、生长速度异常快、可能引发出血或者感染的痣和血管瘤等需要就诊随访，请医生跟踪观察它的变化，考虑是否实施治疗或摘除。

裹着一层油脂一样滑腻的物质——胎脂，可别小看了这层油脂，它是保护胎宝宝的皮肤在子宫内免受羊水浸泡的"外衣"。宝宝出生后，脱去（洗去）这层胎脂，会出现脱皮现象，这非常正常，无须做任何治疗。超过预产期出生的宝宝，因为失去了胎脂的保护，皮肤可能会有一些脱皮，看起来皱巴巴的；准时或者略微提前于预产期出生的宝宝，胎脂被洗掉后，皮肤直接与空气接触，也会发生脱皮。可见脱皮是新生儿必然经历的一个正常过程，不必担心也无须任何治疗。

胎毛：一些宝宝尤其是早产宝宝出生时，肩膀与背部甚至全身会有一层细小的毛发，这是胎毛，通常会在出生后几周内逐渐褪去。

肤色：刚出生的宝宝皮肤会有些发青，随着呼吸逐渐规律，肤色会变得红润。受重力影响，新生儿的皮肤颜色会随体位变换出现界限分明的不同变化——上半身皮肤呈现少血的苍白色，下半身皮肤呈现多血的鲜红或紫红色，通常这种现象出生3周后就会消失。四肢末端（手脚或者手指、脚趾）经常会出现青紫，尤其是在躺卧时。如将他抱起或适当改变体位，可恢复为正常肤色。此外，在寒冷、局部受压、屏气、过度哭闹等情况下，身体局部皮肤也会出现青紫或暂时性紫绀，这都属于正常现象，随着宝宝慢慢长大，这些情况都会逐渐消失。

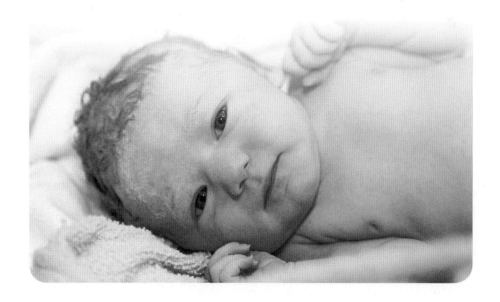

# 头部

新生儿的头部大约占身长的 1/4。头围平均约为 34cm，大于胸围 1～2cm。

**1** 　　头发：大部分宝宝出生时都长有胎发，发色、发质和发量因人而异。大约从 3 月龄开始，胎发会逐渐脱落。1 岁前后，会完全长好新头发，新头发的颜色、质地和稀疏度与胎发都可能有较大差异。

**2** 　　囟门：所有新生儿的头顶都有 2 个柔软的区域——囟门。较大的囟门位于头顶前部，是额骨与顶骨之间的一个菱形膜性部位，称为前囟门，宽 2～3cm，长 3～4cm。前囟门看起来或平或微微有点下凹，通常肉眼就可以看到轻微跳动。较小的囟门位于头顶后部，是顶骨与枕骨之间的一个膜性部位，称为后囟门。前囟门在出生后 12～18 个月时闭合，后囟门在出生后 3 个月内闭合。囟门处有坚韧的头皮、结缔组织和硬脑膜保护，可以轻轻触摸，即使用发刷给宝宝梳头，也不会对大脑造成任何损伤。

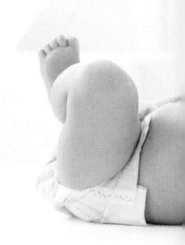

## 囟门常见异常

　　过分下陷的囟门：可能是脱水的信号。
　　过于凸出的囟门：常与颅内压力大有关。不过宝宝情绪激动大哭大叫时，囟门也会凸出，等宝宝情绪恢复平静时，囟门就会恢复正常。所以，只要宝宝的情绪、饮食、活动好，就不必担心。

# 3

头型：胎宝宝通过产道时头部受到挤压，颅骨可发生部分边缘重叠和囟门变小，头部被拉长变形，头围缩小。因此，刚出生的宝宝大多会有一个尖尖的、长长的甚至看起来奇形怪状的小脑袋。不用担心，只需几天，他的头型就会迅速恢复到自然的圆形。

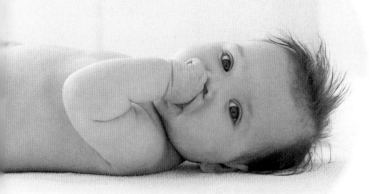

## 产瘤和头颅血肿

胎宝宝头部通过狭窄产道时，受挤压的部位可能会发生皮下水肿。

如水肿无一定界限式波动，用手轻轻按压有凹陷，可跨越骨缝，常见于胎先露部位，称为新生儿产瘤，一般会在出生后数天内自行消退。

如水肿有界限式波动，用手轻轻按压无凹陷，不超过骨缝，为颅骨骨膜下血管破裂出血、血液积留在骨膜下所致，常在出生后数小时甚至数天之内出现，逐渐增大至一定程度，称为新生儿头颅血肿，大多在 6 周～ 3 个月内可自行吸收。

产瘤和头颅血肿都并非颅内出血，不会影响宝宝的智力，都不需要特别处理。

需要提醒注意的是，一定不要揉按！注意观察包块的大小变化，如有变大或皮肤破损及时至医院就诊。较大的头颅血肿可能加重黄疸，必要时须就医。

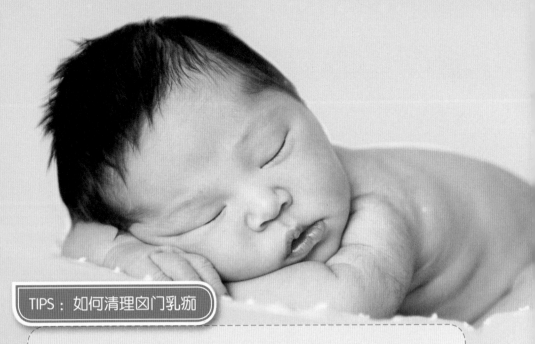

## TIPS：如何清理囟门乳痂

　　囟门乳痂是一种常见现象，通常不需要特殊治疗，几周后会自动消失。不要试图用指甲掀起乳痂，也不要使用碱性的肥皂水进行清洗，以免刺激头皮诱发湿疹或加重湿疹。

　　预防方法：每天给宝宝洗头或者用软刷轻刷头皮。

　　清理方法：如果乳痂越积越厚，可以等宝宝入睡后在乳痂上涂上几滴橄榄油（先加热消毒，冷却后再涂上去）先软化乳痂。若是薄的乳痂，一般第二天会自然脱落；若是厚的乳痂，第二天用软齿婴儿梳梳掉或洗掉；若是非常厚的乳痂，一次无法彻底清除，可以分几次处理。

## TIPS：枕秃的原因

　　枕秃这种现象在 2、3 月龄到 1 岁前后的宝宝中尤为常见。临床研究发现，导致这种情况发生的真正原因并不一定是缺乏某种元素，而是这一阶段宝宝的生活习惯。1 岁以内的宝宝卧床的时间相对较长，头部跟枕头／床单接触的地方很容易出汗，造成头痒。宝宝为缓解不适，会不断左右摇晃头部，这样枕部头发经常受到摩擦，会发生脱落或生长缓慢，导致局部头发看起来很稀疏，也就是我们看到的"枕秃"。

枕头并不是小婴儿的必需用品。如果你因为担心床垫硬度不够而为宝宝准备枕头，那么需要根据宝宝的月龄做不同的准备。

新生儿期：完全没必要使用枕头，枕了反而会影响正常的生长发育，甚至会引起呼吸困难。

3月龄起：宝宝抬头已稳，脊柱颈段出现前突的颈曲，这时可用全棉毛巾折成枕头给宝宝用。如果宝宝穿着轻薄，可将毛巾叠好垫得矮一些；如果宝宝穿着较厚，就相应垫高一些。

6月龄左右：宝宝可以扶坐，脊柱胸段开始出现向后的生理弯曲，如须选择枕头，高度以3～4厘米为宜。

6月龄以后：可根据宝宝发育状况，逐渐增高枕芯高度。

温馨提醒

1. 枕芯质地不能过软也不能过硬，过软的枕芯会带来窒息等安全隐患，长期使用太硬的枕芯，又可能影响到宝宝头部和脸部的轮廓美观。如果觉得无法掌握多软多硬才合适，可以用荞麦做枕芯。

2. 枕芯要经常在太阳下暴晒，最好一年更换一次。

3. 枕套务必选用纯棉质地的，经常换洗。婴幼儿的新陈代谢旺盛，头部出汗较多，口水也会常常浸湿枕头，易使致病微生物黏附在枕面上，如果不保持枕套的清洁，极易诱发颜面湿疹及头皮感染。

1. 让宝宝仰着睡，趴着玩。

2. 不时帮助仰睡的宝宝变换头部位置。

3. 通过改变房间和床周围的玩具物品，改变宝宝躺着时喜欢注视的方向。

4. 通常小宝宝睡觉时喜欢面向妈妈，可偶尔变换你和宝宝睡觉时的左右位置。

# 面部

**1**　　面部皮肤：新生儿的脸通常会略显浮肿。受母亲体内雌激素影响，新生儿皮脂腺分泌旺盛，脸颊、下巴、鼻头上都会有一些白色或黄色米粒大小的粟粒疹——粉刺。不要挤压和过度擦洗，通常会在 2 ~ 3 周内自行消失，不会留下任何疤痕。

**2**　　耳：新生儿的耳朵很软，甚至皱巴巴的，过不了多久就会自动展开。耳道内会分泌出淡黄色黏稠的油脂，医学上称"耵聍"，它具有抗菌与保护作用，不须挖耳清洁，只须清洁耳廓内外侧周围即可。

**3**　　眼：宝宝出生后眼睑都略显浮肿，出生数小时后浮肿自然消退。新生儿一出生就能立即睁开双眼，但无法持续太久。他不喜欢在平躺时睁眼，通常只有在清醒并且被竖抱的时候，你才可以看到他美丽的瞳孔。由于整个头部在通过产道时受到挤压，眼白部位可能会有少量血点或血丝，这些都会在出生后的几天内消失。

**4**　　鼻：新生儿的鼻腔狭窄，分泌物较多，这种情况不同于感冒流涕，是正常现象，几天后就会消失。

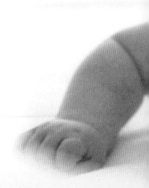

## 5

口:

"螳螂嘴": 每个新生儿两侧颊部都各有一个较厚的脂肪垫隆起, 民间俗称"螳螂嘴"。这种生理现象有助于宝宝吸吮, 不需任何处理。

"马牙": 有些新生儿出生时或出生 4 ～ 6 周后, 口腔腭中线附近和齿龈边缘出现表面光滑的乳白色颗粒, 少则 1 ～ 2 粒, 多则 10 余粒, 看上去很像刚萌出的牙齿, 民间俗称"马牙", 医学上称为上皮珠, 是由上皮细胞脱落不全所致, 不影响宝宝吃奶, 也不会影响乳牙和恒牙萌出, 常在几周内即可逐渐脱落, 不须做任何处理。

"吸奶疱": 婴儿哺乳后, 上唇中心会鼓出一个水疱, 又叫"吸奶疱", 这也属于吮吸动作后的正常生理反应, 断奶即会消失。

## 6

下巴: 有些新生儿的下巴不对称, 这与胎宝宝在子宫内的头部姿势有关, 会慢慢自行矫正。

## 7

脖子: 新生儿的脖子很短, 有很多皱褶, 容易滋生痱子, 要注意保持清洁干爽。

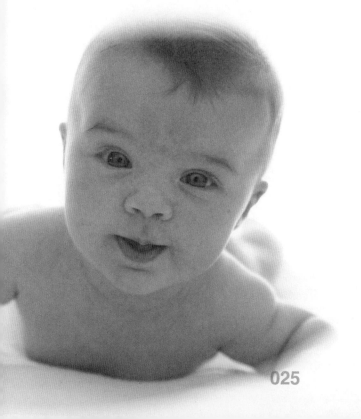

## 特殊情况

### 耳后或者颈部肿块

如果在宝宝的耳后或颈部摸到黄豆到蚕豆大小、活动的、无触痛、无压痛的球形小肿块，很可能就是浅表淋巴结。淋巴系统是人体内抵御感染和疾病的重要防御组织，耳后、颈部的浅表淋巴结是淋巴系统的一部分。儿童比成人发生感染或损伤的机会多，所以他们的淋巴结，尤其是颈部淋巴结肿大较为常见。头面部的湿疹、咽部感染等都可能引起耳后或颈部的浅表淋巴结轻度肿大，有的可以持续数月到数年。

轻度肿大的浅表淋巴结对宝宝无任何伤害，不必担心，无须任何治疗。

### 舌系带过短

正常宝宝舌头伸出时可以碰到下唇，如果碰不到下唇，舌尖处出现凹陷现象，就要去儿童外科就诊。

太短的舌系带会影响到宝宝的吮吸动作，也可能影响到将来说话发音。但是真正需要割舌系带的宝宝并不多，是否需要割舌系带还要多咨询有经验的专科医生。

### 斜颈

如果宝宝安静平躺时，头歪向一侧，且头部的长轴中线与身体的长轴中线呈明显的角度，考虑斜颈可能，请带宝宝到儿童骨科就诊。若确诊为斜颈，请在专业医生的指导下，对患侧"胸锁乳突肌"进行按摩，并定期复诊再评估。若按摩半年后没有改善，考虑及时手术治疗，以免形成面部的畸形。

## TIPS：宝宝为什么泪眼汪汪、眼屎多

人的眼睛每天都会产生眼泪，正常情况下，泪腺一天大约会分泌 0.5 ~ 0.6 mL（约十几滴）泪液，主要起湿润眼球表面和杀菌的作用。

眼泪是液体，待水分蒸发后，便形成了白色、浅黄色或浅黄绿色的分泌物。这是正常现象，不要一看到分泌物就以为眼睛被感染了。

只要分泌物不是非常黏稠，颜色不是绿色或者深黄色，结膜（白眼球）没有发红，就不必担忧。如果结膜越来越红或者分泌物性状发生改变，请尽快就医，不要自行使用含抗生素的眼药水或眼药膏。

排除过敏因素，宝宝一侧或双侧眼睛眼泪多、分泌物多，最常见的原因可能是鼻泪管畅通不良和倒睫。

鼻泪管是眼泪从眼睛排到鼻腔的通道，宝宝出生时鼻泪管还没有完全畅通，眼泪积在眼睛内排不出来，眼睛的分泌物就会比较多。大多数宝宝的鼻泪管会在1岁前后自然畅通，需要做眼科手术解决的情况非常少。平时可以经常按摩同侧眼内眦下鼻梁两旁的部位，来促进鼻泪管畅通。

倒睫刺激到角膜，也会使眼睛分泌较多的眼泪。3岁内的宝宝出现倒睫的原因与鼻梁发育有关。宝宝的小脸胖乎乎的，鼻梁低、眼距远，容易出现下眼睑轻度内翻，形成倒睫。经常轻扒下眼睑可以暂时缓解倒睫的症状。3岁前后随着鼻梁长高、眼距变近，倒睫的情况通常会逐渐消失。

以上两种导致眼泪和分泌物多的情况都是婴幼儿期的常见问题，通过耐心积极的护理即可改善，不必过分担忧。

及时清理眼睛的分泌物是预防继发细菌感染的好办法，父母平时要给宝宝做好眼部护理：

1. 双手清洗干净，防止手上的病原微生物感染宝宝的眼睛。

2. 脱脂棉球或一次性纱布用温水沾湿，湿敷眼睛。

3. 从内眼角向外眼角擦拭，清除分泌物。注意，用不同的棉球/纱布擦拭双眼，以防眼部细菌交叉感染。

4. 用生理盐水冲洗眼睛。

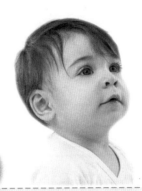

## TIPS：宝宝为什么总是揪耳朵

　　宝宝揪耳朵，父母一定会联想是不是耳朵内部有感染（中耳炎）。其实，宝宝揪耳朵有很多原因，未必是耳朵内部有感染的信号。比如，宝宝感到疲劳困倦的时候会揪耳朵，感到又热又痒的时候会揪耳朵，开始认识自己身体（认识耳朵）的时候也会揪耳朵……如果你对宝宝揪耳朵的行为有特别强烈的反应，他们还会觉得揪耳朵是个能与爸爸妈妈一起玩的游戏，很有趣。

　　如果宝宝使劲揪一侧的耳朵或拍打一侧的脸颊，并同时伴有发热等上呼吸道感染症状，要排除耳朵内部感染的可能性。因为感冒时耳内压力增大也会让宝宝感到疼痛，这种情况不代表耳朵内部一定存在感染，需要请有经验的耳鼻喉科医生通过耳镜来检查内耳。

　　如果确诊是化脓性中耳炎，耳朵流脓、流血时千万不要向耳朵里填塞任何东西，因为脓液、脓血流出来后，耳内压力有所减小，宝宝就不会觉得那么疼了。

　　父母平时要给宝宝做好耳部护理：

　　1. 洗澡时将浸湿的纱布缠在手指上，仔细地擦洗宝宝的耳廓内外侧及周围。

　　2. 洗澡和游泳后检查耳朵是否有进水，及时清除残留在耳廓、耳道内的水珠。

　　3. 注意，宝宝会向身上的各种"洞洞"里塞东西，耳朵也不例外，父母平时要注意观察。

**妈妈问，虾米妈咪答**

需要给宝宝清理耳垢吗？

　　耳垢（耳屎）是我们身体产生的对耳朵有保护作用的分泌物，可以防止灰尘、飞虫和其他外来物进入我们的内耳。正常来说，耳垢会随着身体的移动自行脱落，排出体外，并不会对宝宝的听力造成影响。如果在耳廓内发现耳垢，只需要用手指或清洁的棉签把它弄出来即可，千万不要自己用工具给宝宝掏挖外耳道中的耳垢，否则，容易一不小心损伤脆弱的耳道和鼓膜。如果耳垢真的多到影响到听力等其他健康问题，可以请耳鼻喉科医生人工排除一下。

## 胸腹部

　　刚出生的宝宝，躯干比头部短，胸围平均约为 33cm，比头围小 1 ～ 2cm，肚子看起来鼓鼓的。

　　乳房：胎宝宝无论男女，在母体内都会受到雌激素与催乳素的影响，因而出生时，乳房都会稍微突起，有些甚至会分泌少许乳汁，这些都是正常现象，不需要任何治疗，更不能用手挤压，顺其自然，几周内会恢复正常。

### 肋骨外翻

　　肋骨外翻并不是佝偻病的体征，其实与膈肌牵拉、腹式呼吸等婴幼儿期的生理相关，是婴幼儿从卧位到坐位、站位这一发展过程中，胸廓正常发育的阶段性现象。因为右侧肋骨下是肝脏，所以常是左侧肋骨外翻明显。轻度的肋骨外翻很常见，会随着宝宝成长过程中胸廓的发育，而逐渐消失。建议多给宝宝做做扩胸体操，同时建议给小宝宝穿连体衣。

脐带：新生儿的肚脐向内凹陷或稍微向外凸出，都属于正常现象。脐周皮肤略微泛红、有少量渗血或者轻微黏液也不必感到惊慌，一般少则 10 日、多则 3 周，脐带的残根就会干燥脱落。

## 脐疝

有些宝宝哭闹或屏气用力时，肚脐会膨出一个包块，这就是脐疝。通常等宝宝安静下来后，疝内容物会复原到腹腔里消失不见。这个问题，一般女宝宝较男宝宝高发，早产儿较足月儿多见。虽然脐疝看起来很吓人，但只要膨出的部分是软的，按压后能回缩，而宝宝也没有表现出任何不适，就不会有什么大问题。父母能够做的，就是尽量让宝宝少哭闹，少屏气用力，一般 2、3 岁前都能自愈。如果膨出物发生肿胀或颜色变化，尤其是伴随呕吐和疼痛等现象，就必须紧急就诊。

## TIPS：脐部的护理

在脐带残根脱落前和脱落后分泌物完全消失前的一段时间里，每天都要对宝宝的脐部做常规护理。具体请注意以下环节：

1. 每天早晚或洗澡后、脐部被水或尿液污染后，都要进行脐部消毒。

2. 要消毒脐带剪断部位的残端，也需要消毒脐窝。具体方法是：用碘伏棉签从脐部中心向外周皮肤包括脐带残根逐步旋转画圈涂擦。注意，一支棉签只能涂擦一遍，不可来回涂擦。

3. 宝宝洗澡时，避免脐部沾水。

4. 裹尿布时，尿布前部上端一定翻到脐部以下，以减少对脐带残端的摩擦和污染。

有些宝宝的脐部在脐带脱落时会出现少量出血或者血性分泌物，一般不需要做特殊处理。若出现下列情况之一请尽快看医生：

脐部红肿、流脓或出现异味；脐部长出红色小肉芽；脐部出血不止或大量渗液；脐部膨出的小包（脐疝）始终缩不回去，局部有红肿，宝宝哭闹不安。

# 生殖器

## 女宝宝篇

**阴唇肿胀**：由于在胎儿期受母体雌激素的影响，所有足月女宝宝出生时，阴唇都会肿胀得如同成年女性一般。这种情况会随着女宝宝体内雌激素水平的逐渐降低而在 6～8 周内消失，最终呈现出典型的女婴性状。

**假月经**：有些女宝宝在降生后的最初几天里，阴道会有少许血性分泌物。这是由于胎儿期在母亲体内受高雌激素水平的影响，子宫内壁增厚，出生后雌激素水平迅速回落，促使子宫内膜脱落，出现了类似月经周期样的出血，俗称"假月经"。这种情况出现时，不必担忧，也不需要任何治疗，宝宝的生长发育不会受到任何影响。血性分泌物一般持续 1 周左右，若出血较多，持续时间较长，需要就医检查出血的部位和原因，考虑相应的治疗。

**黏性或者血性和黏性混合的阴道分泌物**：女宝宝出生后的最初 6 周左右，出现透明、白色、黄色的黏性阴道分泌物，或者淡淡的血性（血性与黏性混合的）阴道分泌物都属于正常现象，随着宝宝体内雌激素水平逐渐消退，分泌物会逐渐减少。但如果阴道分泌物呈现绿色，或者发出臭味，或者分泌物持续 6～8 周以上，应考虑就医（注意，阴道异物可引起阴道感染和产生分泌物）。

**白色干酪样的分泌物**：在女宝宝的阴唇内发现白色干酪样的分泌物，这种情况非常常见。这些分泌物可以对局部黏膜起到保护作用，私处护理时千万不要全部清除，过度护理容易造成局部黏膜损伤，导致感染和阴唇粘连。

**阴唇粘连**：最常见于出生后 3 个月～6 岁的女宝宝。有 1/4～1/3 的女宝宝出生时就存在阴唇粘连，但绝大多数的粘连范围很小，只有 1～2mm，几乎不易被发现。大多数的阴唇粘连并不需要接受治疗，随着生长发育可自行消除。如果粘连范围大，覆盖住了阴道开口的大部分，或导致排尿困难、尿路感染等症状，可以在医生的指导下局部使用雌激素药膏治疗。一旦阴唇粘连情况消失即可停药，但一段时间后，还可能再次出现粘连。反复使用雌激素药膏，可能造成阴唇部局部色素的改变（即使出现局部色素脱失，也不算是明显的副作用，不必惊慌）。

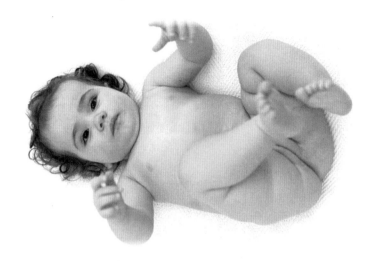

## TIPS：女宝宝私处护理要点

1. 给女宝宝擦屁股时一定要从前往后擦，从阴道口往肛门方向擦。

2. 平时用清水冲洗私处。先用拇指和食指轻轻分开大阴唇，自上而下冲洗，不要清除大阴唇内所有分泌物。粪便残留可用棉签或软布轻轻擦拭掉。

3. 不要用沐浴液或婴儿皂洗涤外阴，以免削弱外阴的自洁能力。

4. 做好安全防护和早期教育。不要把细小的硬物放在宝宝伸手可及的地方，防止异物进入阴道。

5. 勤换尿布/尿裤/内裤，不穿开裆裤。

6. 宝宝的尿布等衣物不与成人衣物混洗。

7. 护理时不要遗漏了大腿根部。不管男宝宝还是女宝宝，大小便都可能会流到大腿根部，这个部位一定要擦干净、保持干爽，否则容易发生尿布疹。

## 男宝宝篇

**包茎**：男宝宝出生时几乎百分之百都是包茎，包皮内面和阴茎头表面会有轻度粘连。随着成长，包皮会逐渐和阴茎头分离。绝大多数男宝宝要到2、3岁，粘连才会逐渐吸收消失。不过，也有一些男宝宝的包茎要到青春期才能完全消退。

**阴囊**：男宝宝刚出生时，受母亲体内激素水平的影响，睾丸外表皮肤很松弛，阴囊看起来和成年男性的一样大。随着激素水平回落，睾丸皮肤会逐渐紧绷，阴囊收缩到正常大小。如果收缩后出现宝宝两边阴囊大小不对称，常见原因为隐睾、鞘膜积液和斜疝。

### 阴囊大小不对称的3大常见原因：隐睾、鞘膜积液和斜疝

**隐睾**是指男宝宝出生后，一侧或双侧的睾丸仍停留在腹腔中或腹股沟内，而没有沿着腹股沟管下降进入阴囊。这种情况并不少见，特别是早产儿更加高发。大约2/3的宝宝可以在1岁内自愈，如果1岁后睾丸还未下降进入阴囊，医生会建议药物或手术治疗。

**先天性鞘膜积液**可发生在男宝宝新生儿晚期，一般为单侧，通常不必处理就可自愈。

当哭闹或屏气用力时，腹腔内压增大，一些男宝宝的腹股沟区或阴囊内、一些女宝宝的腹股沟区或阴唇内，会鼓出一个椭圆形包块，这是**斜疝**。一般男宝宝较女宝宝高发，早产儿较足月儿多见。与脐疝一样，通常当宝宝安静下来后，疝内容物会复原到腹腔里消失不见，一旦鼓出物发生肿胀或颜色变化，尤其是伴随呕吐和疼痛等现象，即发生嵌顿时，就必须紧急就诊。若斜疝在1岁左右不愈，医生会建议手术治疗。

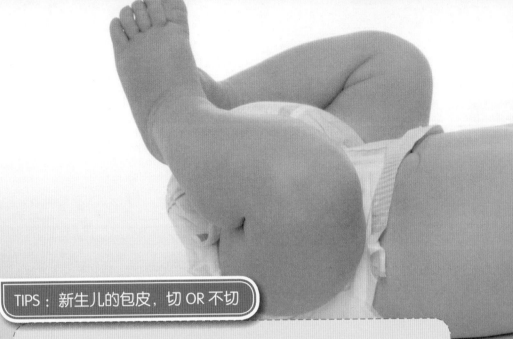

## TIPS：新生儿的包皮，切 OR 不切

从医学的角度看，不建议对新生儿行包皮环切术。

1. 新生男宝宝的生理性包茎很正常，随着宝宝成长，包皮会逐渐和阴茎头分离，这个过程大概需要 3 年或者更长的时间，所以一般 3 岁之前不主张行包皮环切术。

2. 尿路感染一般很少会发生在 1 岁以内的男宝宝身上，因而不必担心包茎导致这类问题。

3. 如果男宝宝患有尿道下裂，则更不可以在出生后就将包皮切除，因为尿道下裂的修补需要用到包皮。

4. 在新生儿期，包皮切过后存在伤口，又容易被排泄物污染，比护理没切过的要烦琐困难一些。

确切来说，包皮究竟切不切，不看年龄看症状。当存在以下情况时，你可能需要与家人和医生商讨是否为孩子行包皮环切术：

1. 反复发生包皮龟头炎，表现为包皮或包皮缘红肿、疼痛。

2. 反复发生尿路感染，主要表现为尿频、尿急或伴尿痛。

3. 发生排尿困难，排尿费力，排尿时包皮鼓起，呈 "气泡" 状。

总之，家长必须带孩子到正规医院的儿科泌尿外科找医生进行咨询，最好多听取几个医生的意见，不要盲目仓促决定切除包皮。

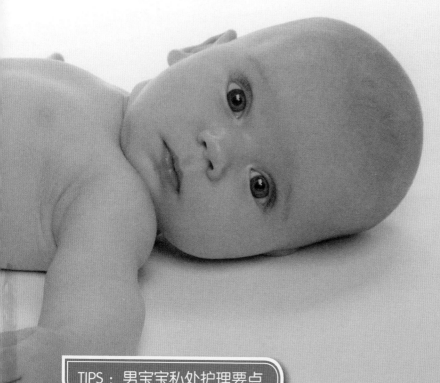

## TIPS：男宝宝私处护理要点

1. 给男宝宝擦屁股时别忘记擦阴茎和阴囊的内侧，污垢很容易藏匿在阴茎和阴囊的内侧皮肤褶皱里。尤其是宝宝大小便后，要仔细擦拭干净。

2. 洗澡时注意清洁皮肤的褶皱处，切勿用力拉扯包皮，也不要用力拉扯阴囊。

3. 男宝宝3岁前，包皮与龟头是粘连的，清洗时不要上翻包皮；3、4岁以后，包皮与龟头会逐渐分离，清洗时可以上翻包皮。

4. 勤换尿布/尿裤/内裤，不穿开裆裤。

5. 宝宝的尿布等衣物不与成人衣物混洗。

6. 护理时不要遗漏了大腿根部。不管男宝宝还是女宝宝，大小便都可能会流到大腿根部，这个部位一定要擦干净、保持干爽，否则容易发生尿布疹。

# 四肢

**睡姿：**新生儿睡眠时常常保持小腿微弯、双足内翻、两臂轻度外转、双手握拳或四肢屈曲的状态，因为胎宝宝在子宫内已经养成了蜷缩成一团的习惯，出生后一时难以改变，大约需要几周时间他才能逐渐舒展开来。千万不要尝试去捆直他的四肢，把他绑成一个"蜡烛包"，对于宝宝来说，他更需要一个自由自在的活动空间。

**扁平足：**新生儿足底扁平是正常生理现象。随着年龄增长，韧带会逐渐变紧，形成足弓，不需要特别治疗或想办法加速发育。

**指甲／趾甲：**足月儿的指甲很软，常长出指尖，最好用婴儿专用指甲刀修剪。安全起见，剪指甲／趾甲不要选择在洗澡后指甲泡软的时候，而选择宝宝睡眠或比较安静时进行。注意不宜剪得太短，以免引起甲沟炎。应尽量剪得圆滑，不留刺尖，以免宝宝抓伤自己。另外，不要给他戴手套，以免影响精细动作发育。

## 特殊情况

### 臀纹不称

臀纹不称在婴儿中较为多见，约20%的正常婴儿也会表现为臀纹不称。仅凭臀纹不称并不能确诊为"先天性髋关节发育不良"。医生在体检婴儿双下肢时，会观察双侧大腿皮纹是否对称、下肢是否等长、大腿是否可以外展到位等。拟诊为"先天性髋关节发育不良"的婴儿会被建议转至骨科，6月龄以下的进行B超检查，6月龄以上的进行X片检查，以协助确诊。确诊后骨科医生会根据具体情况选择治疗措施。

### "O型腿"和"X型腿"

"O型腿"和"X型腿"是儿童下肢发育的正常现象。医学上把"O型腿"称作"膝内翻"，把"X型腿"称作"膝外翻"。1岁以内的宝宝大多有轻度的"O型腿"，1岁半～6岁时，又常会转成轻、中度"X型腿"，但都不严重。轻度的膝内翻和轻、中度的膝外翻，大多属于正常生理现象，7岁前都能自行矫正。但是，如果出现以下情况，请及时到骨科就诊：1.宝宝的身高明显比同龄宝宝偏低；2.膝内翻／膝外翻明显比同龄宝宝严重；3.左右腿不对称（某一侧比对侧严重）；4.7岁后没有自行纠正。

# 第一次与宝宝亲密接触——新生儿的特殊生理

## 体温调节系统

新生儿的体温：胎宝宝的体温比妈妈的体温约高 0.5℃，因外界环境的温度通常较子宫内的温度低,所以新生儿的体温在出生后 1 小时内会有明显下降，然后逐渐回升，在 24 小时内可以达到或超过 36℃，腋温波动在 36℃～37℃之间（核心温度，即肛温较之高 0.5℃～1℃）。

人体正常体温是一个较稳定的范围，并不是恒定不变的，随性别、年龄、昼夜、运动和情绪的变化等因素而有所波动。一般清晨 2～6 点体温最低，下午 4～8 点体温最高，波动范围在 0.5℃～1℃之间。儿童代谢率高，体温可略高于成人。新生儿中枢神经系统发育尚未完善，皮肤汗腺发育又不完全，因而体温调节功能差。

### TIPS：最适合新生儿的环境温度和湿度

最适合出生 24 小时内的裸体足月新生儿的环境温度为 32℃～33℃，最适合早产新生儿的为 33℃～36℃。当环境温度稍低或稍高于这个适宜温度时，新生儿可通过机体调节产热或散热。家有新生儿，室内环境温度宜保持在 25℃左右，湿度保持在 55%～65% 为宜。

当环境温度过高或过低，超过新生儿机体调节能力时，新生儿会发生体温过高或过低的情况。新生儿的体温调节中枢尚未发育完善，体表面积相对较大，皮下脂肪薄，不会发生颤抖产热反应，而是依靠棕色脂肪产热。当环境温度过低时，如保暖不当容易发生低体温甚至新生儿硬肿症。早产儿因汗腺发育差，体温易升高。足月儿虽能通过增加皮肤水分蒸发散热，但是当环境温度过高时，很容易水分供给不足，发生脱水热。

## 呼吸系统

**呼吸频率**：新生儿主要依靠膈肌的升降来呼吸，呈腹式呼吸。出生 1 小时内，呼吸频率可达到 60 ～ 80 次 / 分；出生 1 小时后，足月儿的呼吸频率下降至约 40 次 / 分，早产儿的呼吸频率下降至约 50 次 / 分。

**呼吸暂停**：新生儿的呼吸中枢尚未成熟，呼吸节律常不规则，尤以早产儿多见。很多父母发现宝宝睡眠时，呼吸频率会突然加快，然后突然停止 5 ～ 10 秒，接着又恢复正常，偶尔会夹杂一次深呼吸。遇到这种情况，不要惊慌，只要呼吸暂停的时间短，不伴随心跳减缓、皮肤青紫或苍白，就不需要特别担心。随着宝宝呼吸中枢逐步发育成熟，这种情况就会渐渐消失。

**呼吸杂音**：新生儿鼻孔狭窄，分泌物多，所以呼吸时有杂音很正常，通常不影响喝奶。

**打喷嚏**：空气中的棉絮、绒毛或尘埃等任何微小物质都会刺激到新生儿的鼻黏膜，引起喷嚏，父母不要由此就认为宝宝感冒了。

## 消化系统

**吞咽**：胎宝宝 12 周开始就会做吞咽动作，新生儿已具备了吞咽功能。

**消化道和消化腺**：消化道内帮助消化淀粉的酶相对不足，帮助消化蛋白质和脂肪的酶储备充分；消化道肌层较薄，适合消化吸收流质食物；尤其是通透性高的肠管壁，非常薄，一方面有利于吸收母乳中的免疫球蛋白，帮新生儿获取来自母体的免疫力，另一方面容易吸收肠腔内的毒素或消化不全产物，引起中毒或过敏。所以，流质、富含蛋白质和脂肪的母乳是最适合新生儿的食物。

**胃**：新生儿出生时胃容量仅为 10 ～ 20mL，第 1 周时仅为 30 ～ 60mL，第 2 ～ 3 周时仅为 75 ～ 90mL。因为胃容量小，呈水平位，且胃的出口幽门括约肌紧，而入口贲门括约肌松，所以新生儿吃奶后很容易溢奶。

**大便**：新生儿一般出生 12 小时内开始排出墨绿色的胎便。早产儿由于粪便较少，肠蠕动乏力，通常胎便排出延迟。若排出延迟超过 24 小时，须排除消化道畸形。胎便 3 ～ 4 天能排完，此后，大便颜色逐渐呈黄色。母乳喂养儿的大便，大都呈金黄色或黄色，偶尔呈淡绿色，软膏状不成形，气味略酸；人工喂养儿的大便，呈淡黄色或灰黄色，偶尔呈淡绿色，大便较母乳喂养儿略干燥。一般母乳喂养儿大便次数比人工喂养儿要多。

　　**体重**：新生儿的正常体重应该为 2500 ～ 4000g，出生体重超过 4000g 的称为"巨大儿"，不足 2500g 的（与妊娠周数无关）称为低出生体重儿。宝宝出生的第 1 周，由于排出的量大于摄入的量，体重往往会有所减轻，减轻的量大多不超过出生时体重的 10%，大约在第 10 天时，体重会恢复到出生时的水平。

　　**黄疸**：新生儿黄疸非常常见。通常宝宝出生后第 2 ～ 3 天起出现黄疸并逐渐加深，第 4 ～ 6 天为高峰，第 2 周开始黄疸逐渐减轻，足月儿 10 ～ 14 天黄疸消退，早产儿 2 ～ 3 周黄疸消退。

## 新生儿黄疸的处理

　　足月新生儿的血清胆红素一般不超过 12mg/dL，早产新生儿的血清胆红素一般不超过 15mg/dL。如果宝宝出生 24 小时内出现黄疸（血清胆红素超过 6mg/dL），黄疸程度重（血清胆红素足月儿超过 12mg/dL，早产儿超过 15mg/dL）或进展快（血清胆红素每天上升超过 5mg/dL），血清结合胆红素超过 2mg/dL，黄疸持续时间长或伴随其他临床症状，要考虑为病理性黄疸，须就医。考虑光疗，个别更严重的甚至需要换血治疗。

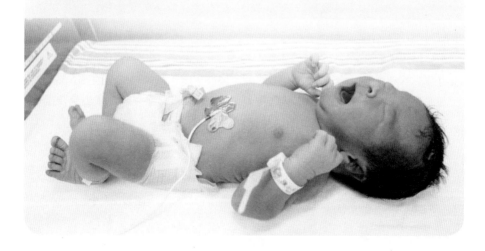

# 循环系统

**心率：**新生儿的心率较快，波动较大。出生 24 小时内，为 85 ～ 145 次 / 分；出生后 1 周内，为 100 ～ 175 次 / 分；出生后 2 ～ 4 周内，为 115 ～ 190 次 / 分。早产儿的心率较足月儿稍快。

**心脏杂音：**健康的新生儿听诊时也可以听到心脏杂音，这可能与动脉导管和卵圆孔暂时性未闭有关。新生儿和婴儿期时，在体检中发现动脉导管和（或）卵圆孔未闭，都属于正常生理现象，请注意随访。通常动脉导管在出生后 10 ～ 15 小时内完成功能上的关闭，在出生后 3 ～ 6 个月内完成解剖（结构）上的关闭；卵圆孔在出生后 7 ～ 9 小时内完成功能上的关闭，在出生后 5 ～ 7 个月内完成解剖（结构）上的关闭。

# 血液系统

**血压：**新生儿血容量的多少与脐带结扎的迟早有一定关系。临床上延迟 5 分钟结扎脐带，新生儿的血容量约从 80mL/kg 增至 120mL/kg，同时，红细胞数及血红蛋白量也会增加。足月新生儿的血压平均约为 9.3/6.7kPa（70/50mmHg），早产儿的血压较足月儿略低。

## 生理性贫血

宝宝出生时，红细胞数为（5 ～ 7）$\times 10^{12}$/L，血红蛋白量约 150 ～ 220g/L，出生后 6 ～ 12 小时内，因为进食较少和不显性失水，往往都会升高些，然后逐渐下降。2 ～ 3 月龄时，红细胞数降至约 $3 \times 10^{12}$/L，血红蛋白量降至 90 ～ 110g/L，出现一过性的"生理性贫血"。

## TIPS：看懂血常规报告单

血常规报告单上项目众多，家长只需要大致了解以下几个基本项目：

1. 血红蛋白（HGB）测定——判断贫血的常用指标

世界卫生组织贫血诊断标准：

| 6 月龄～5 岁 | HGB ＜ 110 g/L |
|---|---|
| 5 ～ 12 岁 | HGB ＜ 115 g/L |
| 12 ～ 15 岁 | HGB ＜ 120 g/L |

海拔每升高 1000 米，HGB 上升约 4%。感染疾病期间，HGB 通常会有所降低，如果怀疑贫血可考虑在疾病痊愈后复查。

如果 HGB 确实明显低于参考值，医生会结合其他指标或检查，判断是否存在贫血，是何种类型的贫血，并实施针对性的治疗方案。

2. 白细胞计数（WBC）和中性粒细胞比率（N%）——判断细菌感染或病毒感染的常用指标

白细胞包括中性粒细胞、嗜酸性粒细胞、嗜碱性粒细胞、淋巴细胞。血常规中的白细胞计数是指血液中白细胞的总数，而白细胞分类计数是指各类白细胞的数量和百分比。

细菌感染还是病毒感染可以通过看白细胞计数（WBC）和中性粒细胞比率（N%）简单判断。如果有感染症状，WBC 和 N% 的值明显增多，判断可能存在细菌感染；WBC 正常或低于正常值，判断可能存在病毒感染。

随着年龄增长，孩子的白细胞计数和中性粒细胞比率等都在发生变化。

| 新生儿期 WBC | （15 ～ 20）×$10^9$/L |
|---|---|
| 3 月龄 WBC | （6 ～ 18）×$10^9$/L |
| 6 月龄～6 岁 WBC | （6 ～ 12）×$10^9$/L |

6 个月之后白细胞分类逐渐以淋巴细胞为主，直至 7 岁后白细胞分类与成人（中性粒细胞占 50% ～ 75%）接近，8 岁后 WBC 接近成人水平

[（4～10）×10⁹/L]……看血常规报告单时不能拿成人的标准参考值来衡量婴幼儿。

婴幼儿血常规检验结果，$WBC > 15×10^9/L$、$N\% > 80\%$，通常可考虑明显的细菌感染。但严重的细菌感染也会造成 WBC 的降低，所以判断细菌感染或病毒感染还要结合临床表现和其他检查指标。

### 3.C 反应蛋白（CRP）——判断感染严重程度的常用指标

C 反应蛋白（CRP）被认为是急性炎症反应快速、敏感的标志物之一。CRP 正常参考值为 0～10mg/L，炎症反应的数小时内 CRP 在血浆中的浓度急剧上升，2～3 天达到高峰，病情恢复后逐渐下降恢复到正常，因此也被看作有无感染等疾病的活动性指标。

CRP 也只是在一定程度上提示了感染的严重程度，具体判断还要结合临床表现和其他检查指标。此外，应激也会出现 CRP 的升高。

### 4. 血小板计数（PLT）——反映凝血功能的常用指标

血小板主要反映了凝血功能。如果血小板明显减少，考虑存在凝血方面的问题，医生会根据情况考虑做进一步检查诊断。

### 提示

"↓"或"L"提示结果低于参考值；"↑"或"H"提示结果高于参考值。

### 常见问题

1. 白细胞高就表明是细菌感染吗？

白细胞特别高也不一定是细菌感染，也可能是其他病症如淋巴细胞显著增多的传染性单核细胞增多症。

2. 嗜酸细胞绝对值和百分率明显增高，是什么原因？

考虑存在过敏或寄生虫感染。

### 重要提醒

1. 做血常规一般采用末梢血（指尖血），采血前避免剧烈运动。

2. 出现发热等症状的 24 小时后再行血液检查，这样才有参考价值。

3. 检查前千万不要服用抗生素类药物，以免影响血液检查的结果误导诊断。

4. 通过观察宝宝的一般状况和精神状况来判断疾病严重程度较为可靠。

5. 是否需要使用抗生素，还是要根据病史、临床表现等，结合其他检查结果来决定。

6. 本章节所写数据说明只是帮助父母理解血常规的常识，无法涵盖所有病情情况。具体诊断处理方法，请遵循医嘱。

## 泌尿系统

排尿次数和排尿量：新生儿一般在出生后 24 小时内排尿。有的新生儿在分娩过程中就排出了第 1 次小便，所以出生后的第 1 天里也可能不排尿。此外，出生头三天的宝宝，尿量很少，可能与胎便一起混在尿布上，常常不容易被发现。如果出生后 48 小时确实无尿，则要考虑有无泌尿系统畸形。新生儿的膀胱容量小，肾脏浓缩功能不成熟，随着奶量的增加，新生儿每日排尿可达 20 次左右。

尿色异常：最初几天，新生儿的小便中常会有赭红色尿酸盐沉渣排出，染在尿布上看起来很像血迹。不必担忧，随着奶量的增加，尿量也会增加，红色的尿液就会自行消失。正常尿液为微黄色，一般不染尿布，容易洗净。

## 神经系统

作息时间：新生儿的脑沟和脑回尚未发育完善，大脑皮层兴奋性低，易疲劳，一天大睡 21 ～ 22 小时。

原始反射：新生儿有特殊的原始反射，如觅食反射、吸吮反射、拥抱反射、握持反射、踏步反射等。这些原始反射是先天性行为，能帮助新生儿顺利适应离开母亲子宫的最初几个星期。随着神经系统不断发育成熟，这些先天反射都会逐渐消失。假如新生儿期没有这些反射，常常提示有严重疾病或颅内病变。

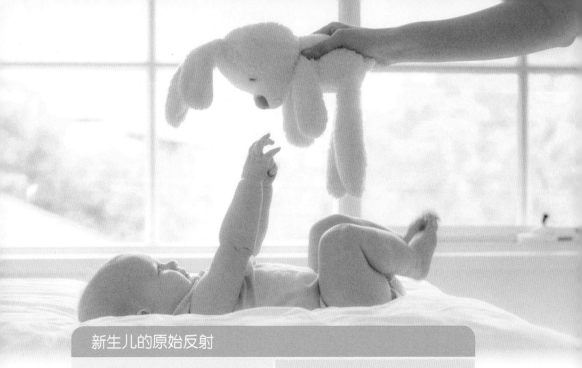

## 新生儿的原始反射

觅食反射：用手指轻抚宝宝的脸蛋，他会将头转向手指的方向，并张开嘴巴；用手指轻触宝宝上唇的中部，他的嘴巴会微微张开。觅食反射是最原始的反射，它能帮助宝宝找到乳房并进行吮吸。觅食反射在4月龄左右消失。

吸吮反射：用手指轻触宝宝的嘴角，他会用舌头将手指卷进去使劲吮吸起来。正是因为存在吸吮反射，所以刚出生的宝宝就能吮吸母亲的乳房吃奶了。

拥抱反射（惊跳反射）：宝宝听到巨大声响或者受到惊吓后，会伸开缩着的双臂，猛地张开双手，做出紧紧抱住的姿势。拥抱反射持续到出生后2个月左右消失。

握持反射：用手指触碰宝宝的手掌，他会攥起拳头；用手指触碰宝宝的脚掌，他也会弯起脚趾。这个反射持续到出生后4个月左右消失。

踏步反射：扶着宝宝的两腋下，把他的双脚掌放在平坦的床面上，他会自然地双脚交替做出走路的动作。这与真正的步行完全不同，对之后学习走路也并无任何帮助，这个反射持续到出生后4～6周消失。

**视觉**：新生儿只能分辨明暗，能看清楚的视力范围在 20 ～ 30cm，意味着当你怀抱他喂奶时，他可以清楚地看到你的脸。

**听觉**：新生儿的听力还没有完全发育成熟，暂时不能分辨低频的声音。

**触觉**：新生儿的触觉敏感，抚触他的皮肤可以令他安静，也能刺激他苏醒。

**味觉**：新生儿能感受甜味，识别妈妈乳汁的特别味道，而苦、咸、酸等其他味觉是在后来慢慢发育形成的。

**嗅觉**：新生儿的嗅觉已经发育得很好，如果孕妈妈偏好某种刺激性的味道，例如辣味，对这种味道的识别可以通过胎盘传给宝宝。随着成长，他的嗅觉还会发展出更多的分辨能力。

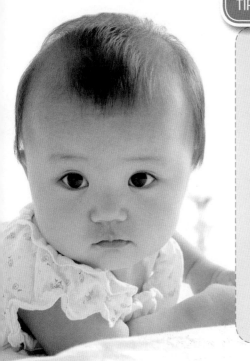

## TIPS：婴幼儿视力发育标准

婴幼儿的视力发育是一个变化的过程，新生儿是远视眼，随着年龄增长，视力在 6 岁左右时接近成人的正视眼状态（相当于视力 1.0）。

视力是主观检查，依赖于孩子的配合和认知程度，一般 3 岁儿童就可以配合视力检查了。学龄儿童建议每年检查视力。发现视力问题请及时到眼科就诊。

根据美国眼科学会《眼科临床指南》的标准，3 岁儿童视力应不低于 0.4，5 岁儿童视力应不低于 0.5，6 岁儿童视力应不低于 0.7，任何年龄儿童，双眼视力相差应不超过 2 行。

# 你该知道，医生对新生宝宝做了什么

## Apgar 评分：宝宝的第 1 张体检成绩单

"Apgar"评分是宝宝人生中的第 1 张成绩单，宝宝的接生护士或者医生就是这张成绩单的批阅者。

"Apgar"是肤色（appearence）、心率（pulse）、对刺激的反应（grimace）、肌张力（activity）和呼吸（respiration）这 5 个英语单词的首字母组合。在宝宝出生后 1 分钟和 5 分钟时分别考察这 5 项指标的得分，可以了解新生儿出生时的大致健康状况，决定是否需要实施相应的处理，以及在实施相应处理后评价恢复的情况。

大部分新生儿的 Apgar 评分在 7 ~ 10 分之间，评分在 7 分以下的考虑有轻度窒息，评分在 4 分以下的考虑有重度窒息，医生会根据新生儿的评分予以相应的处理。

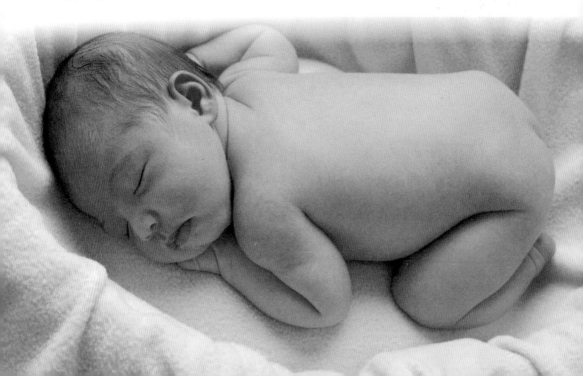

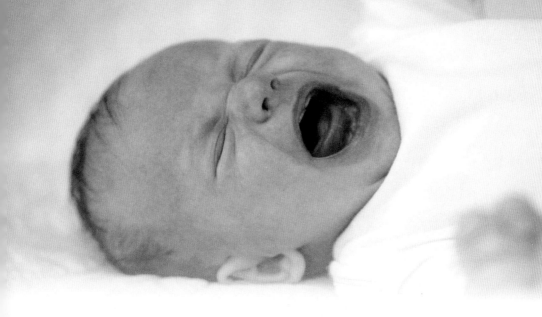

## 评分的具体标准

| 项目 | 2分表现 | 1分表现 | 0分表现 |
|---|---|---|---|
| 肤色（appearence） | 全身皮肤红润 | 躯干皮肤红润，四肢皮肤青紫 | 全身皮肤青紫或苍白 |
| 心率（pulse） | 心搏有力，大于 100 次 / 分 | 心搏微弱，小于 100 次 / 分 | 听不到心音 |
| 反射（grimace） | 弹足底或插鼻管后，有啼哭、打喷嚏或咳嗽 | 只有皱眉等轻微反应 | 毫无反应 |
| 肌张力（activity） | 四肢活动有力 | 四肢略有屈曲 | 四肢松弛 |
| 呼吸（respiration） | 呼吸规律，哭声响亮 | 呼吸缓慢而不规则或哭声无力 | 没有呼吸 |

　　很少有宝宝能得到 Apgar 评分的标准满分——10 分。宝宝出生时四肢末端泛青其实很正常，有些宝宝出生时就是"不爱哭"，这样都会让他们在评估中丢掉几分，但其实他们也很健康。如果宝宝出生后 1 分钟时评估得分低于 7 分，而 5 分钟后评估得分高于 7 分，你就更不必为宝宝出生时的健康状况担忧了。

　　这张成绩单并不会告诉你宝宝聪明不聪明，将来是否能成为一名身强力壮的体育运动员。

# 出生后 24 小时内常规 3 针

## 第 1 针：卡介苗（BCG）

卡介苗是目前唯一一种含活菌的常规疫苗（鼠疫疫苗和炭疽疫苗也是活菌疫苗，但不是常规疫苗），这一特性使其成为引发人体感染能力最强的疫苗之一。

接种时间：新生儿出生 24 小时内接种 1 剂卡介苗。如新生儿因早产、低体重或疾病等原因不能在出生 24 小时内接种卡介苗，应在体重增加至 2500g 或疾病康复后及时补种。

未接种卡介苗的儿童，3 月龄以下可直接补种，3 月龄～3 岁需先行结核菌素试验（PPD 试验），阴性者可补种，4 岁以上不予补种；已接种卡介苗的儿童，即使卡痕未形成也不再予以补种。

接种部位和方法：新生儿左上臂三角肌外下缘皮内。

接种后反应：卡介苗接种后 2～3 周，局部会出现红肿的硬结，平均直径在 10mm 左右，中央逐渐软化形成白色脓疱，可自行吸收或穿破呈溃疡，2～3 个月结痂，最后形成永久性疤痕（卡痕）。大约九成以上的受种者接种局部都会发生溃疡，保持局部清洁干燥即可，不要自行排脓或揭痂，如溃疡直径大于 10mm 且超过 12 周不愈，请就医。

不良反应：如接种后接种侧的颈部、腋下、锁骨上下等处的淋巴结肿大甚至化脓、破溃，则考虑卡介苗淋巴结炎的可能性大，一般给予规范的抗结核治疗后可痊愈。

世界卫生组织估计卡介苗淋巴结炎的发生率小于 1‰。全身播散性感染是卡介苗最严重的致死性不良反应，大多发生于免疫缺陷儿童，国际痨病联合会报告其发生率为 0.22/100 万剂。

## 第 2 针：乙肝疫苗（HepB）

乙肝疫苗被认为是目前最安全的疫苗之一。

接种时间：出生 24 小时内接种第 1 剂乙肝疫苗，并在满 1 个月时接种第

2剂、满6个月时接种第3剂。如新生儿体重低于2000g，应在出生后1个月开始按0、1、6个月程序接种。

如按标准免疫程序接种后无抗体产生，可再按标准程序接种3剂（可换不同工艺的疫苗或提高剂量，即第1次用的是低剂量5μg，则第2次可用高剂量10μg），若仍无抗体产生，不需再次接种。如按标准免疫程序接种后发现抗体转阴，健康人无须加强免疫，血液透析和免疫缺陷患者则需考虑加强。

接种部位和方法：一般为右上臂三角肌肌内（因为通常与卡介苗同时注射，故采取不同部位）。

接种后反应：接种后局部反应以一过性疼痛多见，偶有红肿硬结等，全身反应以低热为主，过敏等情况发生率极低。

不良反应：最常见的偶合症（指受种者正处于某种疾病的潜伏期，接种后巧合发病，其发生与疫苗本身无关）是晚发性维生素K缺乏症，常见于2周～3月龄婴儿。

## TIPS：是否同时注射乙肝免疫球蛋白

乙肝免疫球蛋白作为一种血液制品，有潜在风险。

目前在乙肝疫苗的剂量和是否同时使用乙肝免疫球蛋白（HBIG）的问题上仍存在不同意见。一些证据表明单独接种10μg乙肝疫苗比单独接种5μg乙肝疫苗的母婴阻断成功率更高，约可提高5个百分点，将阻断率提高到95%左右；但接种10μg乙肝疫苗的同时接种乙肝免疫球蛋白是否能进一步提高阻断率，尚存争议。

一般情况下，乙肝表面抗原阴性的母亲生下的新生儿，只需接种乙肝疫苗，选择10μg剂量可能效果更好；乙肝表面抗原阳性的母亲生下的新生儿，应在接种乙肝疫苗的同时于不同部位注射乙肝免疫球蛋白（比如接种5μg乙肝疫苗，应同时在不同部位注射乙肝免疫球蛋白100IU）。

## 第3针：维生素 $K_1$

维生素 K 缺乏，会导致凝血因子合成不足，进而影响凝血过程。一旦婴幼儿体内缺乏这种物质，容易出现自发性出血或受外伤后出血不止。由于胎盘对维生素 K 的通透性很差，孕期母亲体内的维生素 K 很少进入胎儿体内，因此新生儿体内没有储存足够的维生素 K，早产儿、低出生体重儿的体内维生素 K 水平更低。此外，由于新生儿肠道内细菌少，无法自己合成足够的维生素 K，且母乳中维生素 K 含量也很少，因此，新生儿常发生维生素 K 缺乏。

维生素 K 缺乏性出血症可发生于新生儿出生 24 小时内，也可发生于出生后 1～3 个月甚至半年内，出血最常见的部位是消化道和脐部，极少数会发生颅内出血。颅内出血病死率高，幸存者也常遗留神经系统的后遗症。为避免这种后果严重的疾病，大部分医院通常会给新生儿肌注 1 次维生素 $K_1$。

注射时间：目前认为，出生 24 小时内肌注 1 次维生素 $K_1$，能极好地预防维生素 K 缺乏性出血症。

注射剂量：尽管我国各地各医院使用维生素 $K_1$ 的剂量和做法并不统一，但单次剂量都不会超过 5mg，通常正常足月新生儿常规肌注 1 剂，早产儿、母亲产前使用抗惊厥抗凝或抗结核药及妊娠分娩过程中有并发症等的新生儿常规肌注 3 剂（连续 3 天每天 1 剂）。

不良反应：使用维生素 $K_1$ 发生严重不良反应的病例多为静脉给药，肌注维生素 $K_1$ 不良反应较少。

## TIPS：其他国家的新生儿怎么补充维生素 K

国外较为公认的做法是，新生儿在出生时和出生后 3 个月内补充维生素 $K_1$；常用方案是：新生儿出生时肌注维生素 $K_1$ 1mg，此后，每隔 10 天口服 2mg 直至 3 个月（共 10 次），或分别在 1 周和 4 周时口服 5mg（共 3 次）。

## TIPS：婴幼儿究竟需要补充哪些营养素

　　正常足月儿，若奶量好，辅食添加及时，饮食结构均衡，新生儿期请补维生素 K，出生后请持续补维生素 D，6 月龄请通过辅食强化铁，无特殊情况，没必要额外使用别的补充剂或保健品。

　　很多父母关心"维生素 D""鱼肝油"和"钙"的问题，我认为，关于这些问题掌握以下 5 个重点即可。

　　1. 通常，单纯缺钙的孩子很少见，应该引起注意的是维生素 D 缺乏。

　　2. 无论母乳还是奶粉喂养的宝宝都需要补充维生素 D。鉴于纬度、季节、气象等条件不同而日晒的时间和量很难控制，配方奶粉也很难吃到每天 1000mL 以上，且维生素 D 的安全剂量比较高。一条可供参考的经验是：宝宝只要奶量好，无论母乳还是配方奶粉，辅食添加及时、吃得好，通常只需要补充预防量（400IU）的维生素 D 即可（配方奶粉喂养可根据每天奶粉中的摄入量酌情减少补充量）。

　　3. 建议正常足月儿选择单独补充维生素 D（鱼肝油和维生素 AD 制剂中的主要成分为维生素 A 和维生素 D）。正常足月儿如果妈妈的营养状况良好，前 6 个月内进行纯母乳喂养，是不需要额外补充维生素 A 的；满 6 月龄后维生素 A 也完全可以通过辅食（例如南瓜、红薯、胡萝卜等）来获得足够的补充。当然，如果是早产儿或有吸收不良等情况的婴儿，请在医生的指导下补充维生素 A。

　　4. 维生素 A 和维生素 D 的定量单位有两种，一种是国际单位（IU），一种是质量单位（μg）。维生素 A 1IU=0.30μg，维生素 D 1IU＝0.025μg。勿将 μg 误作 IU 使用，否则容易导致过量中毒；也不可将 IU 误作 μg 使用，否则易导致补充不足。

　　5. 不必额外补充钙。如果饮食上能保证丰富的钙来源，不主张补充钙剂。过量补钙会导致婴幼儿便秘，也可能影响铁、锌等微量元素的吸收，还会增加肾脏负担，甚至有肾结石的风险。

## 关于接种疫苗，父母们最想知道的 4 件事

**Q** 接种过疫苗就一定不会得病吗？

**A** 　　由于疫苗的生产技术和人的个体差异等原因，并不是所有人在接种疫苗后都能获得百分百的保护，但是大多数常规使用的疫苗，接种后的保护率在 90% 左右，也就是说，接种过疫苗后可以大大降低得病的风险。此外，不能从疫苗的名称上去理解预防效果，比如，接种七价肺炎球菌疫苗，只能预防大部分由肺炎球菌引起的肺炎，而并非预防所有病原微生物引起的肺炎。

**Q** 要不要打计划外疫苗？

**A** 　　计划内和计划外疫苗的最大区别是管理不同，前者由国家埋单，后者则不是。从预防疾病的角度看，接种计划外疫苗可以让孩子获得更为广泛的保护，是值得接种的。

**Q** 进口疫苗是不是比国产疫苗更好？

**A** 　　随着国家扩大免疫规划的实施和国内疫苗生产技术的发展，大部分国产疫苗的安全性和有效性与同类的进口疫苗已经不分上下。可以根据自己的经济情况选择疫苗，不必盲目跟风。

**Q** 打完疫苗后发热且白细胞升高，要用抗生素吗？

**A** 　　疫苗是减毒、灭活的细菌和病毒或其碎片，进入人体模拟严重感染性疾病的部分过程，刺激免疫系统成熟的一种方式。接种疫苗后若出现 38.5℃ 以下的发热，或发现血液中白细胞、中性粒细胞数量和（或）C 反应蛋白略微升高，且排除了其他疾病可能，应考虑为体内开始出现免疫反应，这是疫苗接种成功的标志，没必要为此使用抗生素。

# 出生后 3 天新生儿疾病筛查

每个宝宝来到这个世界，都会接受一次特殊的考察——新生儿疾病筛查，通过这次筛查，一些严重危害健康的先天性、遗传性疾病将被及时发现。婴儿期若能对这些疾病早期干预治疗，宝宝就可能过上和正常人一样的生活。

## 新生儿遗传代谢病筛查

遗传代谢疾病种类很多，目前能够干预治疗的其实并不多，新生儿筛查主要针对可以干预治疗的疾病。卫生部规定全国新生儿疾病筛查病种包括：先天性甲状腺功能减低症（CH）、苯丙酮尿症（PKU）。省、自治区、直辖市人民政府卫生行政部门可根据本行政区域的医疗资源、群众需求、疾病发生率等实际情况，增加本行政区域内新生儿疾病筛查的病种。目前我国常见的几项筛查为：

| 名称 | 病因 | 干预治疗 |
| --- | --- | --- |
| 先天性甲状腺功能低下症（CH） | 大部分是由于甲状腺先天性缺陷（缺如、发育不全或是异位）所致，也可能由于甲状腺激素合成异常，如母亲孕期饮食中碘缺乏或服用抗甲状腺药物所致 | 给予适量的甲状腺素补充治疗即可，越早治疗效果越好，如果出生后 3 个月以内就开始治疗，大约 80% 的婴儿能有正常的发育和智能 |
| 苯丙酮尿症（PKU） | 常染色体隐性遗传疾病，苯丙氨酸代谢途径中的酶缺陷 | 尽早开始低苯丙氨酸饮食，需儿科医师与营养师跟踪指导患儿饮食 |
| 葡萄糖-6-磷酸盐去氢酶缺乏症（"G-6-P-D 缺乏症"俗称"蚕豆病"） | 红细胞细胞膜上缺少"葡萄糖-6-磷酸盐去氢酶"，这种红细胞容易受到特定物质破坏而产生溶血现象 | 该病预防重于治疗，不管是婴儿或成人，都不能接触樟脑丸、紫药水或服用蚕豆和磺胺类药物等，以免发生急性溶血 |

新生儿遗传代谢病筛查仅需采集新生儿足跟三滴血，就可进行检测，是一项简易、快速和廉价的群体筛查，可以在患儿临床症状尚未表现之前或表现轻微时就发现遗传代谢性疾病，以便早期诊断和治疗，防止机体组织器官发生不

可逆的损伤。

采血时间一般在新生儿出生 72 小时后至 7 天内，且在充分哺乳后；早产儿、低体重儿、正在治疗疾病的新生儿、提前出院者等未及时采血者，采血时间一般不超过出生后 20 天。

绝大多数宝宝的筛查结果都为正常，结果会被存档，并不通知家长。只有发现可疑阳性或阳性结果，筛查中心才会通知家长，并为宝宝提供进一步的确诊或鉴别诊断，一旦确诊就要立即接受治疗和干预。可见，没有消息就是好消息。

## 新生儿听力筛查

新生儿听力筛查是通过耳声发射、自动听性脑干反应和声阻抗等电生理学检测，在新生儿出生后自然睡眠或安静状态下进行的客观、快速、无创的检查，可以早期发现新生儿听力障碍，以便早期诊断和干预，减少听力障碍对语言发育和其他神经精神发育的影响。

国内外报道表明，正常新生儿和高危因素新生儿听力损失的发病率差异较大，正常新生儿听力损失的发病率为 1‰～ 3‰，而高危因素新生儿听力损失的发病率为 2%～ 4%。

正常新生儿在出生后 48 小时到出院前，用筛查型耳声发射仪或自动听性脑干反应仪进行初筛，未通过者及漏筛者应于 42 天内行双耳复筛，复筛仍未通过者，应在出生后 3 月龄内转诊至省级卫生行政部门指定的听力障碍诊治机构，接受进一步诊断。

新生儿重症监护病房（NICU）的婴儿在出院前，用自动听性脑干反应仪进行筛查，未通过者直接转诊至听力障碍诊治机构接受进一步诊断。

具有听力损失高危因素的新生儿，即使通过听力筛查，仍应在 3 岁前每年至少进行 1 次听力随访（筛查机构根据可能发生的迟发性听力损失状况，制定个体化的听力再评估的时间和次数），在随访过程中怀疑有听力损失，应及时到听力障碍诊治机构就诊。

在尚不具备条件开展新生儿听力筛查的医疗机构或地方出生的新生儿，监护人应在 3 月龄内将新生儿转诊到有条件的筛查机构完成听力筛查。

复筛未通过的婴儿、筛查未通过的 NICU 婴儿，都应在 3 月龄内接受听力学和医学评估，确保在 6 月龄内确定是否存在先天性或永久性听力损失，以便实施干预。

## TIPS：新生儿听力损失高危因素

1. NICU 住院超过 5 天。
2. 儿童期永久性听力障碍家族史。
3. 巨细胞病毒、风疹病毒、疱疹病毒、梅毒或毒浆体原虫（弓形体）病等引起的宫内感染。
4. 颅面形态畸形，包括耳廓和耳道畸形等。
5. 出生体重低于 1500g。
6. 高胆红素血症达到换血要求。
7. 病毒性或细菌性脑膜炎。
8. 新生儿窒息（Apgar 评分 1 分钟 0～4 分或 5 分钟 0～6 分）。
9. 早产儿呼吸窘迫综合征。
10. 体外膜氧。
11. 机械通气超过 48 小时。
12. 母亲孕期曾使用过耳毒性药物或袢利尿剂，或滥用药物和酒精。
13. 临床上存在或怀疑有与听力障碍有关的综合征或遗传病。

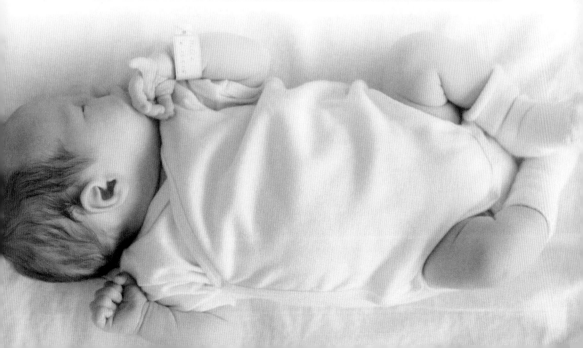

# 宝宝驾到，准备好了吗

## 家有早产儿，你该怎么办

在医学上，胎龄满 37 周～ 42 周出生的新生儿称为足月儿，大部分的新生儿都是足月儿；胎龄大于 42 周出生的新生儿称为"过期产儿"；胎龄满 28 周～ 37 周出生的新生儿，是下文要重点讲到的早产儿。

随着医学的进步，尽管满 28 周且体重超过 1000g 的早产儿都有机会存活下来，但是，早产儿出现健康问题的几率大大超过足月儿。所以，防患于未然的最好方法就是，尽一切努力让胎儿足月分娩。当然，并不是所有的早产儿都有健康问题，但是妊娠时间越短，体重越轻，风险就越大，一般 2000g 以上的新生儿较少出现严重并发症。

大部分早产儿需要在出生后立即接受专门的治疗和护理，但这并不意味着只有医院才能有所作为。作为与他同呼吸共命运几个月的妈妈，一定不要错过任何拥抱他、哺喂他和与他亲密接触的机会，因为你是他在这个世界上最熟悉也最依赖的人。尽量多陪在宝宝身边，你的气味能让他感到安全；尽量多和宝宝说话，你的声音能让宝宝变得平静；尽量多拥抱他，哪怕只是通过育儿箱的小孔去触摸他；可能的话尽量喂他母乳，或者挤出母乳请护士喂给宝宝。你和宝宝接触得越多，他茁壮成长的几率就越大。

早产儿的发育，起初大都是缓慢而不稳定的，大约需要 1 年，他才能完全赶上足月儿的发育水平。评价早产儿的发育情况，并不是以出生日期为准来算月龄，而是需要用校正月龄计算。

---

**校正月龄计算方法：**

校正月龄 = 月龄 –（40 – 实际孕周）/ 4

比如宝宝 32 周早产，现出生后 4 个月，他的校正月龄应是 2 个月。

算法是：4 –（40–32）/ 4 = 2。

---

# 特别写给新生儿的妈妈

## 分娩后1小时内开始母乳喂养

你是否因为一些特殊原因，想要放弃母乳喂养？其实只有极少数的情况，医生才不推荐母乳喂养。无论什么原因导致你还在为是否母乳喂养而犹豫不决，此刻你需要做的就是尽快开奶。即使几周的哺乳也比一次没有强，而且你一旦尝试，会得到一种奇妙的情感体验。当母婴之间建立起良好的哺乳关系之后，你会相信，采取何种喂养方式很大程度上并不取决于现实因素，而更多地取决于心理因素。

分娩后1小时是母乳喂养的黄金期。自然分娩的产妇可以在产后立即开奶，除非新生儿的 Apgar 评分过低，因为此时宝宝必须接受医生的处理；剖宫产的宝宝在出生后的几个小时内，因为麻醉药物的作用会一直昏昏欲睡，不过美食的诱惑还是会让他努力清醒起来。

哺乳动物的子代们，一出生就会找寻妈妈的乳头吃奶，这是天性，人类的宝宝也一样。当你将新生儿放在胸前，一开始他可能只会尝试着去舔一舔，但过一会儿他便似乎领悟了，进而连乳头带乳晕都含在嘴里用力吮吸起来。如果

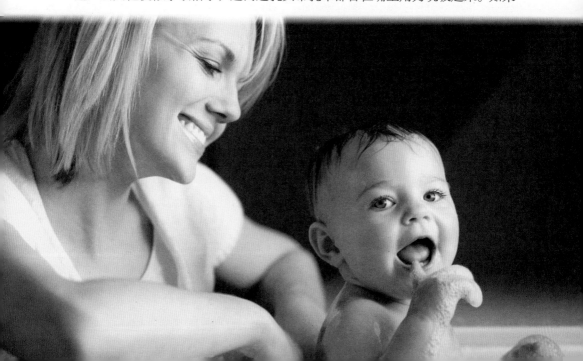

你的宝宝不能自己领悟吃奶的方法，你可以和（请）医护（专业）人员给予他一些帮助。

虽然说哺乳是生物本能，但哺乳技巧和其他育儿知识一样，是需要学习和实践的。

## 快速建立你和宝宝的亲密关系

大约有 30% 的新妈妈表示，在宝宝出生后的最初一段时间里，她们和宝宝建立亲密关系有一些困难，请不要为此感到有压力。

培养母婴之间的亲密关系需要一个过程。这种亲密关系也许在你看到宝宝的第一眼就建立了，但也可能需要几天、几周，甚至几个月的时间，你才能和宝宝完全建立起亲密无间的关系。主要的影响因素可能与不顺利的孕期、艰难的分娩或者是宝宝出生后接受了特别护理等有关。无论亲密关系建立的过程是快还是慢，只要你爱宝宝，这种亲密的情感是迟早会建立起来的。

和宝宝多一些身体的亲近和肌肤的接触。多抱抱他，多亲亲他，多看看他，多和他说说话，都会给你的宝宝都带来温暖安全的感觉。你说什么并不重要，他喜欢的是被你关注的感觉，你也会从他的反应中得到乐趣。你对他说话时，记得保持目光的接触，这样可以促进你们彼此间的理解。当你静静地欣赏宝宝，那些奇特的瞬间，会加深你们彼此间的亲情。与宝宝建立亲密关系，任何时候开始都不算晚。

## 让老公成为一个绝世好老爸

很多新爸爸对自己的小宝宝都怀有强烈的亲情，他们对自己的新角色充满了热情。即使有些人在宝宝出生后的最初一段时间里，还对自己存在一些怀疑，需要一点时间来调整，但他确确实实热切期盼着和宝宝建立起亲密关系。

毫无疑问，爸爸是宝宝第二个最棒的妈妈。尽管他对宝宝的直觉不如妈妈来得那么强烈，但是，只要给他充分照顾宝宝的机会，他也能全身心投入其中，做得并不会比妈妈差多少。妈妈应该鼓励丈夫，帮助他找机会和宝宝亲密接触，让他在新角色中找到快乐。他与宝宝之间相处的时间越久，与宝宝的感情就会越深。

## 关注自己的感受，善于求助

大约 70% 的新妈妈，在分娩后有产后消沉，会感到莫名的紧张、难过、恐惧、焦虑、易怒……甚至会讨厌自己的宝宝。区别于"产后抑郁症"，这种心境来得快去得也快，通常只持续几小时或者一到两周而已，只有少部分会在几周后逐渐恶化。

当身为新妈妈的你有产后消沉的症状，还是可以继续母乳喂养和与宝宝亲密接触。要照顾好自己，保证足够的休息、丰富的饮食和适度的锻炼。要积极寻求帮助，请家人帮忙照顾宝宝、处理家务等。要和他人分享自己的感受，多与有经验的妈妈们交流，一旦情绪陷入低谷，要找信赖的人倾诉。要给自己一些时间和空间，打扮一下自己，去户外走走或拜访朋友，或与丈夫一起好好享受一次久违的烛光晚餐。不要过分苛求自己。如果你觉得自己的忧虑过于严重，请勇敢地向你的丈夫、其他家人、朋友或医生求助。

## 也要关注丈夫的感受

大约 10% 的新爸爸，会在妻子产前或产后，出现与新妈妈类似的"消沉"。他可能会表现得易怒、不愿意亲近孩子、逃避回家……

其实，尽管在生孩子这件事情上，丈夫基本插不上什么手，但是，宝宝出生以后他肩负的任务并不轻松。很多因素可能导致新爸爸"消沉"：首先，各种抚养和教育宝宝的费用接踵而至，他内心的压力可想而知；其次，作息时间和生活节奏的改变，令他感到难以适应，甚至觉得失去了自由；再次，在养育宝宝的问题上家人之间难免出现沟通障碍，他可能会疲于应付家庭成员之间的关系，尤其是妻子在产后会把主要精力和时间放在照顾宝宝上，淡薄了对他的亲热和柔情……

所以，妻子也需要关注丈夫的感受。与丈夫一起分享产后的喜悦和照护宝宝的乐趣；如果他照护宝宝不太周全，要多鼓励少责备；留出一些两个人的时间，让他多感受到你的关爱；与长辈的沟通要注意方法，避免紧张的家庭关系；有关宝宝养育和家庭发展等重要问题，可以找时间平心静气地和丈夫商谈。

# 特别写给新生儿的爸爸

## 建立爸爸与宝宝之间的亲密关系

也许当你看到宝宝平安出生的那一瞬间，你作为爸爸的感觉便立即涌现，也许这种感觉还需要一点一点培养。没有经历十月怀胎、一朝分娩和母乳喂养的爸爸，与宝宝建立亲密关系的过程，确实会比妈妈稍许困难一点，却也不乏天性。

建立和巩固亲密关系的过程，其实是付出和收获爱的过程。请时刻提醒自己，如果你不珍惜，以父亲的身份照顾孩子的时光会在不经意间逝去，如此珍贵的情感体验将会一去不复返。

## 支持母乳喂养

也许，你与你的妻子在孕期甚至早在孕前就商谈过喂养方式的问题，关于母乳喂养对宝宝、对妈妈和对家庭的好处，你一定也早已听说过很多。如果此刻，你看到妻子给宝宝哺乳，仍会感到嫉妒或者不安，其实也十分正常，但你会慢慢发现反感只是暂时的，你的损失恰恰是宝宝应该得到的。很多研究表明，妻子在母乳喂养时得到丈夫的支持，哺乳会更加顺利。

我知道，你确实很想帮助妻子分担一些照护宝宝的工作；我也了解，你确实希望尽快和宝宝建立起亲密关系，但是，你要知道，解决上面两个问题的方式绝非只有"用奶瓶喂宝宝"这一种方法。用奶瓶喂，小宝宝很容易发生乳头混淆，导致他不再愿意吮吸乳头；同时，会影响母乳供给和需求之间的平衡，导致母乳分泌量下降；而且容易把宝宝喂撑着，甚至直接影响到宝宝目前和将来的健康。

其实，你完全可以做到从情感上和实际行动上支持妻子进行母乳喂养：鼓励和表扬妻子；和妻子一起学习母乳喂养的知识，帮助妻子以正确舒适的姿势哺乳；和妻子一起学习照护宝宝的知识，分担除哺乳之外的其他一些照护宝宝的工作；尽量多分担一些家务……

记住，你对妻子母乳喂养的支持相当重要！

## 多关注妻子的感受

作为丈夫，你不仅要主动承担一些照护宝宝的工作和家务，还要给予产后妻子饮食上的照顾、情感上的支持、精神上的爱抚。对妻子多一点体谅，多一点关怀，多一些倾听，多一些赞美，强化彼此间的沟通，帮助调整家庭成员之间的关系，为妻子营造一个有利于身体恢复的环境，帮助她顺利地度过产褥期。

## 也要关注自己的感受

其实，和新妈妈一样，新爸爸也需要支持、鼓励和宽慰，以及能够释放焦虑的安全场所。所以，不管你在担心什么，哪些事情令你难以承受，请尽量与你的妻子、其他家人、朋友或医生谈一谈，只有把焦虑释放出来，你才能更好地把握大局。

你可以在宝宝出生后把年假休掉，因为产假原本就不应该只是给新妈妈的，趁此机会，你可以好好地照顾妻子和宝宝，享受与家人的亲密时光，也可以仔细考虑自己和家庭在接下来一段时间的发展走向，遇到难以抉择的问题可以多和妻子、其他家人和朋友沟通。

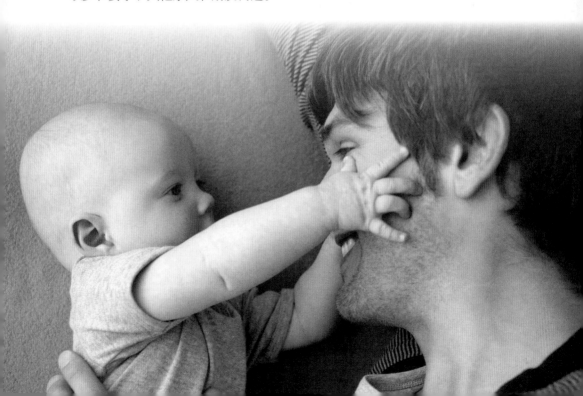

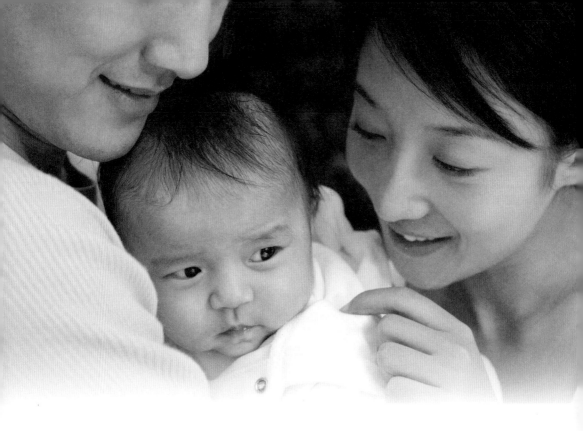

## 如果你们是特别紧张的父母

如果你们双方或者一方是"特别紧张的父母"，那么很可能在宝宝出生后不久，你们就会有第一次不愉快的交谈，原因大都是为了宝宝。

接下来我讲的内容，也许会颠覆你以往的育儿观念。

### 我们在变化的世界里学习育儿，要会寻找适合的方法

我们生活在一个迅速变化的世界里。就拿婴儿喂养这件事情来说，从我进入医学院学习，到我进入医院工作，又到我自己生宝宝，再到现在，一些观点发生了巨大的变化，而一些问题，又始终存在着争议。

在信息传播迅速的今天，年轻的父母们与父辈们相比，面前有了更多的问题，有了更多的选择。尽管有一大堆的专家和教授指导你该如何如何去做，可是你会发现，他们的意见往往并非完全统一，反而需要你做出更多的抉择。

其实，在养育宝宝的许多问题上，并没有唯一正确的答案，也没有简单的方法可循。书籍、讲座、杂志等对于解答一些具体和普遍的问题还是有一定帮助的，但是你确实不可能完全套用他们的指导来照顾安排宝宝的全部生活。对于某一个家庭、某一个宝宝来说，适合的（方法）才是正确可行的（方法）。

> **第 1 条育儿建议：**
>
> 　　遇到疑难或困惑可以多翻书多上网，也可以多与专家教授沟通，但不必把书上和网上的话当成金科玉律，也不要被专家和教授的话吓倒，要结合自己的情况和已知的常识进行分析。

## 要相信自己

大多数父母会发现，宝宝出生后，自己会比以前更容易焦虑，总是为宝宝的各种情况担心不已。其实，对宝宝多一些关心是好事，强烈的焦虑情绪是会逐渐消失的。父母对宝宝有过分的保护意识是本能，是大自然的魔力。宝宝出生之初，新手父母们确实还是有很多不成熟之处，这种"过分保护意识"，能保证你们在照护宝宝的时候，不至于出现重大的差错。

而在一些特殊情况下，父母们凭着对宝宝的慈爱，所做的一切，确实会比套用一些空泛的育儿教条要有用得多。如果你发现，书上网上或专家教授的话，不仅对你的宝宝无效，反而让你感到无限的焦虑，这时，不妨相信自己的直觉，听从你内心的意愿，试着去给予宝宝天然的爱。

第 2 条育儿建议：

　　你会在养育孩子的过程中，自然地学会做父母，宝宝的健康成长会给你带来信心，要相信自己。

## 尝试从宝宝的角度看问题

　　其实，宝宝的生命力极其旺盛，他们的成长有着巨大的潜能，允许我们偶尔犯一些小错误——但要保证他们还是健康的。有时候，我们在育儿过程中所犯下的一些小错误，带来的唯一的负面影响就是，会让我们做父母的内心感到愧疚。新手父母照护宝宝时难免笨手笨脚，即使稍微有点差错，也不要太过于紧张，更不要相互责备，慢慢会得心应手起来的。

　　有些时候，父母的照护对宝宝的发展反而是帮倒忙。时下，能帮助我们轻松育儿的物品和机构实在是太多太多，我们总是在以爱的名义限制和剥夺宝宝的基本需求和能力。有时候，我们要尝试站在宝宝的角度，想象一下他们真正需要些什么，他们希望我们做些什么。为人父母是不断成长和走向成熟的一个过程，我们也能从宝宝身上学习到很多东西，让我们对自己、对世界有更进一步的理解。

第 3 条育儿建议：

　　你需要学习和实践育儿知识，但不必害怕犯小错误。假如你在一些问题上犹豫不决，请尝试从宝宝的角度看问题，要相信宝宝。

　　总之，养育宝宝是一件富有创造性、充满成就感的事，要相信自己，要相信宝宝。

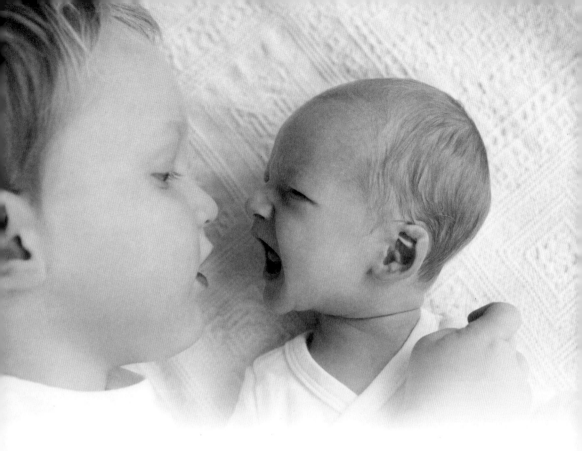

## 如果新生儿有哥哥姐姐

　　随着"单独二胎"政策的开放，越来越多的家庭将会迎来第二个宝宝，但对小哥哥小姐姐来说，"二宝"的出生无疑是一件很敏感的事情。

　　当所有家人都围绕着新生儿，沉浸在无限惊喜和欢乐中时，家里的小哥哥小姐姐此时可能会觉到自己被所有的家人遗忘，自己在家人心中的位置正被一个小婴儿所取代。他（她）可能无法理解为什么妈妈要去医院，与妈妈的分离让他（她）感到非常惶恐和不安；他（她）无法理解为什么家人们不再有时间陪他（她）玩，而要把几乎所有的注意力和时间都放在一个小婴儿身上；他（她）也无法理解为什么亲戚朋友只给小婴儿送礼物，明明他还那么小，既不懂得玩也不知道打扮自己；他（她）更无法理解为什么所有人都赞美小婴儿可爱美丽，明明小婴儿的脸蛋皱皱巴巴根本就不好看……

当几乎所有人都为小宝宝忙碌时，原本乖乖的小哥哥小姐姐可能会变得焦虑不安，甚至表现得很抵触，生活习惯上也会出现倒退：能自己穿衣服的宝宝又需要大人帮着穿了，能自己吃饭的宝宝又需要大人给喂了，已经不再尿裤子、尿床的宝宝又再次尿裤子、尿床了……出现这些行为也许会让你觉得纳闷，但其实他们是在试图用这些行为换来父母更多的关注，或者认为弟弟妹妹可以这样做，自己也一样可以这样做……

其实，面对即将到来的"二胎"小宝宝，父母们应该尽早帮助小哥哥小姐姐做好迎接家庭新成员的准备：

1. 孕期就告诉他（她）小宝宝即将到来。在孕中期，当你的身体开始发生变化时，就要及时告诉小哥哥小姐姐，家里即将新添一个弟弟或妹妹。但你还会一如既往地爱他（她），同时也希望他（她）能帮助你一起照顾小宝宝。

2. 提前为他（她）安排好房间。如果想把小哥哥小姐姐的游戏室或卧室腾出来给小宝宝用，至少提前几个月做好安排，给他（她）提供一个"升级版的空间"，让他（她）感觉是自己长大了，而不是自己的小天地被小宝宝侵占了。

3. 尽可能保留陪他（她）的时间。小宝宝降生后，尽量不要因此影响小哥哥小姐姐原本的生活，那些属于他（她）的玩具还是他（她）的，那些属于他们的亲子时间还是他们的……抽出时间陪伴他（她），哪怕是一个拥抱、一个小游戏、一次亲子阅读。

4. 让他（她）一起照顾小宝宝。鼓励小哥哥小姐姐摸一摸小宝宝、与小宝宝说说话，请他（她）帮助你做一些递纸巾、递尿片之类的简单工作，并适时地鼓励、赞美他（她）的爱心。

5. 叮嘱亲友要关注他（她）的感受。前来看望小宝宝的亲戚朋友也给小哥哥小姐姐带一份小礼物（也可以自己事先买好，到时候以来访者的名义送给宝宝），并且请他们在进门的时候先问候他（她），赞美小宝宝的时候也别忘记夸赞他（她）。

6. 不要对小宝宝表现得过于热衷。不要指望小哥哥小姐姐能迅速接纳小宝宝，即使他们的言语不热情甚至怀有"敌意"，你要知道这一切很正常，家庭成员之间还需要一些时间来磨合。

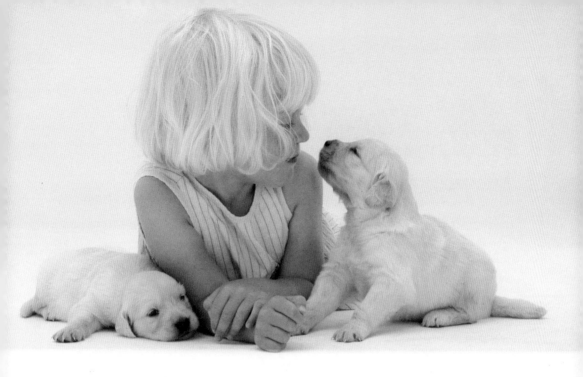

## 如果新生儿的家里养宠物

不必因为新生儿的到来，而舍弃一直陪伴着我们的动物伙伴。但是也许我们的动物伙伴未必情愿接受一个现实——小宝宝将会夺走它曾经在你心目中的大部分位置。是的，你要防止动物伙伴过分嫉妒，更要防止它有任何伤害宝宝的举动。除了安全之外，从宝宝的健康角度考虑，你也得做些必要的工作。

1. 做好一切健康措施。给狗狗做彻底的健康检查，打疫苗和驱虫。这些事情在你孕前和孕期就应该做好了。

2. 必要时候请拴住狗狗。如果狗狗是猛犬，请暂时把它拴（关）起来，让它离小宝宝远一些。

3. 让你的狗狗尽早接受行为训练。狗狗大多活泼，如果没有受过训练，你最好带它去学习一下如何与小宝宝相处。因为小宝宝的举动是无法预测和控制的，你只能通过训练你的狗狗来确保小宝宝不会受到伤害。在狗狗和小宝宝互相足够熟悉和适应之前，不要给他们太近距离接触的机会，因为他俩的举动常超出你的预期。

**4. 向狗狗告知家里的新规矩。** 一些规矩从孕期就要开始训练。准备好婴儿房、婴儿床后，就要训练你的狗狗，假使你不在宝宝的房间，它绝对不可以进入。你可能需要在房间或过道上装一扇安全门，告诉你的狗狗，未经允许不可进入。如果你家比较小，至少要让你的狗狗明白，未经允许不可以靠近婴儿床。

**5. 帮狗狗习惯宝宝的气味和举动。** 孕前和孕期可以带它去有小孩的地方，如小区绿地和公园，如果小孩们的家长允许，你可以让你的狗狗闻闻小孩们，让小孩们摸摸它，使它习惯小孩的气味和举动。小宝宝出生后还住在医院时，带宝宝穿过的没洗的衣服回家，让狗狗闻一闻，让它提前熟悉小宝宝的味道。

**6. 帮狗狗尝试和小宝宝和睦相处。** 允许你的狗狗和你一起进入宝宝的房间，在你保护好宝宝的前提下，让它看一看宝宝，闻一闻宝宝，以满足它的好奇心。让它看着你给宝宝哺乳、给宝宝换尿布……带宝宝外出时顺便遛遛它。一旦你的狗狗对你的宝宝表现出攻击行为，哪怕只是一丁点儿，必须立即严厉斥责它。

**7. 狗狗的食槽一定要远离宝宝。** 即使是友好温顺的狗狗，一旦食物受到了威胁，它都会变得异常凶猛。要及时清理掉狗狗食槽中剩余的狗粮，尽管狗粮的味道不错，很多人也说可以吃，但小宝宝喜欢模仿去舔食，这很可能会导致宝宝窒息。如果你家房子面积比较小，那就等宝宝睡觉了再给狗狗喂食，宝宝清醒时最好把狗狗的食槽拿走。

**8. 狗狗的睡眠区域一定要远离宝宝。** 如果你的狗狗之前习惯和你一起睡，最好提前让它学会自己睡。在你希望它睡的地方——一定是远离宝宝活动区域的地方——给它做一个温馨的小窝，放上它喜欢的小毯子、小枕头、小玩具……

**9. 让狗狗感觉你依然很爱它。** 如果你的狗狗是个善妒的家伙，要格外留心你的小宝宝，但也不要在狗狗面前表现出对小宝宝的过分保护。在它完全适应宝宝之前，尽量不要让它和小宝宝有单独相处的机会。就像对待小宝宝的哥哥姐姐一样，你需要让你的狗狗知道，它还是家庭中的重要一员，你们还是很爱它，但同时也要让它接受小宝宝。

**10. 不要让狗狗舔宝宝的小脸和有伤口的皮肤。**

如果你尽了最大的努力，你的狗狗还是对你的小宝宝存在敌意，那么你只好把它拎起来，让它离宝宝远一些，直到它完全适应宝宝的存在。假如拎起来只能增加它的敌意，那么可能不得不考虑为它暂时找个合适的照看者。

以上这些训练狗狗的建议对训练猫咪也有用处。如果你的猫咪是极其腻人的家伙，你可能需要一些时间精力去安抚它。此外补充一点：为了防止猫咪偷偷去宝宝的小床上捣乱，宝宝的小床需要额外加一个安全防护网。

## 请老人带孩子还是自己带

产假过后，很多妈妈都面临一道难解的题：继续自己带孩子，还是让老人帮着带，再或者找保姆带？

在我看来，这个问题的答案并没有"正确"或"错误"之分，唯一的判断标准是：是否适合。

如果觉得三人世界能让你们感到舒服，老人的到来又没有更多的益处，想要拒绝老人想要帮忙的意愿，就不要感到愧疚，坦然说出你的想法，但要记得常常和老人家打电话沟通感情，不要让这件事成为彼此间的芥蒂；希望老人来帮忙带孩子，就要放下生活习惯和育儿观念的分歧，做好沟通磨合的准备。无论何时，一家人终归是一家人，多一个人爱你的孩子，有什么不好呢？家和万事兴，别因小事伤了老人的心。

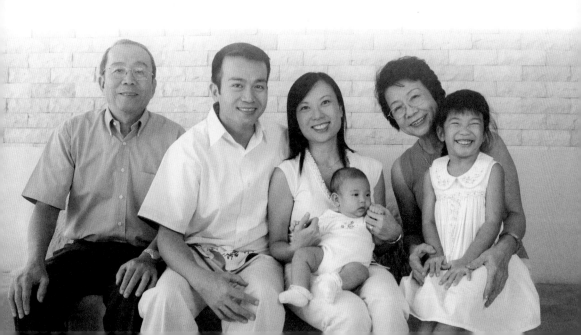

无论是否请（外）祖父母来帮忙带孩子，都要感谢老人们的无私奉献。从内心我们要明白，老一辈的智慧是无价之宝，虽然不能照搬、需要改进，但还是有很多值得学习借鉴的地方。现在我们照顾孩子的方式与以前会有很多不一样，将来我们的孩子也会有自己照顾孩子的方式，等我们的孩子长大成人为人父母后，回顾我们目前照顾孩子的方式也会觉得很过时。这样想，你就不会纠结了，面对和老人养育观念上的分歧，也会更有耐心去沟通。

> 自己带孩子不见得很难。如果你们中的一方或双方能做出一点牺牲和让步的话，很多事情都可能迎刃而解。

1. 削减家里的开支。比如暂时放弃换车、换房的计划。
2. 增加家里的收入。可以某一方多照顾家庭和孩子，某一方多谋一份兼职或多加一点班，也可以两人轮流着。
3. 某一方或者双方暂时放弃加班、放弃升迁的机会，匀出一些时间和精力来照顾家庭和孩子。
4. 找一个助手帮忙分担一些工作或者家务，匀出一些时间和精力来照顾家庭和孩子。
5. 与公司（单位）商谈是否可以弹性工作，比如孩子生病等情况，是否可以带工作回家做。
6. 选择做自由职业或在家里办公，争取公务和家务两不误。
7. 干脆某一方做全职主妇或主夫。

如果你们夫妻二人商议的结果是，由妻子来做全职主妇，而作为一名职业女性，你又犹豫不决，那以下几个问题的答案也许可以帮助你做出最佳的选择：

1. 你认为现阶段带孩子对你来说是否是最重要的事？ 是 □　否 □

如果回答这个问题对你来说有些困难，你也可以这样做：在一张白纸上写下现阶段你认为最重要的一些事情，比如，孩子、家庭、事业、学习、假期、经济，等等，接着听从你内心的想法，把它们按照重要程度排个序。

**2. 你是否放心让其他人替你照顾孩子？ 是 □　否 □**

如果你认为某人或某些人照料你的孩子不会让你有太多后顾之忧，请把这个（些）人写在纸上。

**3. 你是否会很在意孩子对其他人比对你更亲近？ 是 □　否 □**

简单说，你出去工作后，与孩子交流的时间肯定不如其他主要照看者多，当你看到孩子对其他主要照看者比对你更亲近的时候，你是否会醋意大发甚至生气失落呢？其实，不管孩子和其他主要照看者的关系如何亲密，妈妈在孩子心目中的地位终究是任何人都无法取代的。

**4. 错过孩子成长中的重要表现是否会令你难过？ 是 □　否 □**

孩子第一次发音、会坐、会爬、会走……如果这一切都恰巧发生在你上班的时间，错过了这些孩子成长中的重要时刻，你是否会介意甚至很难过？

**5. 你和你的另一半目前工作时间是否较为灵活？ 是 □　否 □**

你和你的另一半目前的工作是否经常需要加班？是否会因为加班而常常很久无法见到孩子？家中出现紧急情况时，比如孩子或他的主要照看者生病了，你或你的另一半能请假出来或者工作时间早走、晚到一会儿吗？

**6. 你的另一半是否能帮你分担家务和照顾孩子？ 是 □　否 □**

几乎没有一位妈妈能够独立、完美地兼顾工作、家务和孩子，我们也不应该将家庭和孩子的担子全部压在妈妈一个人的身上。你的另一半是否能分担照顾孩子或买东西、打扫卫生、洗衣做饭等家务？或者是找其他人来帮助你分担家务和照顾孩子？

**7. 你的精力是否足够应付一边工作一边带孩子？ 是 □　否 □**

如果你的工作压力不大，孩子也很好带，那么平衡好两者并不会太难；如果你的工作压力大，孩子也不是很好带，可能平衡好两者会有些难度。上班精神充沛忙工作，下班精神抖擞继续忙孩子、丈夫还有家务，确实需要有旺盛的精力。

**8. 家庭经济情况是否允许你暂时停止工作？ 是 □　否 □**

如果你暂时停止工作，家庭的经济方面会出现危机吗？或者说你是否可以采取措施削减开支，以弥补收入减少给家庭带来的问题。如果你出去工作，与上班有关的费用（如服装、交通、餐饮等）或者雇人照看孩子的费用，会占掉你收入的多大比例？

**9. 你是否介意暂停工作对事业发展带来的影响？是 □　否 □**

怀孕生子可能已经让你失去了一些发展的机会，如果继续暂停工作，等你将来重新回到工作中去后，也许你会落后于人，你愿意做出这样的牺牲吗？如果继续暂停工作在家照顾孩子，是否可以争取到与原来从事的职业保持密切联系的工作，无论是兼职、自由职业、网络办公……还是其他弹性上班的工作？

**10. 家人是否倾向于让你放弃工作做全职妈妈？是 □　否 □**

家人的意见也很重要。无论做全职妈妈还是重新回到工作，都要顾及家人尤其是两口子的感受。

**11. 比起工作，你觉得自己是否更适合待在家里？是 □　否 □**

工作或者带孩子哪个更令你感到舒服，或者哪个你更擅长一些？在办公室工作的时候你会担心家里的孩子吗？在家陪孩子的时候你会担心办公室的工作吗？

以上所有问题，当你有了是或否的答案后，其实已经比较容易做出理性的决定了。但理论上正确的选择，在实践过程中也可能被验证是完全错误的。当你现在所做的决定被验证是错误的时候，你可以随时重新考虑你的选择。不要过于逼自己做得那么完美无缺。

假如你做了全职妈妈，某天当你与曾经一起工作过的朋友聚会聊天时，你感到有些失落；假如你重新回到工作，某天在上班路上看到带孩子去公园的妈妈时，你感到有些遗憾……这样的感觉其实都很正常。完美的事情并不存在，做不到两全其美，但或许可以找到某种折中的办法，但无论如何都需要你做出一点点的牺牲。

无论做全职妈妈还是重新回到工作，只要能给予孩子充分的爱，让他健康、幸福、快乐成长……就是足够好的妈妈。请在内心，对这一点，保持深信不疑。当你如此做了，要相信孩子也感受得到，你是他最好的守护者，也是他人生路上最初和最好的榜样。

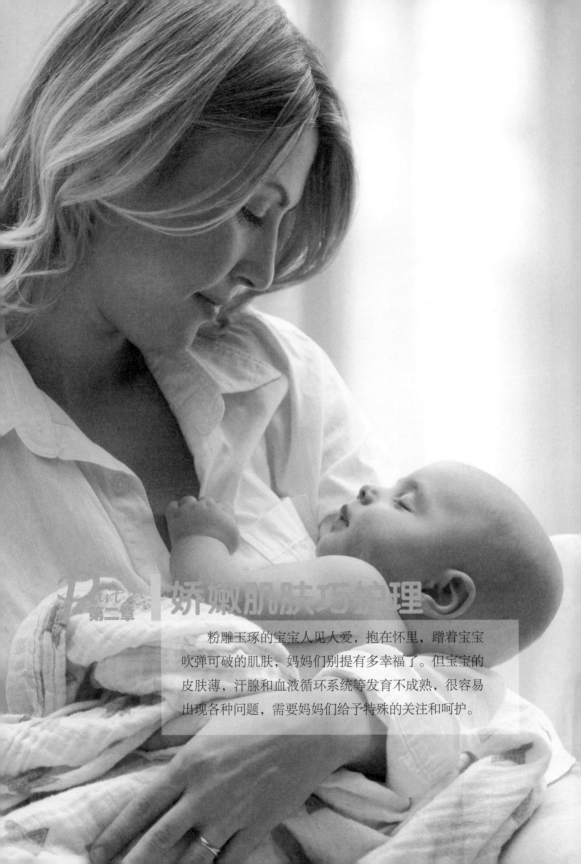

# Part 3 第三章 娇嫩肌肤巧护理

粉雕玉琢的宝宝人见人爱，抱在怀里，蹭着宝宝吹弹可破的肌肤，妈妈们别提有多幸福了。但宝宝的皮肤薄，汗腺和血液循环系统等发育不成熟，很容易出现各种问题，需要妈妈们给予特殊的关注和呵护。

# 这些疹子不用怕

皮肤是人体最大的器官。健康的皮肤就像是人体的第一层保护，它承担了调节体温，感受外界刺激，保护体内各组织器官免受物理、机械、化学和病原微生物侵袭的作用，具有吸收、代谢、分泌、排泄等功能。

宝宝的皮肤与成人的皮肤相比又具有特殊性：皮肤角质层尚未发育成熟，真皮层较薄，纤维组织少，控制酸碱能力差，皮肤屏障功能弱，免疫系统发育不成熟。所以易受外界的物理、化学因素刺激，易被细菌、真菌侵害，导致皮肤感染；皮肤色素层较薄，色素细胞较少，很容易被阳光中的紫外线灼伤；皮肤汗腺及血液循环系统尚处在发育阶段，调节体温的能力远不及成人，容易发生热痱和发热。

新生儿面疱（粉刺）、湿疹、尿布疹（红臀）、热痱（痱子）、药疹是婴幼儿期最为常见的几种皮疹，区别于麻疹、风疹、水痘等，它们并不具有传染性，而且更加普遍。下表就这几种常见的皮肤问题做一下简单的对比介绍。

|  | 新生儿面疱（粉刺） | 湿疹 | 尿布疹（红臀） | 热痱（痱子） | 药疹 |
|---|---|---|---|---|---|
| 发生时间 | 多见于初生～3月龄 | 多见于出生后1月龄～2岁 | 常发生于1岁内，尤其以7～9月龄多见 | 可见于各个年龄段，尤其以小婴儿多见 | 可见于各个年龄段 |
| 特征 | 宝宝的额头、脸颊常可以见到红色或黄色米粒样疹，并无瘙痒 | 一般先出现于面部，逐渐向下蔓延至全身。出疹过程：瘙痒的红色斑丘疹→小水疱→黄色渗液和鳞屑→结痂脱屑。一般不留瘢痕 | 最初是在下腹部、臀部、生殖器和大腿根部出现发热发痒的小红点（小红疹子），然后逐渐融合成片，甚至变得红肿 | 边界清晰的小粒状红色皮疹，严重时皮疹内会出现乳白色脓性液体 | 红色斑丘疹或红白色的风团块，广泛密集对称地迅速遍布全身，多数瘙痒较重，可伴有轻微的发热畏寒等全身不适 |

|  | 新生儿面疱（粉刺） | 湿疹 | 尿布疹（红臀） | 热痱（痱子） | 药疹 |
|---|---|---|---|---|---|
| 原因 | 宝宝从激素水平很高的母体出来，体内激素水平仍暂时较高 | 由多种因素相互作用引起，其中遗传、环境、饮食、精神压力等被认为是重要的原因。婴幼儿湿疹以牛奶等食物过敏引起最为常见 | 宝宝自身排泄物导致局部潮湿引起细菌、真菌感染，此外，尿布摩擦、化学物质、某些辅食、抗生素等均会使之加重 | 室温过高、穿盖太厚、空气不流通等导致汗液不能很好排出 | 常由抗生素类药物、解热镇痛类药物、抗癫痫类药物、镇静催眠类药物、血清制品、疫苗和中成药等引起 |
| 护理方法 | 只用清水给宝宝洗脸，不要挤压，不必用药，症状会随激素水平下降而逐渐消退 | 寻找并避免过敏原，保持皮肤清洁干爽，避免抓挠和接触刺激性物质。护理细节和药物治疗具体内容请参考P076"最困扰父母们的常见皮肤问题——湿疹" | 保持局部清洁干爽，尽快更换尿湿或弄脏的尿裤/尿布，适当减少使用尿裤/尿布的时间，小婴儿尽量母乳喂养，及时停止引起过敏的辅食。护理细节和药物治疗具体请参考P086"让宝宝远离'红屁股'" | 穿着应以颈部或后背温暖为宜，控制好室内温度，勤洗澡勤换衣，保持皮肤清洁干燥，一般不需特别治疗。具体请参考P095"防痱：适宜室温＋洗澡换衣＋保持皮肤清洁干爽" | 立即停用可疑药物，多饮水加速体内药物的排泄。可外用止痒、抗过敏的药膏，严重的须紧急就医，必要时使用抗组胺药物、VitC和钙剂等 |

# 最困扰父母们的常见皮肤问题——湿疹

湿疹是婴幼儿期比较常见的皮肤问题，多见于出生后1月龄～2岁。一般先出现于面部，逐渐向下蔓延至全身。出疹过程：瘙痒的红色斑丘疹→小水疱→黄色渗液和鳞屑→结痂脱屑。一般不留瘢痕。

很多家长咨询我，为什么孩子会长湿疹，这个问题无法用三言两语来回答，但我必须提醒大家，湿疹虽表现在皮肤上，但并不是皮肤本身出了问题，它是一种过敏性疾病。湿疹是由多种因素相互作用引起的，其中遗传、环境、饮食、精神压力等被认为是重要的原因。婴幼儿湿疹以牛奶等食物过敏引起最为常见，可反复出现，环境过热会加重皮疹的痒感。

从遗传方面来说，如果父母双方是过敏性鼻炎、过敏性哮喘、过敏性皮炎、结膜炎等过敏性疾病患者，孩子是过敏体质的概率大约为80%；父母中有一方为过敏性疾病患者的，孩子是过敏体质的概率大约为60%；家族中有过敏性疾病患者的，孩子是过敏体质的概率也较普通人高。

但是，并非过敏体质就一定会发生过敏性疾病，因为这类疾病又与环境、饮食等因素密切相关。例如，粉尘、烟雾、螨虫、干燥、湿热、温差、不够清洁或过度清洁等，以及各种污染物质和有害物质都可能引起湿疹。婴幼儿湿疹多与饮食有关，过早接触牛奶制品以及过早或不正确添加辅食是常见原因。此外，情绪不安、紧张疲劳、抑郁忧虑、睡眠不足等情况也会导致湿疹；皮肤酸碱失衡，对霉菌、细菌等抵抗力降低，也会引起湿疹。

## 找到引起湿疹的过敏原

婴幼儿湿疹以牛奶等食物过敏引起最为常见，然而，孩子在某阶段会对哪些食物过敏通常是不可预测的，食物过敏可以引起速发型过敏反应（遇到过敏原30分钟～2小时内发生过敏症状），也可能引起迟发型过敏反应（遇到过敏原12小时后发生过敏症状）。我们先来了解一下过敏反应的常见表现。

| 过敏反应类型 | 表现 |
| --- | --- |
| 速发型过敏反应 | 揉眼睛（过敏性结膜炎）；<br>打喷嚏、流鼻涕（过敏性鼻炎）；<br>突然咳嗽、气喘（过敏性哮喘）等 |
| 迟发型过敏反应 | 消化系统表现：腹痛、腹泻、便秘、腹部胀气、口腔溃疡等；<br>呼吸系统表现：哮喘、慢性咳嗽、慢性鼻炎、鼻窦炎、打呼噜等；<br>皮肤表现：湿疹、荨麻疹、干燥、过度角化、痤疮等；<br>泌尿生殖系统表现：尿频、尿急、阴道瘙痒等；<br>心血管系统表现：胸痛、血压升高、心律不齐等；<br>神经系统表现：头晕、偏头痛、睡眠障碍等；<br>运动系统表现为关节疼痛等；<br>此外还可能有焦虑、忧郁、多动、注意力涣散、暴躁易怒等症状 |

宝宝发生过敏后，很多家长会带他到医院做过敏原检测，但是检测结果常常会让家长们感到更加困惑。其实，过敏原检测只能大体给家长作为参考，因为：

1.过敏原检测只针对IgE介导的速发型过敏反应，并不针对所有的过敏反应。

2.过敏原检测只能反映对已经接受过的食物是否存在过敏，无法预测对未接受过的食物是否存在过敏。

3.过敏原检测必须是IgE浓度在体内增高到一定程度才可被检测得到。

所以，基于上述这些原因，1岁以内或过敏症状发生较短（6个月内）的婴幼儿，常常不能得到可靠的阳性结果。

诊断过敏并确定过敏原其实主要还是要通过观察孩子的生活和饮食为依据。

## 确定过敏原

以停止接触或进食某种物品、食物作为回避实验，以再次接触或进食某种物品、食物为激发实验，如果回避实验中症状有改善，激发实验中症状又出现，则可诊断为过敏，并确定过敏原。

## 湿疹宝宝的饮食指南

婴幼儿湿疹多与饮食有关，纯母乳喂养宝宝、配方奶粉喂养宝宝和辅食添加阶段宝宝，如果发生湿疹，饮食上需要注意的地方各有不同。

### 纯母乳喂养宝宝湿疹期间的饮食注意事项

纯母乳喂养宝宝如果发生湿疹或过敏反应，应该从以下两方面寻找过敏原因：

1.生活环境中有无明显易过敏物品，例如花粉、尘螨、蚕丝、羽绒、动物毛发等。

2.除母乳以外，补充剂中是否含有牛奶成分。

在这里要特别提醒妈妈们，出生后坚持第一口母乳喂养的原则非常重要。不少宝宝出生后不久添加过配方奶粉，这可能会导致宝宝在再次接受牛奶时出现牛奶蛋白过敏。

排除上述原因，如果强烈怀疑湿疹与母乳有关，哺乳妈妈可尝试先暂停食用牛奶及牛奶制品、鸡蛋、海鲜等常见的易过敏食物。若暂停这些易过敏食物后，宝宝的过敏症状有所缓解，则考虑宝宝的湿疹与妈妈食用这些易过敏食物有关；若暂停这些易过敏食物后，宝宝的过敏症状无明显好转，哺乳妈妈尝试暂时只吃米饭和青菜，宝宝的过敏症状有所缓解后，妈妈开始一种一种地恢复食物，每增加1种食物要观察3天，若无明显过敏症状，说明这种食物是安全的，若出现过敏反应，则可大致确定过敏原。确定过敏原后，妈妈停止食用这种食物至少3个月。

**特别提醒**

母乳喂养的妈妈们并不是都要暂停食用牛奶等常见的易过敏食物，除非明确宝宝对这种食物过敏。

## 配方奶粉喂养宝宝湿疹期间的饮食注意事项

宝宝进食普通配方奶粉后，如果出现了湿疹、腹泻、口周发红等情况，考虑存在牛奶过敏可能。可以尝试如下方法确认过敏原因：

1.先将普通配方奶粉换成氨基酸配方奶粉 2～4 周，实施观察及诊断性治疗。

2.若 2 周左右无明显效果，请找有经验的医生咨询；若 2 周左右有效，则可诊断为牛奶过敏。

确诊为牛奶过敏后，请继续母乳喂养，或在母乳不够情况下用牛奶蛋白深度水解或氨基酸配方奶粉喂养至少 6 个月以上，接着尝试换成牛奶蛋白部分水解配方奶粉喂养 3～6 个月，再换回普通配方奶粉或牛奶。

**特别提醒**

在此期间宝宝避免食用牛奶、任何含牛奶的食品和补充剂。

## 辅食添加阶段宝宝防控湿疹的饮食注意事项

1.务必出生满 6 月龄后再开始添加辅食。

2.坚持做好宝宝的饮食记录。

3.每添加 1 种新的食物都要至少连续观察 3 天，如无明显过敏反应再加 1 种新的食物。

4.尽量使用新鲜的应季食材，不食用未成熟水果，不食用生鲜食物。

5.避免煎炸，尽量蒸煮，尽量现做现吃。

6.宝宝 10 月龄前，蔬菜和水果最好煮熟后再食用。

7.避免化学调味料，避免食用腌制食物、刺激性食物、含防腐剂的食物。

8.少食油腻食物和甜食，少食饼干、饮料等含色素和添加剂的食物。

9.确定某种食物过敏，可以尝试找与之营养价值相当的不过敏食物替代（参考附录二《常见食物营养成分表》），避免营养不均衡。

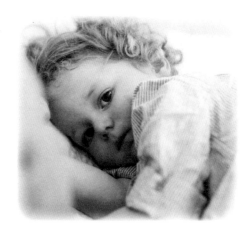

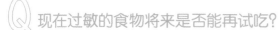

妈妈问，虾米妈咪答

Q 现在过敏的食物将来是否能再试吃？

A 现阶段过敏的食物，随着宝宝成长，有一些到一定时期可能就不过敏了，可以考虑再次添加。

具体做法：可疑或者明确过敏的食物先停止食用 3～6 个月，然后从极少的量开始试加，如果没有明显的过敏症状，可以逐渐增加食用的量，循序渐进；一旦出现过敏症状，就立即停止食用，再停止食用 3～6 个月后，重新从极少的量开始尝试。

Q 湿疹期间是否需要限制蛋白质食物？

A 不需要停掉所有蛋白质食物，避开明确过敏的和容易过敏的食物即可。

Q 羊奶奶粉代替牛奶奶粉能降低过敏症状吗？

A 如果宝宝对牛奶蛋白过敏，即使换成羊奶奶粉也很难解决过敏问题，因为羊奶和牛奶中蛋白质的相似度高达 90% 以上。

# 湿疹宝宝的用药参考

实事求是地说，目前还没有任何一种药物可以根治湿疹。而且，确实很大部分湿疹患儿会随着成长而自行好转。临床数据证明，大约有50%的湿疹患儿，能在5岁前有所好转；80%左右的湿疹患儿，能在13岁前有所好转；剩下20%的患儿，症状和严重程度各不相同，会被湿疹反复纠缠终生，有的还伴有过敏性鼻炎或过敏性哮喘等疾病。因此，面对湿疹，我们能做到的也就是通过日常护理及药物治疗来控制湿疹的症状，尽可能提高生活质量，减少对患儿生长发育的影响。

## 如何选用药物控制反复不愈的湿疹

首先要保持轻松的心情，寻找并避免过敏原；其次要注意皮肤清洁干爽，避免抓挠和接触刺激性物质。用药方面主要参照以下内容：

| | |
|---|---|
| 湿疹不严重 | 可局部外用无激素成分的湿疹膏或者低敏度的润肤霜 |
| 严重的湿疹 | 可局部外用含糖皮质激素的软膏，如10g ： 10mg 丁酸氢化可的松软膏 |
| 皮疹破溃继发细菌感染的湿疹 | 可局部外用抗菌软膏，如莫匹罗星软膏 |
| 皮疹破溃继发真菌感染的湿疹 | 可局部外用抗真菌软膏，如硝酸咪康唑乳膏 |
| 急性期（必要时） | 服用抗组胺药物缓解皮肤瘙痒 |

## TIPS：不同严重程度湿疹的不同处理方式

如果局部皮肤破溃，出现渗水、渗血、红肿等情况，要使用激素药膏或抗菌、抗真菌软膏，不能直接使用湿疹膏或润肤霜。

待皮肤完整不渗水后，才可以开始使用湿疹膏。

待皮肤红肿现象好转后，才可以开始使用润肤霜。

### 如何缓解皮肤瘙痒

**药物缓解：**药物止痒可以口服抗组胺药物，如氯苯那敏（扑尔敏）或氯雷他定。

扑尔敏属于第一代抗组胺药物，止痒效果较好，但有嗜睡、乏力等不良反应，适合睡前服用；氯雷他定属于第二代抗组胺药物，嗜睡、乏力等不良反应较轻，长效作用，一天只须服用一次。

**物理缓解：**除了口服药物外，降低体温也能适当减轻皮肤的瘙痒。

比如降低室内温度，用温凉的水洗浴，用干净、凉爽的纱布或毛巾敷在局部以缓解瘙痒症状。

**特别提醒**

不要直接使用冰敷，因为冰对皮肤会有一些刺激。

**妈妈问，虾米妈咪答**

 湿疹一定会发展为过敏性哮喘吗？

 不一定。过敏是一组疾病，依据过敏症状，在鼻子出现异常症状的被称为过敏性鼻炎，在支气管出现异常症状的被称为过敏性哮喘，在皮肤出现异常的被称为过敏性皮炎……湿疹患者本身属于过敏体质，所以患过敏性哮喘或其他过敏性疾病的几率会高一些，但并不是说湿疹就一定会发展成为过敏性哮喘或其他过敏性疾病。

可以口服或者涂抹一些中药吗?

中药并不代表着安全。中药成分复杂,受产地、季节等诸多因素影响,生产和炮制过程中存在农药和重金属污染的风险,而且,即使在正常的用法和用量下,也可能产生除了治疗作用以外的,有害于身体的,甚至难以预期的反应。有些中成药的说明书在毒副作用一栏上书写不详或暂无,实际上可能是尚未深入该项实验研究或暂无该方面的参考文献。

一般不建议口服更不建议注射中药或中成药。如果考虑尝试外用中药涂剂,应在专业医师或药师的指导下使用。涂抹之前先在宝宝耳后或前臂内侧皮肤上涂少量试用,24 小时无过敏反应再使用于患处,使用过程中如出现皮肤红肿或瘙痒加重,应立即停用并咨询专业医师或药师。

## 湿疹宝宝的日常护理

湿疹宝宝的日常护理重点常常体现在细微之处。主要须掌握两大原则:

1.找到确切过敏原,尽量避免之。

2.保持皮肤的清洁,避免继发感染。

平时可以用简单冲洗代替泡澡,洗澡时要注意以下事项:

水温:低于 37℃为宜。

洗浴用具:绝对不要抓挠或使用搓澡巾,适量使用弱酸性的洗发沐浴产品。

沐浴时间:1 岁左右的孩子一般以 10 分钟左右为适宜,3 岁以上的孩子一般以 15 分钟左右为适宜,沐浴最长时间不要超过 30 分钟。

沐浴方法:通常只用清水洗浴即可。如果使用洗发沐浴产品,要先在手中打出泡沫再涂抹,涂抹时尽量避开湿疹严重的部位,并且一定要将泡沫冲洗干净。沐浴的最后再用（温）凉水冲洗一下。

　　**擦干方法**：可以用干净毛巾浸凉水后全身（或局部）擦摁，最后用干毛巾吸干多余的水分。

　　**注意保湿**：在沐浴或洗脸后 3 分钟内，身上或脸上的水分未完全干透前涂抹保湿剂，当皮肤缺乏弹性或干燥时要再涂抹。通常夏季用润肤乳冬季用润肤霜。

　　**注意事项**：不要选择在临睡前给湿疹宝宝洗澡，因为沐浴会促进血液循环，反而容易加重瘙痒感而影响睡眠。

## TIPS：选用保湿剂的注意事项

　　1.市面上一些保湿剂往往含有防腐剂、稳定剂、界面活性剂、色素、香料等成分，无意中使用会加重湿疹的症状，要选用无香料、无色素、无刺激的天然成分的保湿产品。

　　2.未曾使用过的护肤品可以先在宝宝耳后或前臂内侧皮肤上涂少量试用，24 小时无过敏反应再用。

　　3.尽量不使用粉，也不使用油，粉剂和大量油脂会堵塞毛孔。

　　4.不要直接使用芦荟汁，直接使用对局部皮肤会有刺激。

## TIPS：湿疹期间的户外游泳和洗浴选择

　　1.不建议游泳。游泳本身并不会加重湿疹的症状，但公共泳池中的水往往使用硼或氯消毒，这类物质有可能加重湿疹的症状。因此湿疹期间应避免去公共泳池游泳，一定要去公共泳池的话游泳后应立即用清水冲洗身体。

　　2.不建议海水浴。海水浴对湿疹有暂时缓解的作用，但海水浴结束后，如果不能及时用清水冲洗身体，造成皮肤的卫生情况较差，反而会加重湿疹的症状。因此湿疹期间应避免海水浴，或者海水浴后立即用清水冲洗身体。

3. 不建议温泉浴。温泉中含有大量的硫黄，对长有湿疹的皮肤会造成一定的刺激，所以湿疹期间最好不要尝试温泉浴。

4. 绝不可以蒸气浴。汗液会加重湿疹的症状，所以易导致身体大量出汗的活动都不太适合湿疹患者。

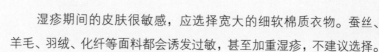

**湿疹期间可以穿羊毛或蚕丝衣物吗？**

湿疹期间的皮肤很敏感，应选择宽大的细软棉质衣物。蚕丝、羊毛、羽绒、化纤等面料都会诱发过敏，甚至加重湿疹，不建议选择。

**湿疹期间可以正常预防接种吗？**

如果湿疹不严重，面积小且没有红肿破溃，可以按时预防接种；如果湿疹严重，面积大或者有红肿、渗水、渗血，考虑适当延后预防接种。

**湿疹期间可以吹风或者日晒吗？**

西医认为，发疹期间没有吹风的禁忌，但阳光曝晒会加重湿疹症状，所以湿疹期间要避免阳光曝晒。

# 让宝宝远离"红屁股"

尿布疹简单说是指被尿布覆盖的皮肤出现皮疹或皮炎的现象。最常发生于1岁以内的婴儿，尤以7～9月龄多见（可能与辅食品种逐渐增加，排出尿便对皮肤刺激增大有关），最初是在下腹部、臀部、生殖器和大腿根部出现发热发痒的小红点（小红疹子），然后逐渐融合成片，甚至变得红肿。

## 尿布疹发生的原因

尿布疹主要发生于直接接触到尿液或粪便的皮肤部分，主要原因是尿液和粪便的浸泡，尤其是腹泻时，或者宝宝尿布中的大小便没有得到及时清理。裹着沾满大小便的尿布过夜，尿液中的氨会刺激皮肤，粪便中的消化酶会损伤皮肤。局部潮湿加上尿布摩擦，会加重皮肤损伤，出现糜烂破溃。

尿布和湿纸巾上的化学物质以及贴身衣服上的化学物质，包括新近添加的某种辅食或者使用的药物如抗生素等，均会使尿布疹变得更加严重。

## 预防尿布疹7要诀

1. 穿棉质宽松的尿布和衣物，用婴儿专用洗衣液洗涤尿布，用白醋作为天然的衣物柔顺剂，并充分过水漂干净，用开水浸泡后在阳光下晾晒。

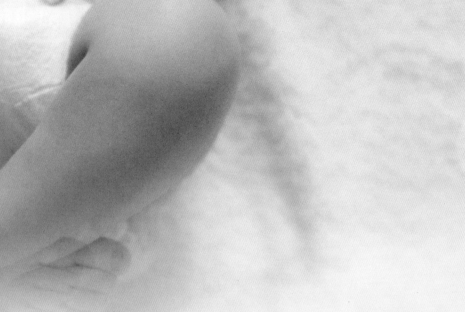

2. 尽快更换尿湿或弄脏的尿裤 / 尿布。

3. 注意臀部的清洁干爽，每次换尿布时用清水彻底清洗生殖器区域，洗完后用柔软的棉布吸干水分（千万别来回擦），让小屁屁在空气中晾晾干，再穿尿裤 / 尿布。

4. 如果宝宝易长尿布疹，可以在清洁臀部后，给小屁屁抹一层薄薄的防护霜。

5. 减少使用尿裤 / 尿布的时间，白天可以让小屁屁在空气中适当裸露一会儿。

6. 小婴儿尽量母乳喂养，及时停止引起过敏的辅食。

7. 皮肤一旦出现发红发烫的小红点，尽量不要使用湿纸巾擦拭，因为湿纸巾上有些物质可能会使皮肤更加敏感。

## 尿布疹防治用药举例

| | |
|---|---|
| 尿布疹不严重 | 可局部外用屏障保护剂，如氧化锌软膏或鞣酸软膏 |
| 严重的尿布疹 | 可局部适量使用含糖皮质激素的软膏，如 10g ： 10mg 丁酸氢化可的松软膏 |
| 合并真菌感染的尿布疹 | 可局部外用抗真菌软膏，如硝酸咪康唑乳膏 |
| 合并细菌感染的尿布疹 | 可局部外用抗菌软膏，如莫匹罗星软膏 |

# 夏日到，防蚊防晒防痱子

防蚊、防晒、防痱是让宝宝安然度过夏天的3大要事，件件都马虎不得，但要防得安全到位可不是一件容易的事。

## 防蚊：安全有效是首要标准

蚊虫寻找和定位目标主要是根据呼吸释放的二氧化碳，机体释放的热量，皮肤和汗液释放的乳酸、丙酮、辛烯醇等物质，目前还没有可靠证据证明某种血型对蚊虫更有吸引力。通常，新陈代谢较快的人体（孕、婴、童），大量出汗的人体，更受蚊虫的青睐。因此，洗澡和适当使用安全有效的驱蚊或灭蚊产品是远离蚊虫的不错办法。

我是个特招蚊虫的人，每到夏天都要和蚊虫斗智斗勇。有了孩子后，与所有妈妈一样，研究市面上的驱蚊、灭蚊产品是夏季生活中的重点课题。

### 驱蚊产品的常用成分详解

市面上常见的防蚊产品有两种：驱蚊产品和灭蚊产品。驱蚊，顾名思义，只是驱赶蚊虫并不是杀灭蚊虫；灭蚊，是指杀灭蚊虫。特别说明，本文讨论的都是驱蚊产品。

美国疾病预防与控制中心（CDC）推荐的常用驱蚊成分有：避蚊胺（DEET）、驱蚊酯（BAAPE/IR3535）、埃卡瑞丁（派卡瑞丁，Picaridin/Icaridin），柠檬桉叶油（Oil of lemon eucalyptus）。

避蚊胺（DEET）：1946年由美国农业部开发研制的广谱驱避剂，1957年在美国环保局（USEPA）登记注册开始民用，至今已60余年。避蚊胺是被研究得最多、应用得最久的驱蚊成分，它在安全性和有效性方面一直是其他产品的"参考标准"。避蚊胺外用比较常见的不良反应是皮肤过敏。

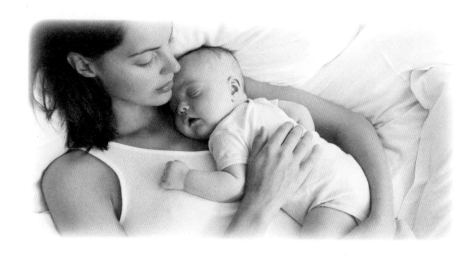

　　**驱蚊酯**（BAAPE/IR3535）：被认为是较避蚊胺更加安全低毒的广谱驱避剂。美国环保局（USEPA）认为，驱蚊酯在消化道摄入、呼吸道吸入和皮肤使用时都没有明显毒性，仅在接触眼睛时可能产生刺激，而且它对环境也没有明显的危害。不少研究表明，10% ~ 20% 的浓度之间，同浓度的驱蚊酯和避蚊胺的驱蚊效果不相上下。

　　**埃卡瑞丁**（派卡瑞丁，Picaridin/Icaridin）：1998 年由德国拜耳药厂研发的广谱驱避剂，也被认为较避蚊胺更加安全低毒。避蚊胺外用于皮肤常有过敏等不良反应，而埃卡瑞丁与皮肤的相容性则非常好。

　　**柠檬桉叶油**（Oil of lemon eucalyptus）：美国疾病预防与控制中心推荐的驱蚊成分中唯一一种天然植物成分。在驱蚊这件事情上，"天然"可真不是"有效"的代名词，尽管如天竺葵（驱蚊草）、香茅草、丁香、薄荷等植物油都可能具有一定的驱蚊效果，但因为挥发性高，保护时间通常都很短，需要反复涂抹才行。

## 驱蚊产品的选购使用建议

　　一般家庭都是用驱蚊液／花露水来驱蚊。驱蚊液／花露水是"农药"，有农药批准文号，在美国归环保局监管，在中国归农业部监管。大家不用为此感到惊慌，前面说到的驱蚊成分避蚊胺、驱蚊酯、埃卡瑞丁天生就是"农药"，但在合理剂量内使用它们都是安全有效的。

　　我们市面上常见的驱蚊液／花露水，其中的主要成分不是避蚊胺就是驱蚊酯（所谓"不含避蚊胺"通常可能是含驱蚊酯），当然也有号称以柠檬桉叶油或香茅草等天然植物油为主要成分的驱蚊液。如果确实是以天然植物（油）为主要成分，如前文所解释的，因为易挥发所以驱蚊效果不见得会很好。

　　如果是在蚊虫不多的环境中短时间（2小时以内）防蚊，可以尝试购买天然植物（油）为主要成分的驱蚊产品。

　　如果使用后觉得防蚊效果不错，就不必考虑购买其他的驱蚊产品；如果使用后觉得防蚊效果不佳，或是需要在蚊虫较多的环境中较长时间（4小时以上）防蚊，则考虑购买避蚊胺或驱蚊酯含量10%以下的驱蚊产品。

　　需要提醒的是，购买时应选择无酒精成分的产品。

　　美国儿科学会（AAP）建议，2月龄以上的婴儿可以使用避蚊胺（DEET）含量30%以下或埃卡瑞丁含量5%～10%的驱蚊产品；加拿大卫生部（Health Canada）禁止市面上销售避蚊胺含量30%以上的产品，建议6月龄以内的婴儿不使用此类产品，并建议2～12岁儿童使用避蚊胺含量10%以下的产品，且2岁以下儿童1天使用不宜超过1次，2岁以上儿童1天使用不宜超过3次。

## TIPS：给宝宝使用驱蚊液的注意事项

　　1.必须在成人的帮助下使用，避免宝宝自己使用驱蚊液。

　　2.将驱蚊液涂抹在成人的手上，用手在宝宝的皮肤上薄薄地抹一层，能覆盖外露的皮肤就可以，千万不要过量使用。

　　3.避开眼睛、耳朵、口腔等部位，避免涂抹在宝宝手上，防止经手入口。

　　4.避免涂抹在伤口上，防止经破溃的皮肤被人体吸收。

　　5.从室外返回室内后要彻底清洗掉皮肤上的驱蚊液。

　　6.如果发生皮肤过敏应立即彻底清洗并停止使用。

　　注意，含有避蚊胺（DEET）的驱蚊产品和含有二苯酮（Oxybenzone）的防晒产品，不要同时使用，因为同时使用后，两者透皮吸收会协同增加，都将在体内代谢为一系列具有毒性的产物。

　　此外，洗澡，穿着长袖、长裤，安装纱窗、纱门、蚊帐等传统驱蚊方法也值得一试。

## 不推荐给宝宝使用的驱蚊方法

### 1. 驱蚊香囊、驱蚊手链和驱蚊贴

这3种驱蚊产品通常号称含有天然植物精油。应该说，柠檬草、驱蚊草、香茅草、丁香、薄荷等天然植物及其精油，确实具有一定的驱避昆虫的作用，但如果真的含有天然精油，理论上价格应该比较高。因此，市面上几元钱的产品几乎不可能是天然的。劣质的化学合成精油，对人体通常还是有害的，而且容易发生过敏等现象。此外，即使是天然植物精油，除非气味足够浓烈，不然蚊虫也只是不会停留在香囊和手链上而已。而且，有些驱蚊手链和驱蚊贴的气味过于刺鼻，还容易引起呼吸道疾病。

### 2. 电子驱蚊器

目前，还没有足够的证据可以证明电子驱蚊器对害虫或鼠类有驱避的效果。假使这些产品有效，那从驱蚊原理来说，就必须能够发出超声波，但长时间超大剂量的超声波或可能影响人体健康。我出于好奇曾经也买过几大品牌的电子驱蚊器，驱蚊效果实在不敢恭维，有的甚至还会发出"嗡嗡"声，在夜深人静的时候，这"嗡嗡"声简直让人无法入眠。长期处于"嗡嗡"的噪音中，不仅会让人情绪烦躁，还可能产生其他生理不适。

### 3. 维生素 $B_1$ 喷洒全身

众多研究结果表明，维生素 $B_1$ 并没有神奇的驱蚊效果。当然，维生素 $B_1$ 是水溶性维生素，涂抹或喷洒在皮肤上，对皮肤也不至于造成什么大的伤害。

### 4. 穿着浅色衣物

深色衣服招蚊虫的说法有一定道理。蚊虫的视觉系统在昏暗环境中较为活跃，但只有当蚊虫接近目标后，视觉才开始起到作用。蚊虫寻找和定位目标主要还是根据人体呼吸释放的二氧化碳，新陈代谢较快的人（孕、婴、童），大量出汗的人，企图以穿着浅色衣物在蚊虫面前蒙混过关，恐怕也太小瞧蚊虫了。

其他坊间流传的用八角茴香泡澡和大量吃大蒜等一些方法，我想应该没有哪个父母会愿意给自己的宝宝尝试。这两种掩盖人体体味的方法没什么科学依据，大人也最好别用，到时候蚊虫没赶跑，却把周围的人都熏跑了。

## 妈妈问，虾米妈咪答

 宝宝在家怎么防蚊虫？

　可以安装纱窗、纱门，将蚊虫拒之"户"外；将所有可能存水的地方都清理干净，让蚊虫无处滋生；在客厅养猪笼草、丁香花、茉莉花、薄荷等驱蚊植物，宝宝在卧室入睡后，还可以在客厅开一盏灭蚊灯；在保证通风的情况下可以使用孕婴专用的蚊香，但不建议在室内喷洒杀虫剂；蚊帐是夏日宝宝金质睡眠的保证，可在蚊帐内沿床边围一圈高度约30厘米的薄被单，以免宝宝的小胳膊、小腿、小脸挨着蚊帐时被帐外的蚊虫咬到。

 宝宝外出时怎么防蚊虫？

　尽量避免在黄昏、黎明蚊虫活跃的时间段外出，尽量避免去草地、洼地等蚊虫较多的地方，给婴儿车装上防蚊帐，最好能给宝宝穿上长袖长裤，再给宝宝（至少2月龄以上）喷上一层薄薄的婴幼儿专用驱蚊液。记住不要擦在宝宝的手上，以免被宝宝吮吸到嘴里或抹到眼睛里。回到家中就要马上把驱蚊液洗掉。另外，家长随身带一把扇子，既可以扇风，又能驱赶蚊虫。

 宝宝被蚊虫叮了如何护理？

　被蚊虫叮咬后立即用苏打水或碱性肥皂水清洗局部可预防起包，持续冷敷可以消肿止痒，炉甘石洗剂也有一定止痒效果。不要给小宝宝用清凉油和风油精，因为它们对皮肤的刺激性较大。要给宝宝勤剪指甲，避免抓挠。

# 防晒：选对用对防晒霜

晒太阳可以加速宝宝体内合成促进钙吸收的维生素 D，但阳光中的紫外线会损伤宝宝的娇嫩皮肤。一些研究显示，童年严重的晒伤是成年以后患黑色素瘤等皮肤癌的主要致病因素之一。美国儿科学会（AAP）建议，不满 6 月龄的婴儿不要在太阳下直晒，6 月龄以上的婴幼儿（和成年），需要穿着适当衣物，使用防晒产品，并避开早上 10 点～下午 4 点（参考所在地的紫外线辐射强度）日照最强烈的时候外出。

衣物是防御日晒的第一道防线，但轻薄的白色 T 恤的防晒指数（Sunburn Protection Factor，SPF）大约只有 7，厚一些的深色外衣才可能提供 SPF15 以上的保护。炎炎夏日穿着厚厚的外套显然不合乎常理，所以还是要给宝宝选择合适的防晒产品。

## 宝宝专用防晒产品选购 4 要素

### 1. 选择"广谱"防晒产品

不要只看 SPF 选防晒产品，选择可以同时阻止 UV-A 和 UV-B 两种射线的"广谱"（或者是注明 broad spectrum 字样）防晒产品。因为 SPF 评级系统衡量的主要是阳光中的 UV-B 射线晒伤，并没有衡量 UV-A 射线晒伤。UV-A 射线虽然不会把你晒得又红又黑，但它才是损伤深层皮肤导致皮肤癌的杀手。

### 2.SPF 不必高于 30

可以听从美国皮肤病学会（AAD）的建议，将 SPF30 的防晒产品作为防晒的标准配置。没有必要购买 SPF 更高的防晒产品，因为 SPF15 就能阻挡掉 93% 的 UV-B，SPF30 可以阻挡 97% 的 UV-B，而 SPF50 也只能阻挡 98% 的 UV-B。客观地说，SPF50 和 SPF 更高的防晒产品尽管听起来很不错，但实际的防晒性能并不会比 SPF30 高出多少。

### 3. 可考虑全年使用 SPF15 的润肤霜或润肤乳

因为尽管紫外线在春秋冬三季可能会弱些，但仍可不断累积，造成皮肤伤害。

**4.可以选择含氧化锌或二氧化钛的产品**

美国儿科学会（AAP）推荐这一类产品的原因是，它们是物理防晒，不会被皮肤吸收，对宝宝会更加安全一些。

## 防晒霜的使用方法

大多数的防晒霜需要在出门前30分钟涂抹。涂抹前先擦干宝宝的皮肤，因为涂在湿润或出汗的皮肤上，会很快脱落失效。涂抹的量请参考产品说明书。

到了户外后，要记得每隔2个小时再涂抹一次，游泳和大量出汗后也要重新涂抹一次。

从室外回到室内后，立即用婴儿沐浴露彻底清洗掉涂在皮肤上的防晒霜。

**妈妈问，虾米妈咪答**

 宝宝夏季外出怎样防晒？

 掌握好外出活动的时间，即使多云或者阴天，也要注意防晒。尽量避开上午10点～下午4点带宝宝外出，因为这个时间段的阳光最为强烈。即使有遮阳篷或戴遮阳帽也要注意防晒，也要尽量选择在阴凉处活动，确保每次外出活动的时间少于45分钟，因为阳光可以通过地面、建筑物的反射照到皮肤。尽管夏季天气炎热，外出时还是要选择给宝宝穿上质地轻薄、宽松透气的全棉长袖长裤，尽量避免皮肤直接暴露在烈日下。另外，还可以给宝宝戴宽大的遮阳帽，撑遮阳伞，戴质量合格的太阳眼镜和涂抹防晒产品。

宝宝晒伤了该如何处理？

　　如果宝宝的皮肤被晒得很红，就要立即擦洗掉宝宝身上的汗水、灰尘，并给宝宝补充水分。用全棉毛巾吸满生理盐水或清水，在晒伤部位湿敷半小时，安抚晒伤的皮肤，补充表皮流失的水分。如果晒伤的部位在腿部，且腿部出现浮肿，湿敷的同时要将腿抬到高于心脏的位置。赶紧给宝宝洗温水澡（不要使用任何沐浴产品），镇静舒缓被晒伤的皮肤。晒伤24小时后，可以在晒伤的部位抹一层薄薄的婴儿润肤露，起到保湿作用。

　　若是严重晒伤，如晒伤部位红斑颜色加深，伴有水肿、水疱、疼痛厉害，或晒伤面积较大，或伴有畏寒、发热、头痛、乏力、恶心、呕吐等全身症状，应在紧急处理后立即送医院就诊。

## 防痱：适宜室温＋洗澡换衣＋保持皮肤清洁干爽

　　预防痱子的最有效措施是控制好室内温度，勤洗澡换衣，保持皮肤清洁干爽。如果宝宝已经出了痱子，而且不是很严重，赶紧降低室内温度，给宝宝洗澡换衣。

　　洗浴要领：夏季常温天气每天可以温水洗澡1～2次，高温天气每天可以温水洗澡2～3次，可以每次只用清水洗。洗完澡后，只用给宝宝擦干身体，尽量不要用爽身粉或痱子粉，因为粉剂遇汗液湿后，会贴在宝宝皮肤上，不但起不到润滑作用，反而会损伤皮肤，甚至加速出疹部位皮肤糜烂，另外，有的宝宝也可能对爽身粉中的某些成分过敏。

　　衣着注意：要给宝宝穿着柔软宽松的棉质衣物，不要因为图凉快让他光着。因为光着身子虽然透气，但皮肤也更容易受到外界的刺激而长痱子。

　　饮食注意：多吃新鲜蔬果，既补充水分又补充维生素。

情绪管理：尽量减少宝宝哭闹，否则易出汗，出汗后要及时擦干或洗澡。

外用药物：控制好室内温度，勤洗澡换衣，保持皮肤清洁干燥，痱子一般不需要特别治疗处理。如果痱子很痒，局部可以外涂炉甘石洗剂止痒。

特别提醒：要保持长痱子处清洁、干燥，若不小心被宝宝抓破出现脓点、糜烂，就需要看医生了。

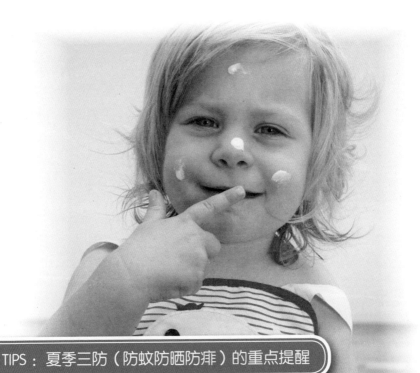

## TIPS：夏季三防（防蚊防晒防痱）的重点提醒

不要给宝宝剃光头。如果光着脑袋，又暴露在阳光下，排出的汗水会迅速流失，皮肤吸收的热量也会大大增加，而且光头更招蚊虫叮咬。

要勤洗澡。洗澡可以降低体表的温度，给皮肤补充一些水分，而且有汗味的宝宝也更容易招蚊虫。

勤剪指甲。宝宝指甲长的话，容易把生痱子、蚊虫所咬的伤口挠破，造成感染。

## TIPS：宝宝爱出汗怎么办

　　宝宝不分春夏秋冬地出汗，总会让父母们很担忧，认为宝宝是不是缺维生素 D、缺钙、缺锌了，或是身体虚弱患了什么疾病。

　　其实大多数情况下，父母们都多虑了。出汗是人体散热的一种重要方式，再正常不过，相比而言，倒是不出汗（如先天性汗腺闭塞症、植物神经系统疾病等）才应该怀疑是否健康出了问题，才应该着急就医。

### 宝宝就是比成人爱出汗

　　从生理角度来说，宝宝的皮肤含水量较高，表层微血管分布也较多，新陈代谢旺盛，且活泼好动，因此比成人更容易出汗。气候炎热、室温过高、衣被过厚、剧烈活动、吃退热药后等都可以引起宝宝出汗。爱出汗的宝宝大都健康正常，通常活泼好动、饮食正常，活动时汗出得多，一停下来汗也消得快，这种情况很常见。

　　基于宝宝这种生理特点，应适当为宝宝减少衣被。因为给宝宝穿盖太多会导致大量出汗，如果没有及时换掉被汗浸湿的衣被，让宝宝用自己的身体暖干，反而容易感冒。

### 2 种最常见的宝宝出汗问题

　　1. 一吃奶就满头大汗。这种情况不必大惊小怪。我们常常用"使出吃奶的劲儿"来形容用很大力气，对小婴儿来说，吃奶确实是一个体力活。小婴儿除了头部之外身体其他部位的汗腺发育不完善，所以出汗通常集中在头部和颈部。

　　2. 在睡眠中出汗。这种情况也很常见，并不一定表示体质虚弱或者患有疾病。经常有父母因为宝宝睡觉时出汗怀疑他缺乏维生素 D，但是，如果宝宝已经及时补充了维生素 D，也有足够的户外活动，就不必担心这种情况了。婴幼儿调节汗腺的神经系统发育尚未完善，入睡后新陈代谢不能及时减慢，热量就会以出汗的方式在短时间内释放。如果没有使用发汗的药物，室温适宜，衣被厚薄合适，通常入睡后1、2个小时左右（上半夜）的出汗都属于正常生理现象。

### 2 个需要特别提醒的问题

1. 衡量宝宝是否患有疾病不能简单以出汗多少作为评判标准，应主要看宝宝出汗同时是否伴有其他症状和不适。如果是患某种疾病，除了多汗之外，一定还有其他更加典型的症状体征，比如结核病除了多汗还伴有食欲不振、消瘦、午后低热等表现。要确定出汗是不是疾病引起的，请带宝宝到医院做进一步检查诊断。

2. 西医认为汗液的主要成分是水、钠、氯、锌等，出汗多就容易丢失水分、盐分、锌元素等。因此，出汗多的宝宝要及时补充水分和盐分（喝 ORS 液、淡盐水和吃新鲜水果等）。一般没有必要去特别补充锌剂，除非有明显的缺锌症状，但是可以适当增加锌含量丰富的食物（如瘦肉、牡蛎等）。

### 护理出汗宝宝 5 要点

1. 保持室内空气流通，但不要让风直接对着出汗的宝宝吹。

2. 不要给宝宝穿盖得太多，穿盖适宜的标准是宝宝颈部、后背温暖或有薄汗。

3. 保持皮肤洁净干爽，一旦出汗要及时擦干并换上洁净干爽的衣被。

4. 勤洗澡，给宝宝穿透气吸汗的棉质衣物。

5. 及时补充水分和盐分，适当增加锌元素含量丰富的食物。

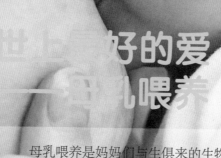

# 世上最好的爱
## ——母乳喂养

　　母乳喂养是妈妈们与生俱来的生物本能，但有很多妈妈在母乳喂养的最初几天、几周甚至几个月里，都经历过深深的挫败感。养育一个健康宝宝，的确是件需要不断学习和实践的大工程。

# 母乳喂养是必须捍卫的权利

## 母乳是一种"智能"食物

母乳是每个妈妈给宝宝"量身定制"的第一份大礼，健康安全，喂养方便，而且经济实惠。它随宝宝的出生孕周和成长月龄变化，能"智能化"地满足宝宝不同发育阶段的差异性营养需求，还能降低妈妈和宝宝罹患疾病的风险，堪称宝宝和妈妈最天然的亲密纽带和最完美的健康保护伞。

## 母乳会依照月龄提供营养成分——初乳、过渡乳和成熟乳

初乳通常是指产后 4 ～ 7 天内的乳汁，富含蛋白质、维生素、矿物质元素等物质，质地稠，颜色发黄。初乳量很少，产后的前三天，每次哺乳可以吸出初乳 2 ～ 20mL。新生宝宝的胃容量很小，出生时仅为 10 ～ 20mL，所以不用担心初乳少，吃不饱。

### 初乳赛黄金

关于初乳，有些人认为初乳太脏不能喂给新生儿，这种认识是错的。事实上，把初乳比作母乳中的精华，说千金难买，一点也不为过。

在产后几天里，初乳不单满足新生儿最初的热量需要，对生命早期的健康也大有益处。不信，我们来看看珍贵初乳具有的这些明显优势：

蛋白质（包括免疫球蛋白、乳铁蛋白、溶菌酶、各类生长因子等，这些物质都有增强免疫功能和防止感染的作用）：含量是成熟乳的 5 ～ 40 倍；

矿物质元素（包括钠、氯、钙、镁、铜、铁、锌等）：铁含量为成熟乳的 3 ～ 5 倍，锌含量为成熟乳的 4 ～ 7 倍，铜含量为成熟乳的 6 倍左右……

维生素（包括维生素 A、C 和 B 族维生素等）：部分维生素的含量是成熟乳的 3 ～ 4 倍；

脂肪和乳糖：含量较成熟乳略低，适合于新生儿消化吸收；

此外，初乳具有轻泻作用，可帮助胎便排出，利于胆红素的清除，从而有效减轻新生儿黄疸……

过渡乳是指产后 7～30 天的乳汁，是初乳向成熟乳的过渡品。乳汁中的蛋白质与矿物质含量逐渐减少，脂肪和乳糖含量逐渐增加，泌乳量每日平均 500mL。

成熟乳是指产后 30 天以后的乳汁，泌乳量每日 700～1000mL。

## 葡萄糖和配方奶粉无法替代初乳

有些妈妈觉得初乳太少，怕宝宝吃不饱，就选择给宝宝喂葡萄糖和配方奶粉。

葡萄糖作为药物，只能纠正低血糖，而且它作为单糖，在肠道内没有限速酶，可以直接通过肠道吸收进入血液而使血糖瞬间升高。给血糖正常的婴幼儿或者成人服用葡萄糖水，可能对胰腺和肾脏造成影响。而母乳之外的乳类，比如配方奶粉，作为抗原进入体内可能成为未来过敏的诱因。

一定要记住，初乳是你给宝宝最完美、最重要的第一口食物。

### 妈妈问，虾米妈咪答

 纯母乳喂养的宝宝需要喂水吗？

母乳中水分所占的比例为 87.5%，这些水分通常能满足宝宝新陈代谢的正常需要。母乳量充足的情况下，纯母乳喂养的宝宝一般不需要额外喂水，如果宝宝处于萌牙或辅食添加的阶段，每次进食后可以喂几口水，清洁口腔。除了母乳以外，除非有医学指征，不需要给 6 月龄前的小婴儿其他食物和饮料。

## 同一次哺乳的不同阶段母乳成分也有变化——前乳和后乳

前乳（前奶）是每次哺乳刚开始时，宝宝喝到的乳汁，外观较稀薄，颜色较淡（微微蓝色），与后乳相比，脂肪含量较低，乳糖含量相对较高。前乳主要提供水分，给宝宝解渴。

后乳（后奶）是哺乳过了最开始的阶段（通常在奶阵之后），宝宝随后喝到的乳汁，外观较黏稠，颜色较白，与前乳相比，脂肪含量较高。后乳主要提供更多热能，让宝宝产生饱腹感，帮助宝宝增加体重。

### 前乳和后乳都要让宝宝吃到

前乳和后乳的区别仅在于脂肪含量发生了变化。当两次哺乳的时间间隔较长时，乳汁中的一些脂肪就会沉积到乳腺导管中，所以，宝宝刚开始喝到的是脂肪含量较低的前乳。随着宝宝不断吮吸，沉积在乳腺导管中的脂肪又会回到乳汁中，宝宝就能喝到脂肪含量较高的后乳了。

前乳和后乳都很有营养，"高乳糖"的前乳和"高脂肪"的后乳都吃到，宝宝才能获得全面的营养。如果每次喂奶都是急匆匆的，宝宝只能吃到前乳，没有吃到足够多的后乳，宝宝会很快感到饥饿，长期如此会影响宝宝体重增加。如果宝宝始终只吃到"高乳糖"的前乳，过多的乳糖进入体内，没有足够的乳糖酶分解，就会在体内产生气体，出现腹胀、绿色稀水便、绿色泡沫便，大量未消化的乳糖刺激肠道内壁，可能会出现大便中带血丝。

### 如何确保让宝宝吃到后乳

有经验的妈妈大多知道，正常足月儿一次吃奶的时间为 20 ～ 30 分钟，平均一侧乳房吃 15 分钟左右，但千万不要定下一侧乳房只吃 15 分钟的规矩。小婴儿和早产儿的吮吸能力比较弱，通常需要比较长的时间才能吃到足够多的乳汁，如果 15 分钟一到就强行拔出乳头，宝宝往往吃不到足够的后乳。这样虽然每次也能吃饱，但是热量不够，所以每次／每侧吃奶的时间请让宝宝自己来决定。

正确做法：等宝宝自觉离开一侧乳头，或者当宝宝吞咽奶的节奏减慢到吮吸 3、4 次才吞咽一次时，才换到另外一侧。

**特别提醒**

> 每次哺乳时，尽量保证一侧乳房内的乳汁完全排空（其实母乳源源不绝，是不会完全排空的）比每次都吮吸两侧乳房更为重要。

**妈妈问，虾米妈咪答**

**如何判断宝宝吃饱了？**

判断宝宝是否吃饱可参考以下几个标准：

1. 可以感到宝宝有力的吮吸，听到宝宝吞咽乳汁的声音。

2. 乳房在喂奶前后有所不同，喂奶之前的乳房比较胀满，喂奶之后的乳房比较柔软，一些妈妈在哺乳过程中会有下奶的感觉。

3. 2次哺乳之间，宝宝感到很满足，表情愉快，眼睛明亮，反应灵敏，可有1～2小时以上的安睡。

4. 体重增加。一般来说，出生7～10天，宝宝的体重不再下降，开始回升；出生2周内，宝宝的体重回到或超过出生时的体重；出生第1个月，每周体重增加110～200g；出生后2～6个月，每月体重增加450～675g；出生后6～12个月，每月体重增加350～450g。

5. 新生儿每24小时吃奶8～12次，出生3天后，每天排出6次以上的清尿，出生第5～6天，大便颜色逐渐呈黄色，每天排便2～4次。如果宝宝的体重增长正常，喂养次数、排便次数略少于上述标准也无大碍。

## 母乳会依照孕周提供营养成分——早产儿妈妈和足月儿妈妈的母乳

早产儿妈妈母乳中含有的蛋白质、氨基酸等营养成分以及热量，均较足月儿妈妈母乳的更高。而且，早产儿妈妈的前乳能给早产宝宝更多免疫力，后乳能帮助早产宝宝追加体重，是专为早产宝宝准备的特殊食物。

### 吮吸能力不足的早产宝宝如何喂食母乳

小于 30 周的早产宝宝只会微弱地吮吸，通常需要插胃管喂母乳。

32 周左右的早产宝宝出现强弱不等的吮吸，可以用奶杯和针筒喂母乳。

32 ～ 36 周的早产宝宝吮吸协调能力尚不佳，可以尝试直接吮吸母乳，但仍须用奶杯和针筒补充大部分母乳。

36 周以上的早产宝宝吮吸较协调，可以自己吮吸一部分母乳，但仍需要用奶杯补充小部分母乳。

如果早产宝宝需要暂时与妈妈分离接受治疗的话，为了促进泌乳量，妈妈在宝宝出生后要尽早开始挤奶，参照宝宝吃奶的频率和时间，每 2 ～ 3 小时挤奶一次，每天挤奶约 100 分钟。

### 早产宝宝配方奶粉选择须知

早产宝宝的身体各组织器官都尚未发育成熟，即使食用特殊的早产儿配方奶粉，也会给早产宝宝还不成熟的消化系统带来一定风险。所以，早产宝宝尤其强调母乳喂养。

因为早产宝宝的消化代谢排泄功能比较差，如果早产儿妈妈确实母乳不够，需要补充部分配方奶粉，一定要选择专门的早产儿配方奶粉。

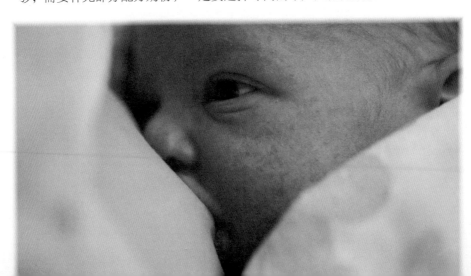

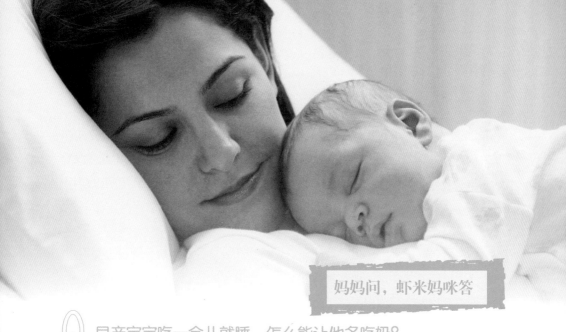

**Q** 早产宝宝吃一会儿就睡，怎么能让他多吃奶？

**A** 　　新生宝宝和早产宝宝都比较贪睡，往往刚吃到后奶就要迷迷糊糊地进入梦乡了。鼓励贪睡的宝宝多喝奶，可以采取交替喂奶的方法：当宝宝吸吮强度变小、吞咽减少，开始快而轻的安抚吸吮时，就给他换到另一侧乳房，中间可以给他拍一拍嗝，鼓励宝宝吃奶，直至再次变为快而轻的安抚吸吮，再换回到另一侧乳房……

　　此外，挠挠宝宝的小脚丫，摸摸宝宝的小耳朵，按摩宝宝的背部，也可以让宝宝尽量保持清醒。

**Q** 早产宝宝总是睡不醒，需要叫醒他吃奶吗？

**A** 　　新生宝宝和早产宝宝都比较贪睡，常常会因此而错过一顿奶，他们主动要求吃奶的频率通常无法满足生长发育的需求。如果新生宝宝和早产宝宝一口气睡过了 3 ~ 4 小时，你就要尝试唤醒哺乳一次。如果宝宝实在睡得迷迷糊糊不愿醒来，那也没关系，采用半躺式或侧躺式哺乳（详细内容见 P127 "母乳喂养的正确姿势"），让宝宝吃一次迷糊奶，毕竟你的目标是让宝宝吃奶而不是叫醒他。

## 母乳能带宝宝远离过敏性疾病

母乳不仅是促进宝宝成长发育的最优质营养，也是帮宝宝预防某些疾病的保护伞，例如，目前更多证据倾向于支持母乳喂养对过敏性疾病有预防效果。研究发现，纯母乳喂养婴儿 3 ~ 4 个月，有过敏性疾病家族史婴儿的过敏疾病发生率大约能降低 42%，没有过敏性疾病家族史婴儿的过敏疾病发生率也能降低 27% 左右。

如果纯母乳喂养的宝宝发现明显的过敏症状，首先妈妈可以考虑限制进食牛奶等含过敏原的食物，观察是否能由此改善宝宝的过敏症状，但是千万不要因此而放弃母乳喂养改用配方奶粉或牛奶喂养。因为，母乳中的蛋白质对宝宝来说是同种蛋白，过敏性很低；牛奶中的蛋白质对宝宝来说是异种蛋白，进入体内后可能诱发过敏反应。

无论如何，母乳是最不容易引起过敏的食物，盲目停掉母乳，极可能"招来"更多的过敏原。

如果母乳实在不足，且宝宝对牛奶蛋白过敏，就只能选用深度水解和氨基酸配方的特殊奶粉（详细内容见 P076 "最困扰父母们的常见皮肤问题——湿疹"）。

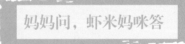

妈妈问，虾米妈咪答

 宝宝"纯母乳喂养"，为什么调节饮食后还是过敏？

 有些婴儿可能在出生后的头几天里曾进食过少量配方奶粉，或者吃过其他含牛乳成分的营养补充剂（如钙剂、牛初乳、益生菌等，大都含有少量牛乳）。即使之后做到了纯母乳喂养，因为母乳中有些蛋白与牛乳相似，婴儿也会对母乳中的一些蛋白质出现交叉过敏反应，即出现"母乳喂养下的牛奶过敏"。所以，建议妈妈们在宝宝出生后请尽可能坚持纯母乳喂养。

## TIPS：母乳喂养的四种情况

纯母乳喂养：指宝宝出生后一口也没有吃过母乳之外的任何食物（包括水，但可以喂必要的药物、维生素、矿物质滴剂）。

主要母乳喂养：顾名思义，以母乳为主的喂养。可以喂水及以水为基础的饮品（包括果汁等），可以喂必要的药物、维生素、矿物质滴剂，但不喂母乳之外的乳制品和其他食物。

辅食母乳喂养：喂母乳，也喂任何饮品（包括母乳之外的乳制品），也喂其他半固体食物和固体食物。

母乳喂养：只要有喂母乳，就是母乳喂养。

由以上可见，"纯母乳喂养"做起来其实并不容易，但是为了宝宝的健康，出生 6 个月内请坚持纯母乳喂养。

## TIPS：母乳"变色"和出现血丝

母乳"变色"通常与妈妈的饮食和用药有关，比如，橘子多吃了可能会让母乳变成淡淡的橘色，一些维生素和海藻类食物可能会让母乳变成淡淡的绿色，一些药物还可能会让母乳变成灰色。

产后最初几周，因为乳头毛细血管破裂，偶尔会在乳汁中出现血丝。在此之后，如果乳头受伤或者挤奶过程中不小心损伤了乳腺导管，也会在乳汁中出现血丝。乳汁中出现血丝的情况一般只会持续 1 周左右，吃下带血丝的乳汁通常对宝宝不会有什么影响。但如果这种情况持续 2 ～ 3 周，请尽快就医做乳房检查。

# 关于母乳喂养，妈妈们必须放下的 6 大顾虑

相信很多有哺乳经验的妈妈都有过这样的体验——当宝宝趴在乳房上，贪婪地张开小嘴吸吮，咕咚咕咚地大口吞咽乳汁，那种感觉简直太奇妙了，世上真的没什么能比这更让人感到幸福和满足的。然而，在母乳喂养的过程中，总会有这样那样的说法让你感到困惑、迷茫甚至想要放弃。我完全能够体会妈妈们的这种心情，也真心希望下面这些提示，能让大家少走弯路。

## 顾虑1：母乳喂养会破坏身材

母乳喂养不但不会引起身材走形，还会给妈妈们带来意想不到的惊喜。

首先要承认，乳房确实会因为怀孕和哺乳发生一些变化，但很多妈妈包括我自己在内，都觉得怀孕和哺乳之后胸部明显变得丰满了。当然，也有少数女性觉得怀孕和哺乳之后胸部变得比之前小了、下垂了。其实，遗传和年龄才是影响乳房形态的重要原因。无论是否哺乳，若干年后，再坚挺美妙的乳房都躲不过地心引力作用后变得下垂的命运，何必为此纠结而放弃母乳喂养呢？

母乳喂养的妈妈更容易减掉孕期积累的脂肪，不用刻意节食，就可以轻松减重。因为，制造乳汁每天至少会消耗 500 大卡的热量，也就是说，即使每天比平时多吃 500 大卡的食物也不会增重，换句话说，如果每天比平时少吃500 大卡的食物就可以轻松减肥了。

## TIPS：哺乳期健康减重的方案

谁都希望生完宝宝后能够尽快恢复身材。每天运动健身 30 分钟，减少200 ~ 500 大卡的垃圾食物摄入，是较为轻松的减肥方案。每天均衡饮食，保证 1800 ~ 2400 大卡的食物摄入，用背巾带上宝宝，坚持每天到附近公园散步，是一个不错的开端。

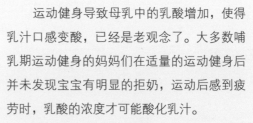

妈妈问，虾米妈咪答

 听说运动健身后乳汁会变酸，宝宝会不愿意喝，是这样吗？

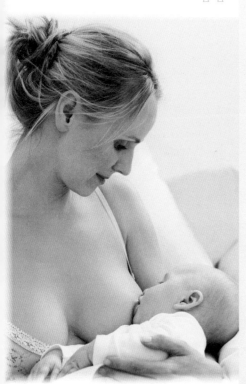

运动健身导致母乳中的乳酸增加，使得乳汁口感变酸，已经是老观念了。大多数哺乳期运动健身的妈妈们在适量的运动健身后并未发现宝宝有明显的拒奶，运动后感到疲劳时，乳酸的浓度才可能酸化乳汁。

哺乳期间参加运动健身，只要不是超负荷的运动，对身体的恢复都很有帮助，还可以改善情绪和睡眠，让精力充沛。所以，放心去运动吧。你可以：

1. 在运动健身前先给宝宝哺乳，乳房体积减小和重量减轻能缓解运动过程中的不适；

2. 穿戴有支撑力的文胸，使乳房获得足够的支撑；

3. 如果存在溢奶问题，垫上防溢乳垫。

宝宝不喜欢在你汗津津的时候吃奶，汗液又酸又咸的味道并不会比酸化的乳汁好。所以，哺乳前先快速冲个澡，如果宝宝还是表现得躁动不安，可以过半小时左右再喂。

### 顾虑2：乳房太小会导致泌乳量不足

乳房大小主要由胸部的脂肪组织和结缔组织的多少决定，和奶量多少密切相关的则是乳腺组织。所以说，乳房大小和泌乳量多少没有关系。

孕期乳房中的乳腺组织逐渐增生，到了产后，泌乳的乳房会比孕前增大1～2个罩杯。实话说，"小号"和"中号"的乳房更容易调整哺乳的姿势，宝宝也更容易衔乳，"大号"的乳房很容易把宝宝"埋进去"，让宝宝吃得好费力。不过，无论乳房的大小如何，在你的帮助下，宝宝都会很好地去适应。

如果总是担心自己的乳房太小泌乳量不够，进而丧失了母乳喂养的信心，或许担忧就会变成现实——你可能会因此尝试给宝宝吃配方奶粉，这样宝宝吮吸刺激母乳分泌的次数就会减少，将直接导致泌乳量下降。

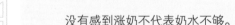

妈妈问，虾米妈咪答

**Q** 乳房软软的，没感到涨奶，是不是奶水不够？

没有感到涨奶不代表奶水不够。

初产妇在产后的2～3天感到乳房变得又热、又重、又胀，但是乳汁仍可以顺畅地流出，这种感觉就叫涨奶。

但不是每个妈妈都会有涨奶的感觉。有的妈妈让宝宝很勤快地吮吸，所以可能不会有涨奶的感觉。还有些妈妈在整个母乳喂养的过程中都没有涨奶的感觉，但是宝宝的生长发育很好，说明宝宝喝到了足够的乳汁。产后2～3个月，乳汁的分泌量和宝宝的需求会达到平衡，妈妈们很少会感到涨奶了，但母乳依然充足。

**每次只能挤出 40mL 奶，是不是奶水不够？**

关于这个问题，我想让妈妈们了解以下 3 点：

1.母乳源源不绝，是不会被完全排空的，挤奶和亲喂不一样，挤出的乳汁跟实际的泌乳量也许毫无关联。

2.挤奶是一项需要学习的技能，也许掌握一些要领之后，就能挤出更多的乳汁了。

3.如果是用吸奶器挤奶，挤奶量还可能与所选用的吸奶器有关，不是所有吸奶器都比较容易吸出乳汁。

 **宝宝不停地要喝奶，是不是奶水变少了？**

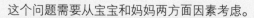

这个问题需要从宝宝和妈妈两方面因素考虑。

宝宝方面的因素：

1.宝宝在学习吃奶：最初几周中，宝宝还在学习吃奶，常常会吃得比较频繁；

2.宝宝到了萌牙期：萌牙期间，宝宝感到牙龈不适，常会出现吃吃停停的现象；

3.宝宝有心理需要：身体不适或者外界刺激过多时，宝宝可能会需要吮吸母乳以求安慰；

4.宝宝在快速成长：出产院后的几天、2 周左右、4～6 周、3～6 个月，很多宝宝都会经历生长较快、需求增加的"猛长期"。在此期间，宝宝突然增加吃奶次数或者拉长吃奶时间很常见；

5.宝宝选择在一个时间吃奶：有时，宝宝会选择在妈妈停下工作和家务的时间里"集中吃奶"或在一天的某个时间段内（通常为傍晚时分）把几顿奶并在一起吃，这也很正常。

总之，宝宝频繁吃奶是保证摄取足够乳汁的最佳方式，并不意味着乳汁不足。

妈妈方面的因素：

1.生完宝宝后妈妈没有尽早开奶；

2.哺乳姿势、乳嘴衔接有问题；

3.哺乳的次数减少了或两次哺乳间的时间间隔被拉长了；

4.过早给宝宝使用了奶嘴奶瓶；

5.过早给宝宝添加了其他食物；

6.妈妈服用了一些可能导致泌乳量减少的药物，如雌激素类药物；

7.妈妈患甲状腺功能低下、严重营养不良、子宫内胎盘残留等疾病；

8.工作和家庭压力大、睡眠不好、身体疲惫、抽烟酗酒、周围人不支持等情况，也会影响泌乳量。

关于泌乳量，需要注意的是：

乳房排空后产奶会更快，乳房越充盈，乳汁分泌就会越缓慢，拉长喂奶的时间间隔，并不会让乳房中存储的奶水增加，反而会抑制乳汁的分泌，使泌乳量减少。

宝宝出生后的前 2 ～ 3 个月内若是考虑追奶，除了白天勤吮吸，还要适当增加夜间的哺乳。夜间是催乳素分泌的高峰期，所以夜间的母乳喂养对维持泌乳量特别有帮助。而且催乳素可以使妈妈感觉放松，躺喂时很容易继续入睡。

## 按需哺乳

按需哺乳是母乳喂养成功最简单也最好的方法，即不纠结哺乳的次数、2 次哺乳之间的时间间隔和每次哺乳的奶量，宝宝想吃就喂，妈妈涨奶就喂。通过频繁吮吸，及时排空乳房，不仅可以缓解涨奶，也能促进乳汁分泌，同时让妈妈避免了不必要的紧张和焦虑。

## 顾虑 3：乳头扁平或凹陷会影响哺乳

乳头突出并不代表哺乳一定成功，而乳头扁平或凹陷也不代表哺乳一定失败。要知道，宝宝衔乳时含住的并不是乳头，而是乳晕。大部分乳头扁平或凹陷的妈妈照样可以实行母乳喂养，真正不能成功哺乳的凹陷乳头很少见。

### 特别提醒

过去普遍认为乳头扁平或凹陷的孕妇，需要在产前通过乳头拉伸运动或者配合使用乳房罩来治疗乳头扁平或凹陷。但近年的一些研究发现，这一类妈妈中未接受治疗的比接受治疗的母乳喂养成功率更高。所以，目前认为，产前并不一定需要对扁平或凹陷的乳头做特别治疗。

通常情况下，如果宝宝学会衔乳并能有效吸吮，母乳喂养几周后，大多数乳头扁平或凹陷的情况都能有所改善。因为宝宝正确衔乳后，可以通过吸吮刺激并拉出乳头，使之形状大小长度适合宝宝衔乳。

### TIPS：乳头凹陷或扁平的妈妈要知道的哺乳诀窍

1. 如果乳头扁平或凹陷，应该在产后尽快开始哺乳，尽早帮助宝宝学会衔乳。

2. 不要等到涨奶时才喂，涨奶时乳头凹陷情况会加重，容易影响宝宝衔乳。

3. 可以尝试以下动作帮助宝宝衔乳：大拇指在上，其余四指在下，向胸腔推压乳房，使乳晕变长变窄，以适合宝宝衔乳。

妈妈问，虾米妈咪答

 宝宝为什么突然拒绝喝母乳了？

 宝宝拒绝吮吸母乳的可能原因有以下几种：

1.宝宝饿过头或想睡觉了；

2.宝宝太小，吮吸力不足；

3.宝宝的身体不舒服；

4.喂奶的姿势有问题；

5.妈妈两边乳房的情况不一样，例如一侧比另一侧更难吮吸，一侧奶阵太强烈等；

6.环境改变，例如受到声、光刺激，换到了陌生的地方等。

由此可见，他并不是真的拒绝喝母乳。

 宝宝为什么只愿喝一侧的母乳？

 有时，宝宝偏爱一侧乳房是没有明显理由的。虽然，用一侧乳房也可以给宝宝提供充分的营养，但是长期用一侧乳房哺乳，两侧乳房的大小日后会变得明显不一样。不希望乳房看起来一大一小的话，可以每次先从宝宝不太喜欢的那侧乳房开始哺乳，并且更加频繁地喂那侧乳房，或多挤那一侧的乳汁，刺激它持续分泌。

顾虑4：母乳中的环境污染物会影响宝宝健康

我们常常在媒体报道中看到这样的消息：母乳中含有大量环境污染物！确实，包括环境与儿童实验室在内，国内外很多研究中心的实验都证实了这一点。但是真的有必要因此而放弃母乳喂养吗？理智而慎重的答案是：不！

要知道，环境污染物几乎无处不在，生活中的每件物品（包括配方奶粉和牛奶）几乎都含有污染物，一些污染物已经成为了食物链中的自然组成部分。例如铅、汞、多氯联苯、塑化剂及农药等环境污染物可以通过各种途径进入到我们的体内，然后通过胎盘／母乳进入到胎儿／婴儿体内。也就是说，即使不进行母乳喂养，积累在我们体内的环境污染物也会通过胎盘转移到宝宝的体内。既然这是一个无法避免的事情，那我们是不是应该先分析一下风险与收益，然后再做决定呢？

相比其他食物，研究证明，母乳中的环境污染物含量其实很少。更多研究表明，吃母乳的婴儿比吃配方奶粉的婴儿更加健康，成年期患糖尿病、心脏病、癌症等疾病的概率较低。目前为止，母乳喂养是养育宝宝最健康、最安全的方式这一点，无可争议。希望担忧污染问题的妈妈们明白，我们需要消除的是环境污染，而不是母乳喂养，千万别因小失大。

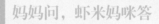

妈妈问，虾米妈咪答

 哺乳期可以喝咖啡吗？

哺乳期妈妈喝咖啡，确实会使少量咖啡因进入母乳。而且一般喝完咖啡后 1 小时左右，母乳中的咖啡因浓度会达到最高。

咖啡因在宝宝体内的代谢速度会随着月龄增大而加速，早产儿和新生儿对咖啡因的代谢速度比较慢，所以这两类宝宝的妈妈要严格控制咖啡因的摄入。

除了咖啡，巧克力、可乐、茶叶和某些感冒药物中都含有咖啡因。如果妈妈食用了这些食物后，宝宝变得特别烦躁不安，尤其是傍晚或夜间食用这些食物后，宝宝变得整夜不安，说明你的宝宝对咖啡因比较敏感。这时，最好减少咖啡因的摄入（咖啡浓度减半或者喝的次数减少），至少傍晚／夜间的那杯咖啡要停掉。

哺乳期可以喝点酒催乳吗？

酒精并没有催乳的作用，相反大量的酒精会抑制泌乳，影响婴儿健康，哺乳期最好别饮酒。

乳汁中的酒精浓度与血液中的酒精浓度是一样的，如果空腹喝酒，30～60分钟后，乳汁中的酒精浓度达到最高；不空腹的情况下，60～90分钟后，乳汁中的酒精浓度达到最高。

酒精的副作用和浓度相关，如果偶尔想喝酒，请在喝酒之前先给宝宝喂奶，喝酒的量控制为1小杯啤酒或红酒，并尽量在喝酒2个小时后再给宝宝喂奶。

 我偶尔吸烟，能母乳喂养吗？

吸烟会导致泌乳量减少，而且会影响宝宝的体格生长和智能发育，与婴儿呼吸道过敏和婴儿猝死综合征的发生率有一定关系。尽管吸烟是很难戒掉的习惯，但为了宝宝和自己的健康，别再吸烟。

## 顾虑 5：月经复潮后还能哺乳吗

受激素影响，月经期间的泌乳量可能会暂时减少，母乳味道也可能会有所改变，宝宝或许会在此期间表现出吃得不够满足。同时激素变化会使你容易急躁，也会不如平常自信。但待月经结束后，一切都会恢复正常。所以，月经期间，你要坚持喂母乳。

如果你实在觉得母乳量暂时不能满足宝宝需要，可以在吮吸母乳后，用小奶杯或勺子喂点配方奶粉给宝宝，但不必为此轻言离乳。

妈妈问，虾米妈咪答

**Q** 产后多久月经会复潮?

**A** 最早的产后 4 ～ 6 周月经复潮；30% 左右的哺乳妈妈在产后 3 个月前后月经复潮；50% 左右的哺乳妈妈在产后 6 个月前后月经复潮。

**Q** 产后多久需要开始避孕?

**A** 通常在产后 6 周开始就要注意避孕了。哺乳期催乳素水平较高，在一定程度上会抑制排卵，但是不来月经并不代表没有排卵，第一次月经恢复前就排卵的几率有 14% ～ 75%。所以如果暂时不准备迎接下一个宝宝，还是要采取必要的避孕措施。

## TIPS：哺乳期安全的避孕方式

哺乳期的避孕原则是安全有效、不抑制乳汁分泌、不影响乳儿发育。

**工具类避孕：**这是哺乳期避孕最好的选择，女方可选用宫内节育器，男方可使用避孕套。

**药物类避孕：**即使中小剂量的雌激素也会抑制乳汁产生，因此哺乳期要避免使用含雌激素的（复方）避孕药。服用没有雌激素的紧急避孕药也可能是无可奈何的"下策"，虽然对乳汁分泌没有影响，但是剂量高，为了避免对宝宝的健康产生不良影响，单次服用时（剂量为 1.5mg 左炔诺孕酮），服用 8 小时后哺乳，分 2 次服用时（每次剂量为 0.75mg 左炔诺孕酮），服用 3 ～ 4 小时后哺乳。需要注意的是，紧急避孕药不能常规使用，否则容易导致月经紊乱。

## 顾虑 6：哺乳期怀孕了，还能母乳喂养吗

一般来说，哺乳期再次怀孕还是可以继续母乳喂养的。如果大宝宝已经有1~2岁，在妈妈怀孕期间，宝宝常常会自然离乳。即使一直喂养下去，等到下一胎宝宝出生的时候，母乳的成分会自动转变成初乳。

此时要注意休息，注意营养，因为你一个人的营养要满足大宝宝、胎宝宝和你自己 3 个人的需求，任重而道远。

**特别提醒**

> 孕晚期乳头比较敏感，哺乳可能会引起剧烈的宫缩导致胎儿早产，因此，孕晚期（孕 28 周之后，这里具体指孕 28 周到孕 37 周）为避免胎儿早产（尤其是有早产史的妈妈），妈妈可以考虑给大宝宝暂时离乳。

**妈妈问，虾米妈咪答**

**Q** 剖宫产后多久可以准备怀二胎？

**A** 若第一胎为剖宫产，通常建议至少间隔 2 年再怀二胎。需要注意的是，备孕前需 B 超检查子宫瘢痕厚度。

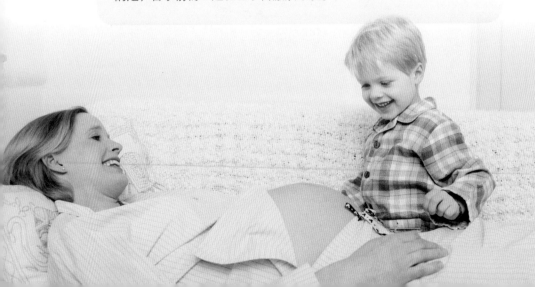

# 这些疾病不影响母乳喂养

哺乳期间，每个妈妈最怕遇到的事情就是孩子和自己生病。只要有一方生病，就开始焦虑是否还能继续母乳喂养。经历各种担忧之后，一些妈妈可能会选择暂停或者终止母乳喂养。这样做，真的对吗？

## 宝宝黄疸期间无须停母乳

宝宝出生后，越早和越多地进行母乳喂养，越有利于加速胆红素排出，对预防早发性黄疸大有益处。即使是母乳喂养引起的晚发性黄疸，考虑到母乳给宝宝带来的好处，通常也没有必要停喂母乳。

宝宝出现黄疸问题，应首先请医生判断引起黄疸的原因，严重的黄疸可以进行照蓝光等医疗干预（详细内容见 P038 "消化系统"）。

**特别提醒**

> 宝宝有轻微的黄疸时，隔窗晒太阳、适当补充益生菌有助退黄。

## 苯丙酮尿症宝宝在密切监测下可尝试母乳喂养

患有苯丙酮尿症（PKU）的宝宝，体内缺乏代谢苯丙氨酸的酶，导致苯丙氨酸及其代谢产物在体内大量积蓄，可能引起脑萎缩和智力缺陷。

母乳是苯丙酮尿症宝宝较为理想的食物，与普通的配方奶粉相比，母乳中含有较少的苯丙氨酸。在密切监测下，苯丙酮尿症宝宝可以尝试母乳喂养，如果病情严重或者母乳不足，要添加低苯丙氨酸的特殊婴儿配方奶粉。

## 宝宝腹泻期间可继续母乳喂养

通常情况下，腹泻宝宝也可以继续母乳喂养。如果持续腹泻1周左右后继发乳糖酶缺乏，在控制进食其他来源乳糖的同时，可以暂时改为低乳糖配方奶粉，待腹泻好转后逐渐转回母乳喂养；也可以继续母乳喂养，必要时每次哺乳前加外源性乳糖酶。

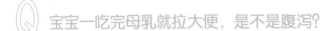

妈妈问，虾米妈咪答

Q 宝宝一吃完母乳就拉大便，是不是腹泻？

A 一吃完奶就拉大便在小婴儿期是很常见的。母乳喂养宝宝的大便像是糊糊的软膏，即使有点黏液，有点奶瓣（颗粒），有点酸味，都是正常的，不是腹泻，不用担心。

Q 母乳喂养宝宝大便带血丝，是乳糖不耐受吗？

A 大便带血丝不一定是乳糖不耐受。附着于大便表面的血丝常常由于肛裂所致；混于大便中的血丝常常与食物过敏和肠道感染有关；持续腹泻1周以上，有腹胀、腹痛、排气，可考虑腹泻后继发性乳糖酶缺乏；若大便带血，同时伴有严重的哭闹，甚至呕吐，但没有发热，还要考虑肠套叠，请立即就医。

## TIPS：乳糖不耐受与牛奶过敏

乳糖不耐受是肠道中的乳糖酶不足或缺乏，导致无法消化食物中的乳糖；牛奶过敏是免疫系统对牛奶中的蛋白质产生了过敏反应，属于食物过敏。

两者的症状很相似，都可能表现为进食乳制品后腹胀、腹痛、腹泻，但牛奶过敏除了消化道症状之外，还可能有皮肤和呼吸道过敏症状，如湿疹、咳嗽、气喘等，且低乳糖配方奶粉或补充外源性乳糖酶并不能缓解牛奶过敏的症状。

## TIPS：先天性乳糖酶缺乏、原发性乳糖酶缺乏和继发性乳糖酶缺乏

乳糖不耐受常见原因有 3 个：先天性乳糖酶缺乏、原发性乳糖酶缺乏和继发性乳糖酶缺乏。

先天性乳糖酶缺乏极为罕见。这是一种常染色体隐性遗传性疾病，宝宝体内乳糖酶完全缺乏，不能消化乳糖，甚至不能耐受母乳喂养，频繁呕吐、腹泻，如不能早期诊疗，会导致死亡。这些宝宝需要用无乳糖配方奶粉喂养。

原发性乳糖酶缺乏在亚洲人的大孩子和成人中较为常见。中断奶类摄入后，肠道中的乳糖酶活性会逐渐降低或消失，因此，（大量）进食含乳糖的食物后，会出现腹胀、腹泻、排气等乳糖不耐受的症状。可以尝试少量多次地进食乳制品，或者选择吃发酵乳（酸奶）。此外，少数新生儿和早产儿肠道内的乳糖酶分泌会暂时不足，但随着生长发育，乳糖酶分泌会趋于正常。

继发性乳糖酶缺乏在婴幼儿中最为常见，通常由某些累及小肠黏膜的局部或全身性疾病引起，最常见的原因是轮状病毒性肠炎。腹泻使小肠黏膜受损，黏膜表面分泌的乳糖酶不足，会出现腹胀、腹泻、排气等乳糖不耐受的症状。在控制进食其他来源乳糖的同时，可以暂时改为低乳糖配方奶粉，待腹泻好转后逐渐转回母乳喂养，也可以继续母乳喂养，必要时每次吃奶前加外源性乳糖酶。

## TIPS：宝宝大便带血的原因和对策

症状与分析：血丝附着在大便表面，常常由于肛裂所致。

对策：检查肛周是否有裂伤。若是肛裂，首先，通过调节饮食等方法，改变大便的性状，同时，每天用温水洗或坐浴 1 ～ 2 次，每次 15 分钟，并在肛裂的局部涂抹红霉素软膏。

注意：平时不要给宝宝把屎把尿。

症状与分析：大便中混有少量的血丝，没有发热或伴随低热，可能伴随皮肤和呼吸道过敏症状，首先考虑食物过敏引起。

对策：寻找宝宝和母乳妈妈饮食中是否存在导致过敏的食物，及时避免之（详细内容见 P078 "湿疹宝宝的饮食指南"）。

症状与分析：稀水样便混有少量的血丝，可伴随发热，大便常规检查结果偶见红／白细胞，考虑病毒感染。

对策：对症护理，预防脱水。

症状与分析：恶臭的脓血便，大便常规检查结果中白细胞高于 15 ～ 20 个 /HP（高倍视野），同时伴有红细胞，有伴随发热，可能为细菌感染性肠炎。

对策：对症护理，预防脱水之外，需要抗生素治疗。

症状与分析：泡沫样便或稀水样便混有少量的血丝，没有发热或伴随低热，伴有腹胀、腹痛、排气等症状，且腹泻已超过 1 周以上。考虑可能继发性乳糖酶缺乏。

对策：在控制进食其他来源乳糖的同时，母乳喂养的宝宝可以每次吃奶前加外源性乳糖酶，配方奶粉喂养的宝宝可以临时吃几天低乳糖配方奶粉。

症状与分析：如果大便中带血丝，伴严重的哭闹，甚至呕吐，但没有发热，需要考虑肠套叠。

对策：紧急就医，在 B 超或 X 线下行诊断性检查。

## 急性乳腺炎期间可继续母乳喂养

大约有三分之一母乳喂养的妈妈会在哺乳期发生急性乳腺炎。如果乳房出现发红、触痛的硬块，感觉身体酸疼疲倦，测量有低热（通常在 38.5℃以下），可能就是急性乳腺炎。

急性乳腺炎期间一定要坚持哺乳。一方面，急性乳腺炎并不是指乳腺组织发生了感染，而是乳房组织发生了炎症（炎症是指红、肿、热、痛），只有乳房组织被细菌感染的时候，才是感染性乳腺炎，因此，这种疾病并不会增加宝宝感染的机会；另一方面，乳腺炎常由乳房肿胀、乳腺导管阻塞发展而来，给宝宝喂奶是治疗乳房肿胀、乳腺导管阻塞以及急性乳腺炎的最佳方法。

### 导致急性乳腺炎的常见原因和防治方法

| 常见原因 | 防治方法 |
| --- | --- |
| 宝宝衔乳姿势不良 | 采用正确的哺乳姿势；每次以不同姿势哺乳，宝宝可以吸出乳房不同部位的乳汁；适当调整喂奶的姿势，让宝宝的下巴正对着乳腺炎的硬块处，也有助于将阻塞处的乳汁排通 |
| 没有及时有效排空乳汁 | 尽量让宝宝吃空乳房中的乳汁。如果宝宝已经吃饱了，仍有乳汁，可用手挤出或者用吸奶器排出乳房中的乳汁；乳腺炎期间继续给宝宝喂奶是治疗的最佳方法 |
| 乳腺管受到压迫 | 避免经常趴睡或一侧睡，避免戴有钢圈的文胸等，以免压迫乳腺导管 |
| 休息不足 | 放下手中的杂事，抓紧一切时间充分休息 |

若无细菌感染，通过以上方法，再加上局部冷敷和适当按摩，2～3天内乳腺炎就能自行好转。如果存在细菌感染，请在医生的指导下使用抗生素，一定要全程治疗，否则容易复发（详细内容见P137"哺乳期如何安全用药"）。

## TIPS：急性乳腺炎期间的居家物理治疗

可以在两次喂奶的中间尝试冷敷乳房来减轻胀痛的感觉。这里给妈妈们介绍一种方便又安全的方法——卷心菜叶冷敷法：

选择绿色的卷心菜，剥去外面的叶子，只选用里面的叶子（为防止农药残留），洗净叶子，去掉中央的主叶脉，揉软了敷在乳房上。注意乳头上不要敷，以免气味残留干扰到宝宝吃奶。冷敷的次数随意，每隔2小时或者叶子变软了就换掉。可以把备用的叶子放在冰箱里，方便取用。

## TIPS：急性乳腺炎期间喂养宝宝的诀窍

患有急性乳腺炎的一侧乳房中，乳汁的钠含量会升高，味道会变得较咸。大多数宝宝并不会太在意口味的微小变化，而个别味觉比较敏感的宝宝可能会"嫌弃"这种"咸味"。如果出现这种情况，可以尝试由健康一侧乳房开始哺乳，以乳腺炎那侧乳房结束哺乳。如果采用这种方法，宝宝还是不想吃，或者妈妈真的不想喂乳腺炎一侧乳房的乳汁，一定要将乳汁挤出来，这样才能改善乳腺炎症状。

## 乙肝妈妈可对已接种乙肝疫苗的宝宝母乳喂养

绝大多数乙肝妈妈所生的宝宝，在注射乙肝免疫球蛋白和乙肝疫苗后，都能有效预防感染乙肝。据统计，约有 5% 的宝宝没能通过这种方式获得免疫，他们大多是在妈妈体内和分娩时就已经感染了乙肝。

至今，没任何证据明确表明乙肝妈妈进行母乳喂养，会增加宝宝的感染机会，世界卫生组织（WHO）也把母乳列为乙肝病毒水平最低、风险最低的安全食品。但即便如此，还是要特别提醒大家，一定要避免让宝宝接触含高水平乙肝病毒的体液，如血液（乳房乳头的伤口）和阴道分泌物。

### TIPS：《乙型肝炎病毒母婴传播预防临床指南（2013 年第 1 版）》的要点

1. 孕晚期使用乙肝免疫球蛋白（HBIG）、采取剖宫产方式生产，均没有预防乙型肝炎病毒母婴传播的作用。

2. 新生儿正规预防后，不管孕妇 HBeAg 阴性还是阳性（乙肝大三阳还是小三阳），均可行母乳喂养，无须检测母乳中乙肝病毒 DNA 载量。

3. 孕妇 HBsAg 阴性时，足月新生儿和出生体重 ≥ 2000g 的早产儿，按照 0、1、6 个月方案接种乙肝疫苗，不必使用 HBIG。

4. 孕妇 HBsAg 阳性时，足月新生儿和出生体重 ≥ 2000g 的早产儿，需要在出生后 12 小时内肌内注射 HBIG，并按照 0、1、6 个月方案接种乙肝疫苗。

5. 孕妇 HBsAg 阴性时，出生体重 ＜ 2000g 的早产儿，若健康状况良好，待体重达到 2000g 后接种第 1 针乙肝疫苗，间隔 1 ~ 2 个月后，再按照 0、1、6 个月方案接种乙肝疫苗，一共接种 4 次乙肝疫苗；若健康状况差，先处理相关疾病，待恢复健康后，再接种乙肝疫苗；不必使用 HBIG。

6. 孕妇 HBsAg 阳性时，出生体重＜ 2000g 的早产儿，无论健康状况如何，需要在出生后 12 小时内肌内注射第 1 针 HBIG，间隔 3 ～ 4 周后再肌内注射第 2 针 HBIG，并在出生后 24 小时内、3 ～ 4 周、2 ～ 3 月龄、6 ～ 7 月龄时接种乙肝疫苗，一共接种 4 次乙肝疫苗。

7. 孕妇 HBsAg 不明确，有条件的还是建议给新生宝宝注射 HBIG。

8. 其他家庭成员 HBsAg 阳性时，如与宝宝有密切接触，需给新生宝宝注射 HBIG。

9. HBsAg 阳性孕妇的宝宝，在接种最后一针乙肝疫苗后的 1 ～ 6 个月内随访，检测乙型肝炎血清学标志物（俗称乙肝两对半）。

## TIPS：哺乳期妈妈患病时的母乳喂养建议

1. 普通感冒：宝宝可以从妈妈的乳汁中获得妈妈体内的抗体，所以更要坚持喂母乳。照顾宝宝的时候要勤洗手，可以戴上口罩，避免唾沫接触到宝宝。

2. 带状疱疹病毒（VZV）感染：若疱疹正好长在乳头乳晕附近，宝宝容易接触到疱疹液，需要暂停母乳喂养；若疱疹长在身体其他位置，宝宝不容易接触到疱疹液，可继续母乳喂养，照顾宝宝时要勤洗手、戴上口罩。

3. 巨细胞病毒（CMV）感染：哺乳期妈妈 CMV 血清阳性可继续母乳喂养。如果冷冻或加热消毒乳汁，可降低乳汁中 CMV 的载量。

4. 结核分枝杆菌感染：哺乳期妈妈感染结核病，经治疗无临床症状时可以哺乳。

5. 艾滋病毒（HIV）或人类嗜 T 淋巴细胞病毒 I 型（HTLV-1）感染：这两种病毒感染的妈妈不适合母乳喂养。但世界卫生组织（WHO）等权威机构仍推荐非洲等国家 HIV 感染的妈妈，可在特殊情况下纯母乳喂养宝宝到 6 个月。

# 让宝宝吃得舒服是门技术活

几乎每个新手妈妈都遇到过宝宝溢奶的情况，都曾为此不知所措过；很多妈妈为了尽量延长母乳喂养的时间，也都有"存粮"的习惯——母乳多的时候就吸出一些，储存在冰箱里，以备母乳不足的时候给宝宝喝。那怎样能让宝宝吃得健康又吃得舒服呢？

## 母乳喂养的正确姿势

大多数妈妈和宝宝可以自行找到合适的姿势。在宝宝原始本能的引领下，哺乳过程会很舒服。

常见的哺乳姿势是把宝宝侧身搂抱在怀里，使宝宝面部朝向你的胸前，母婴腹部相贴，维持宝宝的耳朵、肩膀、骨盆侧边成一直线，宝宝的鼻子及上唇正对着乳头，不要扭转、弯曲或伸展宝宝的头。

下面给大家介绍几种常用且正确的哺乳姿势，让新手妈妈能迅速而顺利地找到适合自己宝宝的哺乳姿势。

### 正确的哺乳姿势

握头腋下挽抱式（橄榄球式）：适用于剖宫产后、新生儿、妈妈乳房很大、早产和双胎宝宝。

以吃左侧乳房为例：用你的左手掌握住宝宝的头枕部，左前臂支撑住宝宝的身体，左上臂夹持宝宝的身体或双腿于腋下。用枕头适当垫高宝宝达乳头水平，让宝宝的头部靠近你的左侧乳房（见图1）。

**127**

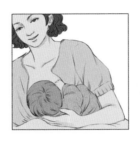

图 1

握头交叉环抱式（修正橄榄球式）：适用于剖宫产后、新生儿、早产宝宝。

以吃左侧乳房为例：用你的右手掌握住宝宝的头枕部，右前臂支撑住宝宝的身体，右上臂夹持宝宝的身体或双腿于腋下。用枕头适当垫高宝宝达乳头水平，让宝宝的身体横过你的胸部，让宝宝的头部靠近你的左侧乳房（见图 2）。

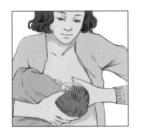

图 2

扶腰臀抱篮式：最传统的哺乳姿势。

以吃右侧乳房为例：让宝宝的头枕在你的右侧肘窝内，右前臂支撑住宝宝的身体，右手掌托住宝宝的腰臀部或者大腿上部，母婴腹部相贴，宝宝的一只胳膊绕到你的背后，一只胳膊放在你的胸前，宝宝的头部正好贴近右侧乳房（见图 3）。

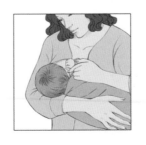

图 3

扶腰臀侧卧式：适用于剖宫产后、午夜或者白天休息时哺乳。

妈妈先侧躺在床上，膝盖微微弯曲，把枕头垫在头下、两腿间和背后，用手支撑住宝宝的头颈部和背部，让宝宝侧身与你相对，母婴腹部相贴，宝宝的小嘴与妈妈乳头处在同一平面。喂对侧乳房时，可以稍微将身体往宝宝方向前倾，让对侧乳房靠近宝宝的嘴巴，或者抱着宝宝一起翻身到另一侧（见图4）。

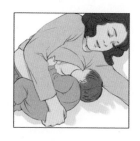

图 4

注：刚刚剖宫产后的妈妈，可以借助床栏，自己慢慢侧身，用卷起来的毛巾或毛毯盖住腹部，以免被宝宝踢到伤口，请其他人协助摆放宝宝的姿势。

半躺式：适用于产后、乳头疼痛、奶阵太急时。

妈妈靠坐在床上，背后垫几个枕头，舒适地支撑住身体，双膝微屈，然后把宝宝放在腹部上，让他的脸对着乳房，用一侧手扶住宝宝的头颈部和背部，另一侧手扶住宝宝的臀部，防止宝宝下滑，让宝宝几乎是趴在妈妈身上吃奶（见图5）。

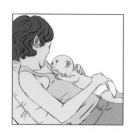

图 5

**特别提醒**

母乳喂养正确姿势的要领：妈妈的姿势要舒服有支撑，宝宝的姿势要舒服且正确，抱着宝宝贴近乳房而不是让乳房靠近宝宝。

### 正确的嘴乳衔接

一旦宝宝大大地张开了小嘴，就让他靠近乳头。不要用自己的乳房去接近宝宝的小嘴，更不要将宝宝的头推向乳房。

正确方法：①让宝宝自己主动张开小嘴迎向乳头并正确衔接乳头（见图1）；②让婴儿的小嘴完全裹妈妈的乳头和乳晕（见图2）。

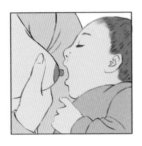　　　　　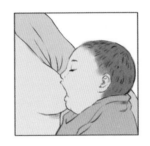

图1　　　　　　　　　　　　　　　　　　　图2

如果宝宝吃完奶后还不肯松开小嘴，直接拉出乳头会导致乳头损伤，终止宝宝吮吸的正确方法是：用手指非常小心地插入宝宝的嘴角，迅速将手指放入上、下牙龈之间，直到宝宝松开为止（见图3）。

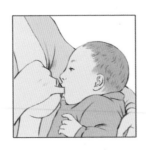

图3

130

# 宝宝溢奶（吐奶）怎么办

宝宝一溢奶（吐奶），很多妈妈就会很紧张，担心宝宝是不是生病了，会不会因此而营养不够……其实，溢奶是 4～6 月龄小宝宝最常见的生理现象之一，大部分宝宝会在 6 月龄前后逐渐好转，少数宝宝可能会持续到学步期前后才有所改善。

## 溢奶（吐奶）的常见表现

1. 乳汁顺着宝宝的嘴角流出。

2. 乳汁随着打嗝喷出。

3. 在宝宝情绪很兴奋、动作幅度很大的情况下，很多乳汁一下子从口腔、鼻腔喷射而出，呈喷射状吐。

最后一种情况常常令人害怕，但从生理结构来说，鼻子和口腔本来就是相通的，从鼻子里喷出奶液（奶块）也挺正常。若只是偶尔发生，且宝宝生长发育不错，精神好，饮食佳，在溢奶（吐奶）时没有痛苦和不舒服的表现，家长就不必为此忧心忡忡，但还是要加强看护。

## 溢奶（吐奶）的常见原因

这种情况与宝宝消化器官的解剖特点有关。新生儿的消化系统尚未发育成熟，胃容量小，呈水平位，且胃的出口（下口）幽门括约肌紧，入口（上口）贲门括约肌松，食道或胃内容物很容易逆流到口腔外，尤其在宝宝吃得过快、过饱、吞咽入大量空气或吃奶后兴奋运动时更常见。

### 吐奶的病理性原因

吐奶确实也可能是一些疾病的伴随症状，例如新生儿腹膜炎、肠梗阻、肠套叠、肺炎、食道闭锁、肠道闭锁等都可表现为吐奶。如果宝宝吐奶的同时，精神不好，吃奶不香，伴随腹胀、腹泻、哭闹等各种不舒服表现，要考虑尽早就医。

## 溢奶（吐奶）严重时的处理方法

### 1. 适当调整喂奶的时间

一方面，不要喂得过于频繁。宝宝吃完奶后，消化排空母乳或配方奶需要2～4小时。如果胃内前一次的母乳或配方奶还没消化完就喂，就会导致胃容量扩张，加重溢奶、吐奶现象。

另一方面，不要等宝宝过度饥饿时才喂奶，容易导致他吃得过多而引发吐奶。

### 2. 尝试调整喂奶的姿势

可以尝试让宝宝采用半卧姿势或竖抱宝宝喂奶，这样宝宝的身体有一定的倾斜度，乳汁容易通过胃的出口进入小肠。

### 3. 适时给宝宝拍一拍嗝

喂奶过程中或者喂奶结束后给宝宝拍嗝，也有助于防止溢奶。

母乳喂养的宝宝可以中间调整姿势或者换另一侧吃的时候给他拍一拍嗝；用奶瓶喂养的宝宝，可以在他喝完60～90mL的奶水后，就让他暂停，给他拍一拍嗝；如果宝宝一边吃奶一边扭动不安，有可能也是提醒你，想要打个嗝了。

常用的拍嗝方式有3种，可以自行选择你和宝宝喜欢并适应的拍嗝方式。

方法一：妈妈先坐好，在肩膀上垫一条干净的毛巾，让宝宝的身体紧贴在你胸前，头靠在你肩膀上。一手扶住宝宝的头和背部，另一手空心掌在宝宝背部画圈按摩或从下往上轻轻拍打（见图1）。如果暂时没拍出气体，妈妈可以

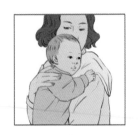

图1

站起来继续轻轻按摩或拍打，或者保护好宝宝的头颈部，轻轻地将宝宝上下举动几次，再继续之前的姿势轻轻按摩或拍打。有时候，重力变化可以帮助宝宝排出气体。

　　方法二：妈妈先坐好，在大腿上垫一条干净的毛巾，让宝宝侧面靠着你的胸口坐在你的大腿上，拿一块口水巾垫在宝宝的下巴处。一手支撑住宝宝的胸部和头部，另一手空心掌在宝宝背部画圈按摩或从下往上轻轻拍打（见图2）。

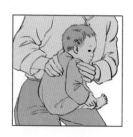

图 2

　　方法三：妈妈先坐好，一只脚踩在一个小矮凳上，并在这条腿上垫一条干净的毛巾。让宝宝趴在你的大腿上，头部垫在你脚踩板凳的那条腿上，保持头部高于胸部的位置，用空心掌在宝宝的背部轻轻画圈按摩（见图3）。

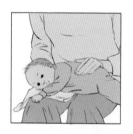

图 3

　　需要注意的是：拍嗝的目的是把气体与奶水分开，让气体上升后以打嗝的方式释放出来，所以拍嗝的手法力度要很轻柔，否则太用力会把气体和奶水一起拍出来。

如果 10 分钟左右没拍出嗝来，没必要一直拍嗝，吃奶后拍不出嗝也很正常。因为无论母乳喂养还是奶瓶喂养的宝宝，只要吃奶姿势正确，通常不太容易吞咽下空气。

4. 宝宝采取右侧卧位防误吸

吐奶并不可怕，但将奶液吸入呼吸道可能发生窒息，这就比较可怕了。解决办法是：垫高宝宝的上半身（头高脚底的斜面）或者让宝宝入睡时采取右侧卧位（右侧卧位可以有效预防吐奶和误吸，但是需要成人看护，以免变成危险的趴睡）。

## TIPS：减少宝宝溢奶的补充方案

在安静、轻松的环境中喂奶，避免噪音、强光等的刺激。

用奶瓶喂养的宝宝要选择大小适合的奶嘴孔。奶嘴孔过大出奶太快容易呛奶，奶嘴孔过小吸奶费劲容易吞咽下过多空气。

喂奶以后不要立即逗宝宝玩耍。

## 母乳的存储和使用

很多背奶妈妈向我咨询过这样的问题：怎样的存储方式能最大限度保留母乳中的营养成分。虽然，冷藏母乳比冷冻母乳稍具优势，因为母乳冷冻后会丢失掉一些活性营养成分，但是无论如何，吃冷冻母乳也比吃配方奶粉更具有优势。所以，尽管背奶对职场妈妈来说会遇到各种困难，但还是值得去坚持。

营养优势排名：

**新鲜母乳 > 冷藏母乳 > 冷冻母乳 > 配方奶粉**

## 健康足月儿的母乳存储时间

| 存储场所和温度 | 存储时间 |
| --- | --- |
| 新鲜奶在 25℃左右的常温下 | 4 小时 |
| 解冻奶在 25℃左右的常温下 | 4 小时 |
| 解冻并已加温的奶在 25℃左右的常温下 | 请立即食用 |
| 新鲜奶在 15℃左右的冰盒内 | 24 小时 |
| 新鲜奶在 4℃左右的冷藏室内 | 5 ～ 8 天 |
| 解冻奶在 4℃左右的冷藏室内 | 24 小时 |
| 解冻并已加温的奶在 4℃左右的冷藏室内 | 4 小时 |
| 新鲜奶在单门冰箱（非独立）的冷冻室内 | 2 周 |
| 新鲜奶在双门冰箱（独立）的冷冻室内 | 3 ～ 6 个月 |
| 新鲜奶在 -20℃左右的低温冷冻室内 | 6 ～ 12 个月 |

注：相同条件下，早产儿妈妈的母乳存储时间较以上略短。

## TIPS：冷冻母乳饮用时的注意事项

冷冻母乳分层很正常，油脂会浮在上面，使用前可以轻轻摇晃至奶水和油脂充分混合。

解冻后的冷冻母乳不能再次冷冻。

宝宝嘴巴喝过的奶水，如果没有喝完请丢弃，不要留到下一餐，以免滋生细菌。

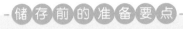
**储存前的准备要点**

1. 挤母乳或处理母乳前要清洗干净双手，注意挤母乳过程中的清洁，手不要接触到容器内壁。

2. 为避免已知毒性，存储母乳请使用玻璃或者不含双酚 A 的聚丙烯容器（容器底部回收标志为数字 5 或字母 PP）。

3. 在容器外贴上挤母乳的日期时间，早挤出的早食用，以免过期。

**储存要点**

1. 挤出的母乳如果不准备在 4 小时内给宝宝食用，请立即放入冷藏室或冰盒内。

2. 不同温度的母乳请不要混装在一个容器内，以免变质，分几次挤出来的母乳，可以放凉到相同温度后倒进一个容器内。

3. 冷冻母乳的容器内不要装太多母乳，只装一顿或半顿的奶量（60mL 最为适合），以免吃不完浪费，也不要装得太满，以免母乳冷冻过程中体积增大胀破容器。

4. 尽量把装母乳的容器放置在冰箱靠里的位置，因为这个位置的温度比靠门边和两侧的温度更稳定，不容易受到开关冰箱门的影响。

**饮用前的准备要点**

1. 冷冻母乳饮用前要先放冷藏室解冻，或者放在流动的温水下解冻，然后放室温下退凉，或者放在温水中慢慢回温。

2. 冷藏母乳饮用前要放室温下退凉,或者放在 40℃ 左右的温水中慢慢回温。

# 哺乳期妈妈的用药、特殊检查和预防接种

哺乳期妈妈用药、接受特殊检查、进行预防接种等安全问题关乎妈妈和宝宝两个人的健康，正因为关系如此重大，常让哺乳期的妈妈们感到无所适从。许多哺乳期妈妈会在一些信息的误导、家人的压力以及医师的要求下暂停或停止哺乳，而事实上这样做对吗？

## 哺乳期如何安全用药

受"是药三分毒"观念的影响，只要不是什么严重疾病，很多哺乳期妈妈都会采用一种决绝的方式——不吃药，硬扛。对这一点，我非常理解。用药不用药，怎么用药，即便专业医生和药师，都确实要综合考量多重因素后，才能做出相对准确、稳妥的决定。

### 哺乳期用药安全性的主要考虑因素

1. 药物本身的各项参数。如给药方式、药物吸收率、药物半衰期、药物解离常数、药物在体内的分布和代谢等。

2. 药物在乳汁中的相对剂量。即婴儿每千克体重从乳汁中摄入的药物剂量占妈妈每千克体重药物摄入剂量的比值，相对剂量较乳汁／血浆（M/P）比例更为可靠。

3. 婴儿的成熟度。婴儿尤其是早产儿、新生儿，肝肾功能尚未成熟，排泄能力差，代谢差，所以哺乳期妈妈要谨慎用药。

4. 婴儿的母乳摄入量。新生儿和辅食添加后的宝宝，母乳摄入量相对会少一些。

### 哺乳期妈妈生病合理用药法则

上面所讲的几点考虑因素涉及一些专业术语，妈妈们考量起来会比较难。

通俗一点来说，关于哺乳期用药，您必须考虑的有以下 4 个问题：

1. 确定必须使用药物吗？

用药必须具有明确指征。

2. 在不影响身体健康的情况下，能否推迟治疗？

宝宝越小，对母乳的依赖程度就越高，婴儿尤其是早产儿、新生儿，肝肾功能尚未成熟，排泄能力差，受药物的影响就可能越大。

3. 有没有同样有效但更安全的治疗方式？

在不影响治疗效果的前提下，尽量选择进入乳汁最少的用药方式：能选择雾化或外用的就不选择口服给药，能选择口服给药的就不选择静脉给药。

---

用药方式的优先等级：

**雾化或外用 > 口服 > 静脉注射**

---

4. 你所用的药物会影响哺乳中的宝宝吗？会影响乳汁的分泌吗？

请告诉医生你正处于哺乳期，在不影响治疗效果的前提下，尽量选择副作用最小、进入乳汁最少、对乳儿影响最小的药物，尽量选短效药物。

---

**TIPS：服用药物时的哺乳小窍门**

尽量避开血药浓度最高的时候哺乳，可以每次都在哺乳结束后用药，2 次哺乳时间间隔一个半衰期（$t_{1/2}$）以上，具体请参考药物说明书上的"半衰期（$t_{1/2}$）"一栏。

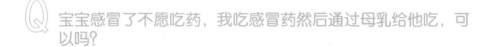

妈妈问，虾米妈咪答

**Q** 宝宝感冒了不愿吃药，我吃感冒药然后通过母乳给他吃，可以吗？

**A**

寄希望于通过母乳给药只是一种很美好的愿望，根本不现实，因为大多数药物在母乳中的浓度远远低于患病婴儿所需的治疗剂量。

**Q** 听说大多数药物在母乳中都达不到毒性含量，都可以放心哺乳，是这样吗？

**A**

相对而言，在母乳中可达到毒性剂量的药物较少，但即使药物在母乳中的浓度达不到毒性剂量，如果长期用药，还是可能在婴儿体内蓄积而达到毒性剂量。

特别提醒：长期或大剂量用药须严密监控。

**Q** 我服药后，发现宝宝不愿意吃母乳了，这与我服药有关吗？

**A**

药物可能会改变母乳的气味、口味等特性。哺乳期的妈妈用药后，如果孩子的吃奶情况发生了改变，并不一定意味着药物对孩子产生了毒性作用。只是与饮食一样，药物改变了母乳的特性，从而引起了"哺乳障碍"。

## 哺乳期常用较安全药物举例

| 类别 | 用药举例 |
| --- | --- |
| 解热镇痛类药物 | 布洛芬、对乙酰氨基酚（扑热息痛）为常用 |
| 抗变态反应药物 | 氯雷他定、西替利嗪为首选，但长期使用时，需考虑婴儿或可能产生轻度镇静、轻度烦躁、吮吸乏力等副作用 |
| 吸入性平喘药 | 沙丁胺醇、特布他林为首选，吸入给药（不要过量）进入乳汁较少 |
| 止咳药 | 可单次给予右美沙芬或可待因治疗，但重复给药时，应密切观察婴儿嗜睡等症状 |
| 增强胃动力药物 | 多潘立酮、西沙必利常用，均可少量促使乳汁分泌 |
| 抗生素类药物 | 常见青霉菌素类、头孢菌素类为首选，乳儿可能产生暂时性稀便（肠道菌群紊乱引起，一般不需要治疗） |
| 局部抗真菌药物 | 可选择制霉菌素、克霉唑、咪康唑，小面积应用对乳儿无影响 |
| 局麻药物 | 哺乳期的妈妈因口腔手术、外科小手术等使用常规局麻药，不需要中断哺乳 |

注：1.使用任何药物前，哺乳期妈妈必须先确定有使用指征。

2.所有药物仅为举例，具体到每种药物的使用，请详细咨询医师和药师。

3.有关哺乳期常见药物使用的**详细内容请参考附录三《哺乳期和妊娠期常见用药安全一览表》**。

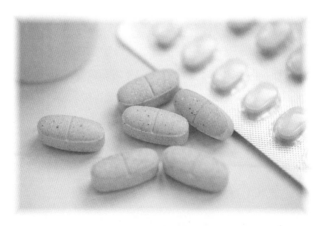

# 哺乳期妈妈如何接受特殊检查和预防接种

## 哺乳期的特殊检查

### 不影响哺乳的 6 种常见检查

1.B 型超声波检查（B 超）：通过超声波反射成像，对人体无损害，不会影响哺乳，母乳妈妈可以放心接受检查。

2.磁共振扫描（MRI）：通过电磁波成像，对人体无损害，不会影响哺乳，母乳妈妈可以放心接受检查。

3.X 光摄片、X 光透视、CT 扫描：正常剂量范围内的这 3 种检查适用于检查哺乳期妈妈身体的任何部位，包括乳房（乳腺钼靶），不会影响哺乳，母乳妈妈可以放心接受检查（一次透视检查比一次摄片检查的辐射量可能相对稍大，尽量以摄片代替透视，以减少辐射量）。

## TIPS：哺乳期乳腺检查的时间选择

如果是做乳房检查，建议在哺乳或排出乳汁后进行，结果会更加准确。

4.上消化道 X 线钡餐检查：口服硫酸钡（哺乳危险性等级为 L1，详细内容请参考附录三《哺乳期和妊娠期常见用药安全一览表》），基本无毒性，不会被消化道黏膜吸收，不会进入血液，不会影响乳汁成分，母乳妈妈可以放心接受检查。

5.排泄性尿路造影（IVU）和 CT 增强扫描：需经静脉注入造影剂，常用的如碘海醇（哺乳危险性等级为 L2），24 小时内几乎全部药物都会以原形经尿液排出，仅很少量进入乳汁，可以继续母乳喂养。

6.磁共振增强扫描：需经静脉注入造影剂，常用的如钆喷酸二甲葡胺（哺乳危险性等级为 L2），24 小时内 90% 的药物会以原形经尿液排出，仅很少量进入母乳，可以继续母乳喂养。

**药物残留期间无法哺乳的检查**

接受诊断性或者治疗性的放射性同位素：使用半衰期短的且放射活性释放弱的如 $^{99m}$ 锝，虽然危险性较小，通常仍需要间隔 5 ～ 10 个放射性半衰期后才能继续哺乳，在此期间要定时排出乳汁以保持泌乳量。

## 哺乳期的预防接种

根据美国儿科学会（AAP）2006 年对传染病的报道，哺乳期可以接种活疫苗，也可以接种死疫苗，所有用于妈妈的疫苗和免疫球蛋白对于哺乳期的婴儿都是安全的。接种活疫苗后，进入母乳中的病原微生物已经衰弱，并不会引起母婴疾病。而且，哺乳期的女性可以接种成人标准剂量的疫苗。所以，确实需要的情况下，安心接种疫苗吧。

**特别提醒**

哺乳期妈妈注射疫苗后，进行母乳喂养，一些疫苗通过母乳后免疫原性的确会加强，但目前还没有探测到增强的幅度和效果。所以，即使哺乳期的妈妈接种了疫苗，婴儿的免疫接种还是应该按照原计划进行。

哺乳期预防接种举例

1. 狂犬病疫苗：这是一种灭活疫苗，即使出现在乳汁中，对婴儿也不会有太大威胁。

2. 风疹疫苗：哺乳期的妈妈可以在婴儿足月后接受预防接种。

3. 伤寒疫苗：如要进入伤寒疫区，哺乳期的妈妈可选择注射灭活伤寒疫苗。

4. 脊髓灰质炎疫苗：哺乳期的妈妈可以选择注射灭活疫苗，无论是否在哺乳期，妈妈在婴儿已经接种脊髓灰质炎疫苗（6 周或者更大）后才可以口服活疫苗。

注：以上疫苗在确实需要接种的情况下进行。其他预防接种问题详见附录三《哺乳期和妊娠期常见用药安全一览表》。

# 断母乳，有技巧

老一辈的人总爱说，宝宝长到 6 个月后，母乳就没什么营养了，跟不上宝宝生长发育的需要了，如果不及时把母乳断掉，还会影响宝宝吃饭……这样的话语常常会动摇妈妈们继续母乳喂养的信心，其实，正如我在前文中提到的，母乳是一种"智能"食物，能满足宝宝不同时期的不同需要，任何阶段都富含营养。因此，请妈妈们要坚定母乳喂养的信心，在条件允许的情况下，尽可能延长母乳喂养的时间。当然，我们迟早还是要面对断母乳这件"大事"。

关于断母乳这件事，世界卫生组织（WHO）以及国际母乳协会的研究一致认为：无须特别规定断母乳的时间，宝宝成长到一定阶段就会自动脱离母乳。根据目前国内的实际情况，国内儿科医生提议：纯母乳喂养到 6 月龄，尽量坚持母乳喂养到 1 岁，最好能母乳喂养到 2 岁或 2 岁以上。

## 满 6 月龄的宝宝断母乳：白天添辅食，夜晚加奶粉

对于一些因身体疾病或只身赶赴外地工作等原因不能坚持母乳喂养的妈妈们来说，如果确实不得已必须提前断掉母乳，建议先断白天的母乳，最后断夜间的母乳。但前提是宝宝已经会使用奶瓶喝奶粉，辅食也已经吃得不错，并且宝宝的身体状况良好。

| 白天 ☀ | 断母乳与辅食添加并行 | 满 6 月龄的宝宝，已经开始添加辅食。白天，宝宝可以喝奶粉或吃辅食代替一顿母乳，以此逐渐减掉白天的母乳餐次 |
| --- | --- | --- |
| 夜晚 🌙 | 继续喝母乳或者逐渐过渡到喝配方奶粉 | 满 6 月龄的宝宝，夜间吃母乳主要还是因为饥饿和口渴。此时的宝宝，生长发育迅速，即使夜间在睡眠中，也会产生饥饿感；而在干燥的季节或地区，夜间母乳不仅为宝宝补充营养，还补充部分水分。考虑到夜间喂母乳比喂配方奶粉更加方便，因此，如果不是必须完全断掉母乳，建议暂不断掉夜间的母乳；如果必须完全断掉母乳，则需要从母乳逐渐过渡到喝配方奶粉 |

妈妈可以尝试这样做

| 让宝宝先用奶瓶喝母乳 | ⇒ | 宝宝适应奶瓶和奶嘴(最好使用硅胶奶嘴)后,在母乳中掺入少量冲好的配方奶粉 | ⇒ | 逐渐增加配方奶粉的比例,直到宝宝能完全接受配方奶粉 |

**TIPS:宝宝满6月龄断母乳的小妙招**

为了帮助宝宝更好地抵挡住妈妈身上的诱人奶香,奶粉和辅食可由除妈妈以外宝宝喜欢的主要照看者来喂。

## 满1岁的宝宝断母乳:白天辅食吃得好,夜晚逐渐断夜奶

1岁后的宝宝生长发育速度较婴儿期有所减缓,并且消化系统也逐渐趋于完善。通常,这阶段的宝宝辅食添加已经比较丰富,一些忙碌的职场妈妈,会开始考虑为宝宝彻底断掉母乳。

| 白天 辅食吃得好 | 这阶段宝宝的食物还是要做得细软、样式丰富。不妨多花点心思,用健康的烹饪方式做各种宝宝喜欢的食物。尽量不要长期一种食物一种吃法,以免引起宝宝厌食或者偏食 |
|---|---|
| 夜晚 逐渐断夜奶 | 不少满1岁的宝宝夜间睡得蒙蒙眬眬的还要吃母乳,频繁要吃奶每次还都吃得不多。如果你确定此时的夜奶起到的只是安抚作用,就可以尝试逐渐断掉夜奶 |

## 妈妈可以尝试这样做

用奶瓶喂母乳 ⇨ 逐渐过渡到用奶瓶喝配方奶粉 ⇨ 将配方奶粉逐渐稀释，直到（接近）白开水

这样宝宝会渐渐地明白，夜间为喝一口白开水而醒来哭闹是多么不值得的事。另外，这样做在干燥的季节或地区还有一个好处，就是可以在夜间为宝宝补充一些水分。

### TIPS：满1岁宝宝断母乳的小妙招

彻底断掉夜间母乳（从母乳逐渐过渡到用奶瓶喝配方奶粉）的最初几个晚上，宝宝夜晚入睡后，可交由家中其他宝宝喜欢的主要照看者照看。白天和其他时间，妈妈还是应该与以往一样甚至比以往更加与宝宝亲密无间。

## 满2岁的宝宝断母乳：白天饮食均衡规律，夜晚自然停夜奶

2岁的宝宝，已经萌出约20颗乳牙，消化系统和心理上也更加成熟。这个阶段，家长要注意宝宝的饮食要均衡规律，可以选择适当的时机停掉母乳，如果母乳量充足，宝宝也愿意喝，可以继续母乳喂养。

| | | |
|---|---|---|
| 白天  | 饮食均衡规律 | 2 岁的宝宝，活动量和活动范围更大，只要保证饮食规律、营养均衡，断掉白天的母乳自然而又简单。妈妈保证宝宝的三餐两点，为宝宝补充成长发育所需的各种营养食物 |
| 夜晚  | 自然地停夜奶 | 通常，2 岁的宝宝夜间完全可以睡一个整觉了。此时宝宝的消化系统逐渐发育成熟，在确保晚餐时间、质量正常的情况下，他和大人一样，夜间不再会因为饥饿而醒来。如果夜间还继续要求吃母乳，那这口母乳对他来说很可能只是"安抚剂"，因此你可以尝试这样做：<br>1. 换一种安抚方式，比如抱一抱、拍一拍他<br>2. 温柔坚定地告诉宝宝：你已经是大孩子了，可以不用再吃母乳了 |

## 断母乳你必须知道的 6 件事

 断母乳选择什么时机较为恰当？

　　从母乳喂养转混合喂养，从一个品牌转另一品牌奶粉，同一品牌奶粉转不同阶段，都最好是在宝宝的健康情况良好时进行。另外，建议选择在春秋二季，避开生病时和接种疫苗期。

 可以一下子让宝宝断掉母乳吗？

　　这是一种非常理想化的设想，断母乳一定要循序渐进，否则对妈妈和宝宝来说都会非常痛苦。请参照上文提及的断母乳方法科学进行。

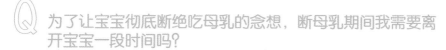

为了让宝宝彻底断绝吃母乳的念想，断母乳期间我需要离开宝宝一段时间吗？

A

　　断母乳是亲子关系的一次重大调整，为了宝宝能顺利断掉母乳，喂奶粉和辅食的时候，以及彻底断掉夜间母乳的最初几个晚上，妈妈和宝宝或许需要偶尔短暂"分开"一下。作为补偿，妈妈要用其他方式和时间来弥补暂时的缺憾，满足宝宝感情上的需求。因为对小宝宝来说，在来到世间的最初几个月里，他一直认为自己和妈妈是一个整体，假如为了断母乳，妈妈突然"消失"，宝宝会非常伤心，进而失去对食物的敏感性，出现厌食等情况，甚至可能为将来的亲子关系埋下隐患，得不偿失。

 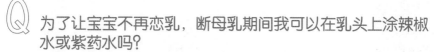

为了让宝宝不再恋乳，断母乳期间我可以在乳头上涂辣椒水或紫药水吗？

A

　　欺骗的方式只会让宝宝感到更受伤害，而且会带来很多不良影响：短期内，可能表现为宝宝不再相信他人；长远看，3岁前的记忆都存储在大脑中，即使无法完整提取，对成年后的心理也可能会有一定的负面影响。

 怎样才能缓解断母乳期间的涨奶？

　　饮食方面，要少喝汤水类食物。涨奶严重时，可以用吸奶器或手稍许挤出一些乳汁，让乳房感觉舒适即可，千万不要挤空。适当冷敷也可以帮助退奶。

**断母乳后宝宝还需要吃乳制品吗?**

断母乳不是断掉一切乳制品，因为生长发育需要丰富的钙元素，乳制品中钙含量丰富且吸收较好。可以给小宝宝吃配方奶粉，或者辅食添加后开始吃酸奶、奶酪，宝宝满 1 岁后可以尝试喝新鲜牛奶。

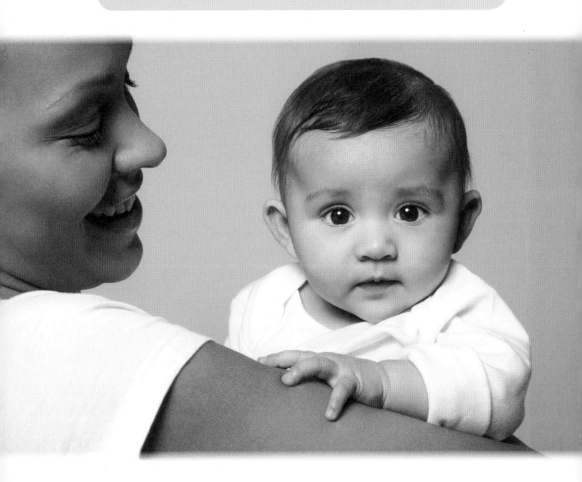

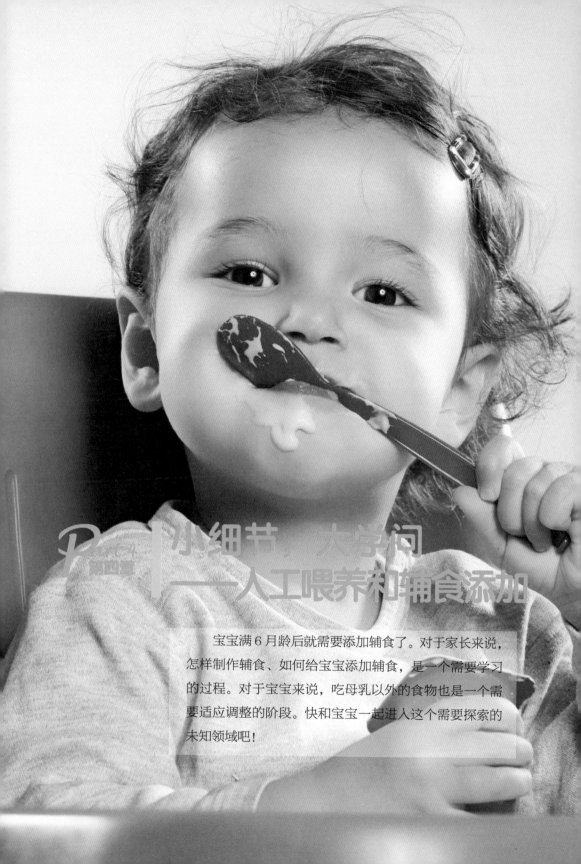

# Part 4 小细节，大学问

## 第四章 ——人工喂养和辅食添加

宝宝满 6 月龄后就需要添加辅食了。对于家长来说，怎样制作辅食、如何给宝宝添加辅食，是一个需要学习的过程。对于宝宝来说，吃母乳以外的食物也是一个需要适应调整的阶段。快和宝宝一起进入这个需要探索的未知领域吧！

# 奶粉罐上没写的秘密

喂养小宝宝的方式有 3 种：母乳喂养、混合喂养和配方奶粉喂养。其中，首选母乳喂养，母乳不足时选择母乳和奶粉混合喂养，完全没有母乳或哺乳困难时才选择配方奶粉喂养。需要说明的是，混合喂养的宝宝更容易发生乳头混淆，所以如果是临时添加配方奶粉，应在吮吸母乳之后，用小奶杯或勺子喂配方奶粉。不要因为添加了配方奶粉而放弃母乳喂养，勤哺乳是促使乳汁增多的最好方法，一旦母乳充足，还是可以停掉或减少配方奶粉，继续母乳喂养的。

## 你有"奶粉选购焦虑"吗

看着市场上让人眼花缭乱的奶粉品牌、论坛里不断更新的奶粉选购经验分享和奶粉营养分析报告，妈妈们很容易被信息裹挟着选择奶粉。可从专业的角度看，很多妈妈选购奶粉的方式是缺乏理性思考，有待商榷的。

### "高价位的高端配方奶粉" vs "平常价位的普通配方奶粉"

再高端的奶粉，它跟其他普通奶粉所含的基础成分（蛋白质、脂肪、碳水化合物）也是一样的，差别主要在于口感、微量元素、益生元、DHA 等成分的细微不同。所以，可以根据家庭经济情况来选择，不必盲目追求高价位的高端配方奶粉（这里说的高端配方奶粉并不是指牛奶过敏宝宝食用的"特殊"奶粉——水解或氨基酸配方奶粉，如果确实需要补充奶粉，而又牛奶过敏，还是需要选择水解或氨基酸配方奶粉）。

### "海外奶粉" vs "本土奶粉"

有些父母因为看到国产奶粉频频出现质量问题，便倾向于选择进口奶粉。其实，不论大企业还是小企业，不论国内品牌还是国外品牌，任何一个奶粉品牌都有发生质量问题的可能性。

而且，不同国家和地区的配方奶粉在制作时会考虑当地的饮食习惯和气候环境等因素，所以，某国或某地的奶粉更加适合当地的宝宝却不一定适合我们的宝宝。比如沿海地区国家的配方奶粉中锌、碘元素的含量可能会较低，高纬度地区国家的配方奶粉中维生素 D 的含量可能会高一些……即使是同一品牌的奶粉，因产地不同，奶源和配方也会存在稍许差异。据悉，生产设备方面，国内和国外并没有太大的差距，甚至国内有些厂家的设备比国外的更加先进。

## "就近自购" vs "代购团购"

选购奶粉一定要考虑购买的便利性，千万不要因为购买不便，而让宝宝断了"口粮"。无论在哪里购买都要认准诚信度高的商家，记得保存小票，以便维护权益。

如果需要代购，最好将此事托付给足够熟悉和信任的朋友。

网购奶粉的进货渠道疑云重重，比如某奶粉的销量大于当时的生产量/出口量，一张复印的小票被重复用等，所以务必要谨慎、谨慎再谨慎！

## 喝哪种奶粉应由宝宝决定

妈妈们在关心奶粉的价位、产地、购买渠道等问题的同时，要明确最重要的一点：既然我们是帮宝宝选购奶粉，那么，主动权还是在宝宝的"手上"，也就是说，最终选择哪种奶粉，还是要宝宝说了算。

### 这样给宝宝选奶粉

**尽量选购小包装的奶粉。** 以免造成不必要的浪费。

**亲自品尝一下奶粉。** 有些品牌的奶粉口味严重偏甜，长期食用甜奶粉，容易发生便秘，并且会影响蛋白质摄入，导致宝宝虚胖和过早蛀牙。

**尝试让宝宝食用。** 如果宝宝能接受奶粉的口味，请继续让宝宝食用 1 ~ 2 周，综合观察宝宝的食欲、大便、睡眠、体重增长等情况，如果有变差，要考虑是否是奶粉引起的，如果是奶粉引起的，就需要考虑更换奶粉了。

## TIPS：别盲目为婴儿补充"牛初乳"

曾有一位乳腺科医生找我咨询，说她女儿经常发热、腹泻和出现各种过敏症状。了解情况后才知道，她担心人初乳含有母体的代谢废物，因此弃掉了自己的初乳，一直坚持为孩子补充牛初乳。且不论她养育宝宝是否还存在其他问题，我们来试想一下：如果人类母亲的初乳"不干净"，难道牛妈妈的初乳就"干净"吗？

人和牛的消化吸收和免疫机制各不相同，而且乳汁所含成分也不同，人乳以乳清蛋白为主，牛乳以酪蛋白为主；人初乳主要富含免疫球蛋白A，牛初乳主要富含免疫球蛋白G……人类妈妈的初乳才是最适合初生婴儿的。

截至目前，没有权威研究表明牛初乳能提高人类婴儿的免疫功能，但有研究认为长期食用牛初乳或可导致性早熟。要想婴幼儿保持健康，应该重视日常护理，保持均衡饮食和合理运动，盲目补充营养品绝非明智之选。

## 换奶粉，有讲究

给宝宝换奶粉，包括从母乳喂养转为混合喂养、从一个品牌换成另一品牌的奶粉、同一品牌奶粉转不同阶段这几种情况。

1. 没有特殊情况，不建议给小宝宝更换奶粉品牌。请不要频繁给宝宝换奶粉品牌。有的妈妈为了防止长期服用一种奶粉导致营养不均衡或有害物质的累积，会频繁更换奶粉品牌或将两种奶粉掺着喝，这样容易导致宝宝胃肠功能紊乱。

2. 换奶粉最好是在宝宝的健康状况良好时进行。尽量不要在腹泻、发热、感冒等情况下换奶粉。

3. 炎热季节和预防接种期间也最好暂时不要换奶粉。

4. 从两种奶粉掺兑着到完全转为新奶粉。必须换奶粉品牌或转不同阶段时，先将两种奶粉按比例掺兑后喂宝宝，然后逐渐减少旧奶粉的比例，一般可于3～7天内完全转为新奶粉。

# 专业喂奶工的 3 节必修课：冲、喂、洗

　　冲泡奶粉、用奶瓶喂奶、洗涤消毒奶瓶，听起来都再简单不过了，但真要做个"专业级喂奶工"，可不是看上去那么简单。

## 冲泡奶粉四部曲

　　1. 泡奶前一定要将双手洗干净。

　　2. **准备温度适宜的温水**。用来冲奶粉的水，其温度要求一般为 40℃～ 60℃，如果没有温度正好的温水，可将 1/3 的凉开水和 2/3 的热开水混合。需要说明的是，水温过高，不仅会使奶粉结块，无法充分溶解，也会使奶粉中的乳清蛋白产生凝块，影响消化吸收。此外，还也会使维生素、免疫活性物质（如双歧杆菌）等营养物质遭到破坏，使奶粉的营养价值大打折扣。

　　3. 严格按照奶粉说明书要求的比例冲泡。冲泡时，在奶瓶中先加水，后加奶粉，这样才能确保冲泡的浓度相对准确，如果先加奶粉，浓度会偏高。婴儿的胃、肠、肝、肾发育尚不完善，奶粉冲得过浓会加重这些脏器的负担，引起器官功能障碍，造成腹胀、腹泻、便秘，甚至厌食或肥胖。

　　4. **双手滚搓瓶身**，使奶粉完全溶解。切忌上下震荡，以免产生大量气泡。

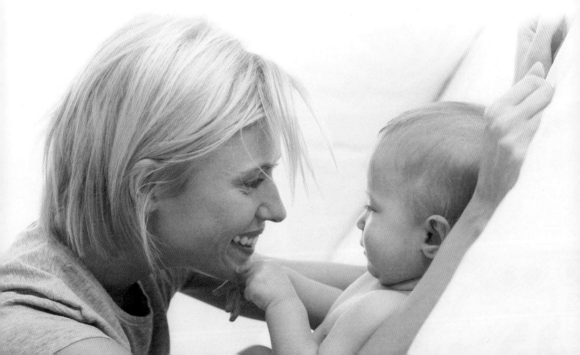

## TIPS：夜间奶粉喂养小妙招

夜间喂母乳相对比喂奶粉方便。如果夜间需要喂奶粉，最好事先把单次的奶粉量储存在奶粉盒里，准备好凉、热开水或者将水保温在恒温加热器中，放在方便拿取的地方备用。

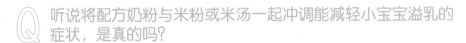

**妈妈问，虾米妈咪答**

**Q** 听说将配方奶粉与米粉或米汤一起冲调能减轻小宝宝溢乳的症状，是真的吗？

**A** 配方奶粉与米粉或米汤一起冲调会破坏奶粉中的脂溶性维生素A，不能使二者的营养加倍。而且，增加了米粉、米汤后，自然就减少了奶粉的摄入，反而可能影响到宝宝的生长发育。不建议这样做。

### 用奶瓶传递安全感和爱

对任何年龄阶段的宝宝来说，让他们备感温暖的事，就是依偎在妈妈温暖的怀抱里吃奶。即使没有喝到母乳，闻到妈妈身上熟悉的味道，也能备感安心。因此，喂奶粉的妈妈，更要懂得搂抱宝宝的重要性，随随便便往小宝宝嘴里塞一个奶嘴让他自己喝奶，或者等宝宝稍大一些，让他自己抱着奶瓶坐在一边喝，不仅不能满足宝宝情感上的需要，对宝宝的身体健康也会有伤害。那该如何让奶粉喂养宝宝吃出安全感和爱意呢？

1. 找到适合你和宝宝的舒适姿势。妈妈一边温柔地和宝宝说话，一边轻柔地帮宝宝系上围嘴，小心地把宝宝抱到身上，然后全身放松坐舒适，让宝宝也以一种舒适的姿势躺在妈妈的怀里。

可以采用扶腰臀抱篮式（详细内容见 P127"母乳喂养的正确姿势"）。妈妈和宝宝相对而视，在喂奶的过程中，妈妈就可以面对面与宝宝说话、交流。大部分宝宝吃奶时喜欢安静，吃奶间歇才会和妈妈交流。这样的交流能使宝宝情绪愉悦，产生和发展健康的母婴依恋，促进宝宝正常的语言发展和心理发展。

2. 将奶瓶倒置，观察奶嘴孔的大小并测试奶水温度。奶嘴孔的大小会影响到奶水的流量。孔太小，宝宝吸奶就非常费劲，容易吸入空气；孔太大，奶水流量过快，容易呛到宝宝。所以，一定先确定奶嘴孔大小适中。然后，滴几滴奶水在你的掌侧手腕上测温，感觉不烫也不凉就比较合适。

3. 让奶水充满整个奶嘴和瓶颈后再放入宝宝口中，以避免宝宝吸入过多的空气。如果宝宝不肯吃奶，应查找原因，是因为奶水太急、太缓，还是奶水太烫、太冷，或是抱得不舒服，或是宝宝不饿，还是因为身体不舒服而不想吃。

4. 喂完奶后，用棉柔的毛巾将宝宝的嘴巴擦拭干净，并给宝宝拍嗝。

大多数宝宝吃饱了再拍嗝就行，但有些宝宝尤其是小宝宝，中途需要暂停拍几次嗝，将胃中的空气排出后再接着吃［详细内容见 P131"宝宝溢奶（吐奶）怎么办"］。

## TIPS：喂养要适量，剩奶要倒掉

不要强迫宝宝每餐必须喝完一定量的奶，大部分情况下，宝宝自己知道可以喝多少。

新生儿的胃容量很小，出生时仅为 10～20mL，第 1 周时仅为 30～60mL，第 2～3 周时仅为 75～90mL，千万不要过度喂养。

勉强宝宝喝下过多的奶只会加重吐奶，久而久之还可能导致厌奶。

6～12 月龄宝宝一天的奶量大约保证在 800mL，12～24 月龄宝宝一天的奶量大约保证在 600～700mL。

每次喝剩的奶一定要倒掉，不能留到下一餐吃。因为蛋白质是良好的细菌培养基，剩奶留到下一餐时，很可能已被细菌污染，宝宝喝了可能会发生呕吐、腹泻等症状。特别是炎热的夏季更应及时倒掉。

## 奶具洗涤消毒，7步到位

每次喝完奶后都要及时清洗奶瓶，以免剩下的奶水和奶渣滋生细菌。
清洗奶具的具体步骤：

取下奶嘴，倒掉残留的奶液

用清水涮一下奶嘴和奶瓶

将奶嘴和奶瓶一起放入专用的洗涤剂中浸泡一会儿

用奶嘴刷仔细清洁奶嘴内外侧，用奶瓶刷仔细清洁黏附在奶瓶内壁上的奶渣，重点清洁瓶底、瓶肩、瓶颈和瓶口处

所有奶具用流动的清水仔细冲洗，至少冲洗3遍，将残留的洗涤剂冲净

在干净的容器中放入清水，将奶瓶和奶嘴放入，加热沸腾后煮5分钟

用夹具取出奶瓶，冷却晾干备用

### 特别提醒

3～6月龄的宝宝对病原微生物的抵抗能力相对较弱，因此对奶瓶、奶嘴的煮沸消毒还是很有必要的。待宝宝逐渐长大，奶瓶和奶嘴洗干净用沸腾的开水烫泡一下就可以了。

# 辅食添加全攻略

## 满 6 月龄是首次辅食添加的最佳时机

通常，满 6 月龄的宝宝吃完奶后会有些意犹未尽，开始对餐桌上的饭菜产生兴趣，并且开始流涎（流口水），推舌反应也逐渐消失，这些其实都表明一点：可以尝试给宝宝添加辅食了。如果母乳量充足，添加辅食后仍可以母乳喂养，不必因此改喝配方奶粉。

## TIPS：不要过早添加辅食

过早添加辅食，会给宝宝消化系统和免疫系统带来负担，并会增加宝宝食物过敏和患消化系统疾病的风险。

越来越多的研究证实，满 6 月龄添加辅食对宝宝的近期和远期健康更加有利。从 2001 年开始，包括世界卫生组织（2001 年）、美国儿科学会（2005 年）、加拿大儿科学会（2005 年）……中国卫生部（2012 年）在内的全球几乎所有官方机构和组织都纷纷发出声明和指南，推荐满 6 月龄开始添加辅食。

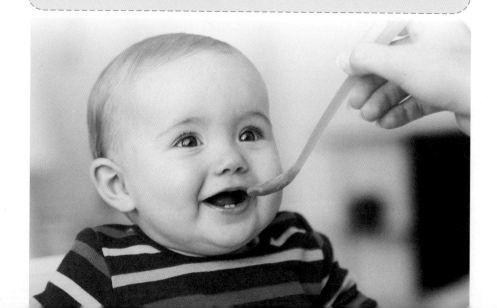

# 辅食添加的原则和技巧

## 喂辅食要找准时机

尽管宝宝已流露出对辅食的兴趣，还是要选择对的时间来喂辅食。

1. 选择宝宝心情愉悦的时候，一般可以在白天的一次小睡醒来之后喂。

2. 选择宝宝半饱的时候，因为饥饿往往会让宝宝变得烦躁。

## 妈妈不一定是喂辅食的最佳人选

喝母乳的宝宝，可由妈妈以外其他亲近的人来喂辅食，因为宝宝实在抵挡不住妈妈身上母乳香味的诱惑。

## 喂辅食请循序渐进

1. 用勺子喂。不要把辅食放在奶瓶里，一定要用勺子喂，让宝宝习惯用勺子吃东西。最初可以用勺子喂混合了母乳／配方奶粉的米汤／米糊，也可以先用勺子喂母乳／配方奶粉。

让食物满勺尖，然后把勺尖放在宝宝的上下唇间，不要急着往里送，耐心等宝宝自己咬勺，一旦宝宝咬勺要耐心给予鼓励。

2. 少量尝试。宝宝最初只是试吃，量是一个勺尖，他如果喜欢可再增加一个勺尖。

3. 多次尝试。添加辅食其实是试吃，要有耐心让宝宝慢慢适应各种新口味，不吃不强迫，可改日再试。

4. 质地由稀到稠、由细到粗，循序渐进。一定要给宝宝留足适应的时间。

5. 种类由一种到多种。初期一次只能喂一种新食物，做好饮食记录。这样做的好处是，当宝宝产生过敏等不良反应，父母容易找到"元凶"，可避免或延后再吃。

某种辅食添加了 3、4 天或 1 周左右后，发现宝宝对这种食物很适应，就可以接着适量吃，并继续添加另一种新的食物。

宝宝发生疾病或天气炎热时，可暂缓添加新的辅食品种。

## 辅食制作的原则

　　1.少放或不放调味品。辅食制作时，应尽可能少糖，可添加少量食用油，不放盐，不加蜂蜜、醋、咖喱、味精、调味汁、固体高汤、清汤料、酒、胡椒粉、芥末、姜粉、花椒等调味品。

　　2.尽量现做现吃。

### TIPS：最大程度保留辅食美味的冷冻方法

　　按照每次食用的量分成小份，放入保鲜膜／袋中；尽量摊平放置在不锈钢托盘上，可以起到快速冷冻的效果；再将快速冷冻后的食物装入自封口保鲜袋中,挤出空气密封成真空袋,放在冷冻室保存。取用时在常温下（夏季时在冰箱冷藏区）缓慢解冻，然后加热。

　　稀薄泥糊可装入制冰盒的小格里冷冻。

　　稍厚泥糊可装入自封口保鲜袋冷冻，将泥糊摊平用筷子在袋外按压印记划分每次的使用量。

　　丸子等食物先放托盘内用保鲜膜罩着冷冻一下，再放入保鲜袋分装冷冻。

　　软饭等食物分装在小保鲜盒内，注明食物分量和冷冻时间等。

　　冷冻辅食需尽快食用，解冻后要重新加热。

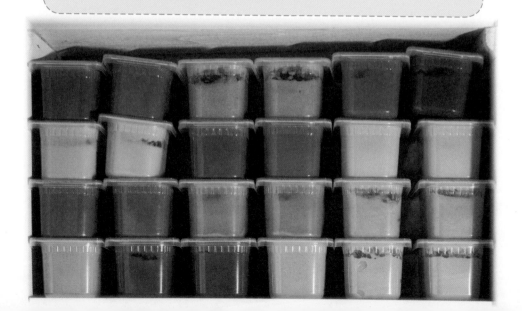

# 强化铁且不过敏是选择"第一口辅食"的标准

大多数家长在给宝宝添加辅食之初，都会担心自己选择的辅食无法满足宝宝生长发育的营养需求。其实，对于大多数宝宝来说，第一口辅食是什么并不是最重要的，重要的是这种辅食可以强化铁且不会引起过敏。通常儿科医生都会推荐强化铁的米粉作为宝宝的第一口辅食。

铁是人体必需的微量营养素，参与血红蛋白和 DNA 合成以及能量代谢等重要生理过程。婴幼儿如果在胎儿期没有从母体获得并储备足够的铁元素，且辅食添加中也没有补充足量的铁元素，很容易发生铁缺乏和缺铁性贫血。缺铁性贫血损害婴幼儿的免疫功能，影响体格发育、智能发育，对婴幼儿健康的危害极大。

强化铁如此重要，在辅食添加过程中要避免以下 3 大误区：

## 误区 1：喝牛奶、吃奶制品容易导致铁缺乏和缺铁性贫血

这个误区涉及一个营养学常识：当出现营养问题时，不要单纯问责于某种食物，而要从饮食结构找原因。

牛奶中钙含量丰富，铁含量确实很少，所以配方奶粉会在牛奶的基础上对一些营养素进行补充和调整。如果在摄入牛奶和奶制品的同时，摄入其他含铁丰富的食物，如动物肝脏、动物全血、禽畜肉类等，是不会导致铁缺乏和缺铁性贫血的；如果在摄入牛奶和奶制品的同时，含铁的食物摄入严重不足，那么铁缺乏和缺铁性贫血的风险会增加。但这显然不是牛奶和奶制品的错！

## 误区 2：菠菜和红枣是补铁的首选食物

这个误区涉及又一个营养学常识：评价某种食物是不是补充某营养素的好食物，不仅要考虑这种食物中某种营养素的含量，还要考虑这种食物中某营养素的吸收率。

铁在食物中以非血红素铁（三价铁）和血红素铁（二价铁即亚铁）的形式存在，通常是以非血红素铁为主，血红素铁只存在于动物肝脏、动物全血、

禽畜肉类等食物中。血红素铁不受其他膳食因素的影响，吸收率较高，大约在 20% 以上，非血红素铁易受其他膳食因素（如谷物蔬菜中的植酸、草酸，茶叶咖啡中的多酚类物质等）的影响而吸收率较低，为 1% ～ 5%（不超过 10%）。

菠菜等绿叶菜中铁的含量一般都比较高，如，菠菜含铁 2.9mg/100g、荠菜为 5.4mg/100g、苋菜为 5.4mg/100g、油菜为 5.9mg/100g。但绿叶菜中的铁属于非血红素铁，吸收率低。以菠菜为例，铁的实际吸收率大约只有 1.3%。因为菠菜本身含有大量草酸，即使用水焯过后，菠菜中草酸的含量仍然较高，不但干扰菠菜中（非血红素）铁的吸收，还会干扰其他食物中非血红素铁的吸收。因此，菠菜等绿叶菜不算是补铁的最佳食物。

同理，干红枣中铁的含量约为 2.3mg/100g，铁的吸收率较低（＜ 5%），也不能作为补铁的首选辅食。

### 误区 3：蛋黄是补铁的最佳辅食

鸡蛋黄中的铁含量约为 7mg/100g，铁的吸收率较低（约为 3%），所以不能作为补铁的首选辅食。然而蛋黄富含各种营养素，且原料易得，对婴幼儿来说，仍不失为一种物美价廉的优质辅食。

不过要特别说明一点：蛋黄易引起过敏。如发现蛋黄过敏，可延后至 8 月龄甚至 1 岁后试加。

### TIPS：饮食中铁的最好来源

补铁对婴幼儿来说极为重要，强化铁米粉是值得推荐的第一口辅食。

除了强化铁米粉之外，光吃植物性食物补铁不太现实，饮食中铁的良好来源主要为动物肝脏、动物全血、禽畜肉类等。

# 不同阶段辅食添加的方法

## 不同阶段辅食质地的标准：从泥糊到软块

根据宝宝的大致月龄和口腔处理食物的主要方式，可以把辅食添加大致分为 4 期：吞咽期、蠕嚼期、细嚼期和咀嚼期。

| 辅食添加的不同时期 | 吞咽期 | 蠕嚼期 | 细嚼期 | 咀嚼期 |
|---|---|---|---|---|
| 口腔处理食物的几种方式 | 基本整嚼整咽 | 舌嚼碎＋牙龈咀嚼 | 主要以牙龈咀嚼 | 主要以牙齿咀嚼 |
| 大致的月龄 | 6 月龄 | 7～8 月龄 | 9～10 月龄 | 11～18 月龄 |

辅食添加要遵守循序渐进的原则：质地由稀到稠，由细到粗。

第一阶段（6 月龄）吞咽型辅食，为质地柔滑的泥糊。

第二阶段（7～8 月龄）蠕嚼型辅食，为质地稍厚的泥糊。

第三阶段（9～10 月龄）细嚼型辅食，为质地软的碎块。

第四阶段（11～12 月龄）咀嚼型辅食，为质地软的小块。

1 岁～1 岁半，食物仍需相对细软。

以南瓜为例，辅食添加不同阶段米粥的形式参照如下：

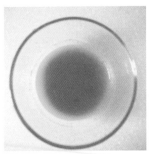 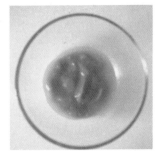

图 1　吞咽期的柔滑泥糊：南瓜煮烂用勺子压成糊状后滤渣　　图 2　蠕嚼期的稍厚泥糊：南瓜煮烂用勺子压成糊状

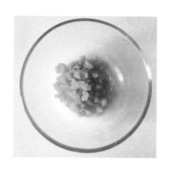 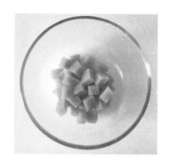

图 3　细嚼期的软碎块：南瓜切　　图 4　咀嚼期的小软块：南瓜切
成 5mm 左右的碎块煮软　　　　　成 10mm 左右的小块煮熟

## 不同阶段辅食做法举例：米粥和蔬果泥

以米粥（更推荐使用市售的强化铁米粉，可按照说明书的比例调配成米汤 /
米糊）为例，辅食添加不同阶段米粥的制作方法如下：

| 辅食添加的不同时期 | 吞咽期 | | 蠕嚼期 | 细嚼期 | 咀嚼期 | 自由咀嚼期 |
|---|---|---|---|---|---|---|
| 口腔处理食物的几种方式 | 基本整嚼整咽 | | 舌嚼碎 + 牙龈咀嚼 | 主要以牙龈咀嚼 | 主要以牙齿咀嚼 | |
| 大致的月龄 | 6 月龄 | | 7 ～ 8 月龄 | 9 ～ 10 月龄 | 11 ～ 18 月龄 | 约 18 月龄后 |
| 1 杯大米（约 150g） | *十倍粥 | *七倍粥 | *五倍粥（软粥） | *四倍粥（硬粥） | *软饭 | *米饭 |
| | 加 10 杯水 | 加 7 杯水 | 加 5 杯水 | 加 4 杯水 | 加 3 杯水 | 约加 1.2 杯水 |

*十倍粥是 1 杯米（约 150g）加 10 杯水煮粥，七倍粥是 1 杯米（约
150g）加 7 杯水煮粥……以此类推。

　　刚开始添加辅食时，可以尝试十倍粥。米粥无论煮得多烂都会有米粒，给宝宝吃前可以用勺子把米捣烂。

　　添加蔬果类辅食建议先从味道清淡的根茎类蔬菜开始。吞咽期蔬果泥的制作方法举例如下：

| 刚添辅食时最适合宝宝的水果名称 | 果泥制作方式 | 刚添辅食时最适合宝宝的蔬菜名称 | 菜泥制作方式 |
| --- | --- | --- | --- |
| 苹果 | *1/4个，去皮，去核，切碎，上锅蒸7～8分钟后，仔细碾磨成泥 | 胡萝卜 | *1/3个，去皮，切碎，上锅蒸4～5分钟后，仔细碾磨成泥 |
| 香蕉 | *1/3个，去皮，用勺压制成柔滑的泥 | 南瓜 | 取适量，去皮，去籽，切碎，上锅蒸4～5分钟后，用勺压制成柔滑的泥 |
| 梨 | *1/4个，去皮，去核，切碎，上锅蒸4～5分钟后，仔细碾磨成泥 | 红薯 | 取适量，去皮，切碎，上锅蒸4～5分钟后，用勺压制成柔滑的泥 |
| 木瓜 | *1/8个，去皮，去籽，用勺压制成柔滑的泥 | 土豆 | 取适量，去皮，切碎，上锅蒸4～5分钟后，用勺压制成柔滑的泥 |

*食材均选中等大小，制作后成品约为40g。

　　要选择当季的新鲜水果和蔬菜，而且务必要挑选成熟的水果，不要用未成熟的生涩水果。

　　最初辅食添加阶段，水果经蒸煮后制作成泥可避免一些宝宝发生口过敏。蒸煮过程中维生素的损失可基本忽略。

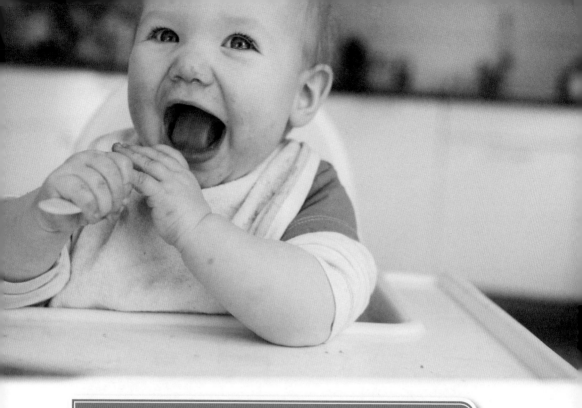

TIPS：摄入过多类胡萝卜素含量丰富的食物会皮肤黄染

在门诊中，常常会有家长急匆匆带着8、9月龄的宝宝来看"黄疸"。查看宝宝的身体，会发现他的手掌、脚掌和面部的皮肤明显发黄，但巩膜（白眼球）不黄，饮食、睡眠、大小便及生长发育均正常，肝功能检查结果也正常。询问宝宝近期吃些什么，原来连续几周的辅食都是胡萝卜和南瓜。

虽然，胡萝卜、南瓜、柑橘等都是非常有营养的食物，但是进食的频率需要控制，因为这类食物中含有丰富的类胡萝卜素。类胡萝卜素在体内的代谢速率较低，长期大量摄入可能出现上述症状，医学上称之为"高胡萝卜素血症"。好在从食物中大量摄入类胡萝卜素一般不会引起毒性作用，停止食用后皮肤黄染的症状就会慢慢消失。

如果已经出现了"高胡萝卜素血症"，无须惊慌和用药，建议辅食多样化，暂停食用类胡萝卜素含量丰富的食物。

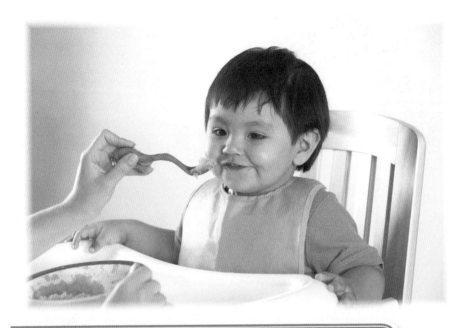

## TIPS：刚开始添加辅食阶段的粗粮摄入量应适当控制

　　虽说粗粮有益身体健康，但如果宝宝刚开始添加辅食，粗粮摄入应控制在1周1～2次，每次适量为好。家长们给宝宝添加粗粮的目的是增加膳食纤维，出发点很好，但要知道，相对精细的谷类和新鲜的蔬果已经能给婴儿提供不少膳食纤维了，而单位体积的粗粮，所提供的热能较少，吃多了会影响奶量，并不利于婴儿的成长。

### 最初2周的辅食添加方法举例

　　添加辅食的第1天从1勺十倍粥开始试喂。

　　若无异常，第3天加至2勺十倍粥。

　　第5天加至3勺十倍粥。

　　第6天在3勺十倍粥的基础上试加1勺菜泥或果泥。

　　第9天在适量米粥的基础上试加1勺新的菜泥或果泥。

第14天 在适量米粥和菜泥或果泥（不试加新的菜泥或果泥）的基础上试加1勺鱼肉泥。

| 时间 | *1 | 2 | 3 | 4 | 5 | 6 | 7 | 8 | 9 | 10 | 11 | 12 | 13 | 14 | 15 |
|---|---|---|---|---|---|---|---|---|---|---|---|---|---|---|---|
| 碳水化合物类食物 | *1勺十倍粥 | | 2勺十倍粥 | | 3勺十倍粥 | | | 根据需要增加量 从十倍粥逐渐过渡到七倍粥 | | | | | | | |
| 维生素矿物质含量丰富的食物 | 暂不添加 | | | | 1勺菜泥或果泥 | | | 1勺新的菜泥或果泥 | | 根据需要增加量，约隔3天可新增一种 | | | | | |
| 蛋白质含量丰富的食物 | 暂不添加 | | | | | | | | | | | | | *1勺鱼肉泥 | |

*时间按天计。

*1勺是指普通陶瓷餐具的1小汤勺，等于婴儿专用勺的2～3勺。

*肉质呈白色的鱼一般脂肪含量较低，不容易发生过敏。鱼肉蒸熟后，去皮，去刺，仔细捣烂成柔滑的鱼肉泥。

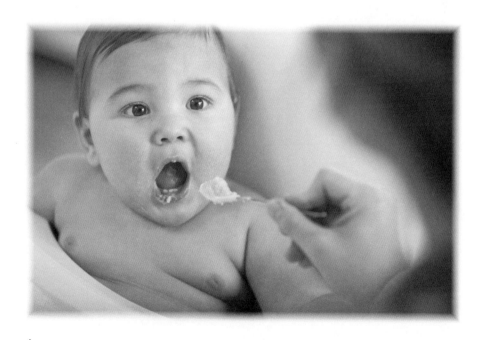

# 不同阶段辅食添加的种类和摄入量参考

宝宝满 6 月龄后，应尽快添加种类丰富的辅食，在宝宝不过敏的情况下，不必限制辅食添加的种类。

| 辅食添加的不同期 | | 吞咽期 | 蠕嚼期 | 细嚼期 | 咀嚼期 |
|---|---|---|---|---|---|
| 口腔处理食物的主要方式 | | 基本整吞整咽 | 舌捣碎＋牙龈咀嚼 | 主要以牙龈咀嚼 | 主要以牙齿咀嚼 |
| 大致的月龄 | | 6 月龄 | 7～8 月龄 | 9～10 月龄 | 11～18 月龄 |
| 每天吃母乳或配方奶粉的次数 | | 保持原先次数 | 减少 1 次 | 再减少 1 次 | 保证至少 1～2 次以上 |
| 每天吃辅食的次数 | | 1～2 次 | 2～3 次 | 约 3 次 | 3 次以上 |
| 辅食的质地 | | 柔滑的泥糊 | 稍厚的泥糊 | 碎末 | 软烂 |
| 每顿食物的量 | 碳水化合物 谷薯类 | 粥 15～40g | 粥 40～80g | 粥约 80g | 软饭约 80g |
| | 蛋白质（每次选一种） 蛋类 | 暂不添加 | 蛋黄从 1/4 开始逐渐加量 | 蛋黄 1 个 | 尝试吃整蛋 |
| | 乳类 | 暂不添加 | 自制酸奶 50～100g | 自制酸奶约 100g | 尝试加奶酪约 25g |
| | 豆腐 | 暂不添加 | 25～50g | 约 50g | 约 50g |
| | 水产类 | 鱼泥 5～10g（淡水鱼去皮） | 约 15g | 约 15g | 约 20g |
| | 禽畜肉类 | 牛肉泥或内脏泥 5～10g | 牛肉泥 10～15g 或内脏泥 10～20g | 约 20g | 约 20g |
| | 维生素和矿物质 蔬果类 | 蔬果泥 15～20g | 蔬果泥 25～30g | 30～40g | 40～50g |
| | 油脂类 植物油 | 0～1g | 约 2g | 约 3g | 约 3g |

*表中的重量是成品的重量，不是指食材的重量，只作为参考，实际以宝宝的食量为准。普通草莓 1 个重 20～25g，普通鸡蛋 1 个重 50～60g，对 "g" 没概念的家长可以以此作为参考。

再次提醒，你养的是孩子，不是数据。

很多研究支持：宝宝满 6 月龄后，酸奶和奶酪都可以逐渐作为辅食加入。酸奶和奶酪中的乳糖已被分解，牛奶蛋白也被部分水解，而且，酸奶还可以提供一些益生菌。当然，酸奶和奶酪中仍含少量未水解的牛奶蛋白，对牛奶蛋白过敏的宝宝还是要晚些再加。

# 过敏体质宝宝的辅食添加

## 这些情况提示宝宝可能发生了食物过敏

宝宝的过敏表现并不都容易被发现，细心的家长如果观察到以下情况，一定要留心，可能存在过敏。

呼吸道症状：流鼻涕、打喷嚏、持续咳嗽、气喘、鼻塞、流泪、结膜充血等。

皮肤症状：荨麻疹、砂纸状皮疹、皮肤干痒、眼皮肿、嘴唇肿、手脚肿等。

消化道症状：腹泻、便秘、胀气、呕吐、腹痛、肠内出血、肛周皮疹等。

此外，体重增加缓慢或停止增加也可能是过敏导致。

## 常见容易被忽视的易过敏食物及其改善策略

| 易过敏的食物 | 对策 |
| --- | --- |
| 桃子、柑橘类、草莓、猕猴桃、番茄、樱桃、芒果、菠萝、椰子 | 如发现明显过敏，要避免或延迟添加，可尝试 1 岁后开始少量食用 |
| 芸豆、蚕豆、豌豆、大豆、玉米 | 如发现明显过敏，要避免或延迟添加，可尝试 1 岁后开始少量食用 |
| 小麦（面粉） | 小麦过敏较为常见，面粉类的食物通常在 8 月龄前后尝试添加 |
| 酵母 | 酵母过敏也较为常见，通常在 10 月龄甚至 1 岁后试加 |
| 蛋清、奶乳制品 | 蛋清比蛋黄易引起过敏，如发生蛋清过敏，可延后至 10 月龄甚至 1 岁后试加。<br>若对鲜奶、奶酪和酸奶过敏，可延后至 1 岁后试加 |

| 易过敏的食物 | 对策 |
| --- | --- |
| 五花肉 | 五花猪肉比牛肉和鸡肉易引起过敏，主要问题在脂肪上，所以辅食添加阶段，肉类都要尽量去掉肥油。如发生五花猪肉过敏，可考虑延后至1岁后试加 |
| 鱼、虾、螃蟹、贝类 | 肉质呈青色的鱼和肉质呈红色的鱼比肉质呈白色的鱼易引起过敏，可从加白肉鱼（大部分淡水鱼肉质为白色）开始，然后加红肉鱼（如金枪鱼、三文鱼等），1岁后再加青肉鱼（如秋刀鱼等），且都要去皮食用。虾蟹等甲壳类食物易引起过敏，如发现明显过敏，要避免或延迟添加，1岁后开始少量食用会相对安全（虾可在9月龄后试加） |
| 坚果类、糖果、饼干、饮料、腌制食物 | 如发现对某种坚果（注意是泥或酱，不能给完整一个坚果，容易发生呛咳）明显过敏，要避免或延迟添加，可以1岁后开始少量食用。大部分糖果、饼干、饮料等含色素和添加剂，腌制食物含防腐剂，这些东西尽量不要给婴幼儿吃 |

## TIPS：过敏体质宝宝辅食添加注意事项

1. 务必出生满6月龄后开始辅食添加。

2. 坚持做好宝宝的饮食记录。

3. 尽量使用新鲜的应季食材，不食用未成熟水果，不食用生鲜食物，少食油腻食物和甜食。

4. 烹调时尽量选择蒸煮。

5. 10月龄前，蔬菜水果可蒸煮后再制作食用。

6. 现阶段过敏的食物，随着孩子成长，有一些到一定时期可能就不过敏了，可以考虑再次添加。

7. 确定某种食物过敏，可以尝试用其他食物替代这部分营养（详细内容见附录二《常见食物营养成分表》），避免营养不均衡。

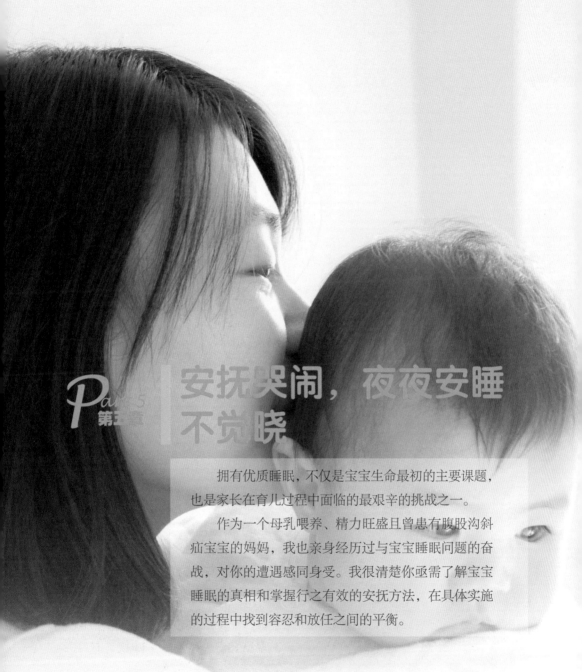

# Part 5 第五章 安抚哭闹，夜夜安睡不觉晓

拥有优质睡眠，不仅是宝宝生命最初的主要课题，也是家长在育儿过程中面临的最艰辛的挑战之一。

作为一个母乳喂养、精力旺盛且曾患有腹股沟斜疝宝宝的妈妈，我也亲身经历过与宝宝睡眠问题的奋战，对你的遭遇感同身受。我很清楚你亟需了解宝宝睡眠的真相和掌握行之有效的安抚方法，在具体实施的过程中找到容忍和放任之间的平衡。

# 听懂哭闹

父母们都希望养育一个恬静乖巧的宝宝。但是你知道吗，哭闹是宝宝与生俱来的生存技巧，是宝宝表达需求的语言，也是宝宝情绪发展的重要阶段。面对宝宝的哭闹，听懂哭声所传递的信息，积极应对，才能有效地关掉"泪闸"和那个"发出不和谐声音的小喇叭"。

## 生理需要的哭

我们每个人都是哭着来到这个世界的。宝宝的第一声啼哭给父母带来了喜悦，但更多的时候，会让父母感到心烦意乱、不知所措。其实，听懂宝宝哭闹的音量、节奏、动作和时间，能够帮助你准确地判断宝宝的不同需求。如果给予宝宝适当的反应和语言交流，你会发现，宝宝会变得满足而安静，你们竟然可以如此地心意相通。

### "我饿了"

宝宝饥饿的时候，哭声通常不急不缓，很有节奏，同时小嘴做出吮吸的动作，小脑袋左右转动。如果不能立刻吃到奶，哭声会越来越洪亮，仿佛在说："妈妈你在哪儿呀，我饿了！我饿了！"

听到"饥饿的哭声"，妈妈可以对宝宝说："妈妈来了，宝宝是不是饿了啊？妈妈喂你吃奶吧。"然后抱起宝宝专注地喂奶。记得在喂奶过程中要和宝宝多一些眼神和语言的交流，例如，一边喂奶一边鼓励宝宝"吃得真好"。一般情况下，一喂上奶，宝宝的哭声就戛然而止了。

如果宝宝吮吸 3 ~ 5 分钟后，突然又大声哭泣，要考虑是不是奶孔太大，奶水太冲，呛奶了；或是奶孔太小，吮吸起来太费劲；如果是奶粉喂养或是挤出母乳用奶瓶喂，还要考虑奶水过热、过冷等情况……发现问题后，及时调整就好。

## "我困了"

如果宝宝的哭声中透着不耐烦，而且一边哭一边打哈欠，双手不停地揉搓鼻子和眼睛，那就是在提醒你："妈妈，我困了。"

这时候，你要告诉宝宝："宝宝困了，要睡觉了吗？妈妈和宝宝一起去睡觉吧。"然后尽快带宝宝回到他熟悉的安静舒适的睡眠环境中，安抚他入睡。

## "我尿了""我拉臭臭了"

有时候，宝宝吃饱睡足后会发出一种声音较轻的哭声，这种哭通常没有眼泪，但是宝宝双眉紧锁、身体扭动、双腿蹬被，有时还会小脸涨红做用力状，若是没有人及时应答他，哭声会慢慢停止。

遇到这种情况，没有经验的看护者一般会以为宝宝在闹小脾气，要么对宝宝置之不理，要么责怪宝宝"太作人"。其实，宝宝是想告诉你："我尿湿了，我不舒服！"你应该对宝宝说："宝宝的尿布湿了吗？让妈妈帮你检查一下吧。"然后检查尿布。发现尿布脏了湿了，要夸奖宝宝说："宝宝真聪明！尿尿（大便）会告诉妈妈了！现在让妈妈帮你清洁小屁屁，换上干净的尿布吧。"接着一边说一边做，让宝宝听着你的话，配合完成所有步骤。

## "太热了"

如果宝宝舞动四肢、皮肤潮红，哭得响亮有力，你的第一反应应该是："宝宝是不是热了？"

这时候，妈妈可以一边对宝宝说"宝宝是不是太热了，让妈妈帮你……"，一边为宝宝减少衣被，或适当调整室内温度，或将宝宝移至凉爽的地方。通常情况下，做完这一切宝宝就会安静下来。需要提醒的是：如果宝宝大汗淋漓，一定要及时为他擦干汗液，换上清洁干爽的衣被。

## "太冷了"

　　和感觉太热不同，当宝宝觉得冷，他会发出轻微乏力的哭声，肢体不太动，甚至身体蜷缩、嘴唇发紫，小手小脚冰凉。

　　这时候，妈妈可以一边对宝宝说："宝宝是不是太冷了，让妈妈帮你……"一边为宝宝增加衣被，或适当调整室内温度，或将宝宝移至温暖的地方。需要提醒的是：一定要注意安全使用取暖工具，以防烫（灼）伤。如果没有合适的取暖条件，把宝宝抱在怀里是再好不过的，还有什么地方会比妈妈的怀抱更温暖呢？

　　也许有妈妈会问，一会儿怕冷，一会儿怕热，穿衣盖被到底以什么温度为标准呢？其实可以摸摸宝宝的颈背部，感觉到温暖或稍有薄汗，就是最合适的了。

## "不舒服"

　　如果宝宝哭起来没完没了，伴随着各种小动作，这是他在对你说："妈妈，我不舒服。"当然，这里说的"不舒服"是指不伴随明显不适症状的非疾病状态。

　　遇到这种情况，请你务必耐下性子，从头到脚仔仔细细检查宝宝身体的每一处。看看宝宝的肚子，是不是吃得太撑了，是不是需要拍个嗝；翻翻宝宝的耳朵，是不是他的小耳朵里进了点水；检查一下宝宝的尿布，是不是衣裤尿布穿得太紧了；抻一下宝宝的鞋袜，是不是小鞋子小袜子太勒脚了；摸摸宝宝的小手指小脚趾，是不是一根小发丝缠绕在了他的小指（趾）头上；又或者他只是想换个睡觉的姿势而已……只要你足够耐心和细心，你一定能找到令宝宝感觉不舒服的原因。

## 心理需要的哭

### "我很孤单，求关注！求拥抱！求陪玩！"

如果宝宝的哭声很平缓，边哭边左顾右盼，一看到妈妈，哭声就立刻变小，乞求地望着妈妈哼哼，一旦发现妈妈没有反应，哭声又变得越来越嘹亮，这就是典型的"求关注"了。如此被宝宝需要，妈妈一定会感到幸福满满了吧。

应对的方法很简单，你微笑地出现在宝宝面前，告诉他"妈妈一直都守护在你的身边"，然后抱起宝宝陪他一起玩。如果希望做家务和带孩子两不耽误，可以试试用婴儿背带随时随地带着他，让宝宝一直不缺乏关注。

### "我很健康，但我就是想哭"

并不是所有哭闹都代表宝宝需要父母的帮助和安慰。有时候，宝宝的哭声抑扬顿挫，响亮却不刺耳，不仅没有眼泪，表情还很轻松，就像是练习嗓音，哭几声就会停下来了。从医学角度来说，嘹亮的哭声往往代表良好的肺活量和生理状况。如果宝宝只是哭两声练练嗓子，相信大多数父母都会乐于听到。

这时妈妈要做的很简单，就是微笑着对宝宝说："嘿，你的声音听起来真健康！"如果能同时抚摸宝宝或轻轻拽住他的小手晃一晃，会令他更开心。

## "我很害怕"

在黑暗中或独处时听到突如其来的响声，宝宝会突然发出刺耳的哭声，甚至伴随间断性号叫，还会出现四肢同时伸展、小拳头张开、膝盖拱起后立即恢复的惊吓反射状态。

遇到这种情况，第一反应该是把宝宝抱起来安慰。把宝宝轻轻抱起来，让他的小脑袋靠在你的左胸前，这样他就可以听到熟悉的妈妈的心跳声，这一刻，心连心的安慰胜过千言万语。然后一边安慰他"宝宝不害怕，妈妈在这里"，一边轻轻拍背或抚摸他的头发，通常宝宝很快就会平静下来。如果是夜惊，不必吵醒也不需要抱起宝宝，只要为他重新整理一下被服，或者帮他翻个身就可以了。

## "我不开心"

如果宝宝的正当需求被你不小心忽视了，他的哭声会十分委屈，表情也会很难过，小腿乱蹬，身子打挺，如果一直没被理睬，他会哭得越来越大声，甚至变成号叫。

如果宝宝所有的需求你都注意到了，安抚到了，一般极少会出现这种情况。一旦出现了，一定记得做个贴心好妈妈，将宝宝抱起于左胸前安抚，并告诉他："妈妈不是故意不理你的，妈妈一直很爱你！不要不开心啦！"

3～4月龄的宝宝哭闹会相对比较频繁，随着宝宝对周围环境的不断探索适应，他会逐渐掌握一些自我安抚的办法，变得比之前更加社会化；父母在与宝宝的不断沟通中，也会逐渐读懂宝宝的语言，学会安抚宝宝的方法，与宝宝的互动也会较之前更加协调。如此一来，宝宝的哭闹也就越来越少了。

## 有一种哭闹叫"黄昏哭吵"

当白天即将结束、劳累了一天的全家人感到疲惫时，那个安静的小可人儿，突然不知怎么变成了磨人的小怪兽。前面介绍的那些安抚方法几乎全用了个遍，都没能让他安静下来，这可怎么是好？

几乎 85% 的健康宝宝，都会在 3 周～ 3、4 月龄的这段时间里，每天固定哭闹一段时间，像是要以此作为一天的尾声。这种哭闹似乎毫无缘由，在数日或数周内反复发生，而且简直像钟表一样准点，到了开哭开闹的时间，宝宝就会变得特别神经质，等到哭完闹完了以后，他又重新变成了小可人儿。这到底是为什么呢？

这种难以安抚的哭闹通常始于出生后 3 周左右，到第 6 ～ 8 周时最为强烈，不过到了 3 ～ 4 月龄后就不常见了。由于大都发生于日落后的特定时间段（傍晚的 5 ～ 8 点之间），所以这种现象常被称为"黄昏哭吵"，儿科医生和育儿书籍里常称之为"肠绞痛或肠痉挛（colic）"。这种称谓显得很专业，常会让人误以为是一种需要诊断和治疗的严重疾病。但事实上，目前更倾向于是一种行为综合征，没有确切的诱因，也没有普遍适用的治疗方法。

那父母们该如何鉴别和应对这种情况呢？

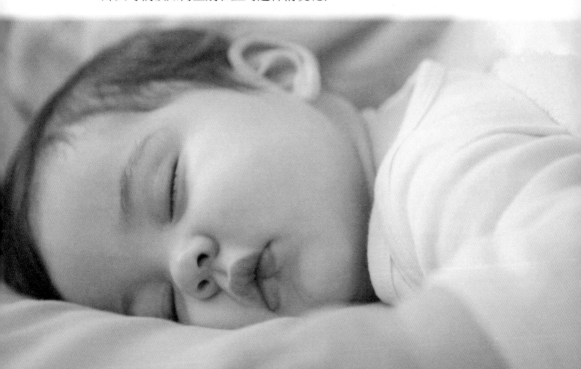

### 与有心理和生理需求的哭闹相区别

哭闹是一种信号，说明宝宝感到不舒服，但是这个信号很含糊，仅仅说明问题存在，却没有直接说明问题是什么，并且未表明问题的严重程度。如何能让宝宝感到舒服一些，有时候确实需要凭父母的直觉。下表列举的这些内容，可能会对你判断宝宝是不是"肠绞痛"有所帮助。

### 判断"肠绞痛"的参考意见

| 可能是"肠绞痛"的表现 | 可能不是"肠绞痛"的表现 |
| --- | --- |
| 哺乳结束后，宝宝仍旧不能平静下来，哺乳一结束，立即凄厉地啼哭，或者睡半小时左右后继续凄厉地啼哭 | 哺乳结束后，宝宝还不能平静下来，而是哼哼唧唧地啼哭很久，但没有凄厉地啼哭，最终哭累了睡着了 |
| 啼哭得很凄厉，双腿向腹部收缩，身体似乎非常不舒服 | 即使哭声很凄厉，双腿也向腹部收缩，但是啼哭的声音很普通，身体也没有不舒服的表现 |
| 你所做的每一种安抚动作，效果都不佳，最多只能维持 1～2 分钟，随即又开始凄厉地啼哭 | 你所做的安抚，多少有点效果，或者做了几种安抚，其中某一种有效果 |
| 凄厉的啼哭声暂停时，宝宝的身体还一直在颤抖 | 在安抚下啼哭能暂停，并且至少在你送他进婴儿床之前能保持安静 |
| 整个啼哭的过程至少持续 1 小时甚至长达 3～4 小时 | 整个啼哭的过程不足半小时，或在再度啼哭之前，有 1 刻钟左右的愉悦时间 |
| 同样的情况会在每天同一时段发生，从未在其他时间段发生过 | 偶尔发生或时间段不固定 |

### 与疾病引起的哭闹相区别

病理性的哭闹大多持续而剧烈，甚至伴随其他症状。当你无法判断宝宝究竟是"不舒服"还是"病了"，最好及时带宝宝就医。在去医院的路上，把宝宝哭闹的发生时间、强度、持续时间等能提供的所有线索都想清楚，到了医院后翔实告诉医生，必要时通过检查排除潜在的疾病，如：嵌顿疝、肠套叠、胃食管反流、食物过敏（对奶粉过敏或哺乳妈妈吃了导致宝宝过敏的食物）等。

必须强调的是，如果宝宝越哭越凶，哭的时间越来越长，甚至伴随呕吐和有血丝的黏液便，应尽快就医，排除肠套叠、嵌顿疝疾病的可能。

## 哭闹不是宝宝的错，也不是你的错

如果排除了宝宝的生理、心理需求以及疾病可能，白天很乖巧的小宝宝依然在某个特定的年龄段、特定的时间段里变得焦躁不安，这样的情况很有可能就是"肠绞痛"。

我们都非常想要知道"肠绞痛"的原因，但我不得不告诉大家，尽管近年来医学专家们对"肠绞痛"有了较多的研究，但原因还是尚未明确。即便是各种或许存在的原因，也是复杂地相互交错作用着，对其原因刨根问底只会让你更加困惑不解，即使为此改变喂养宝宝的方式和养护方法，也几乎毫无意义。如果一定要解释导致"肠绞痛"的可能原因，大致可以分生理和心理两个方面：

### 综合导致"肠绞痛"的可能原因

**可能的生理原因**

哺乳过度或不足，营养过剩或不足，奶水过热或过凉，奶水流速过快或过慢，食物过敏等。

**可能的心理原因**

适应行为论：美国著名心理学家 Brazelton 认为，宝宝的神经系统尚未发育成熟，不断接受和处理新信息，难免会出现负荷过重的情况。当一天即将结束，神经系统终于支撑不住，借由一顿哭闹发泄一天的压力，等哭闹结束，神经系统又可以重新整顿，准备迎接下一个 24 小时。

母亲与婴儿情绪交融学说：宝宝从母亲舒适的子宫里出来，不得不做出巨大的改变以应对周围的一切变化。也许在白天的大部分时间里，宝宝都在努力自我安慰以适应新的环境和生活规律，但是到了傍晚，宝宝身体最为疲倦、情绪最为低落，对母亲（或主要照看者）的依恋程度愈发增加，宝宝终于觉得无法忍受，开始哭闹。甚至其他家庭成员轮番照顾，也会令疲劳困倦的宝宝感到烦躁不安。宝宝最为凄厉的哭声往往发生在大人们都非常疲惫需要安静的时候，这时候妈妈的疲惫、无力感、紧张呼吸也会令宝宝感到烦躁。

　　无论如何，有一点是可以肯定的，这种无法安抚的哭闹并不是宝宝的错，也不是你的错，这确实令无数有经验的父母和医生们都感到极其挫败。遇到这种情况，大部分儿科医生还是会尽可能给出一些建议：

## 儿科医生给"肠绞痛"的安抚建议

| | |
|---|---|
| 喂母乳的妈妈尝试调节饮食，去掉容易引起过敏的食物，比如奶制品。 | 配方奶粉喂养的宝宝尝试换其他的品牌，甚至改用水解或氨基酸配方奶粉。 |
| | 尝试给宝宝使用二甲基硅油。 |

　　如果这些方法依旧无效，父母也不用着急四处寻找偏方。面对这种无药可医的状况，积极面对是最好的办法。

### 调整自己的情绪，尽可能安抚宝宝

　　近年来，很多研究发现，"肠绞痛"时遭受忽视的宝宝与受到安抚的宝宝相比，后者啼哭的强度和频率会小很多。有实际经历的妈妈们对此应该也深有体会。所以，如果你也认为你的安抚能让宝宝的痛苦明显减少，那就积极去做吧！

　　首先，调整你的情绪。无法让宝宝安静下来时，几乎所有的父母都会担心、沮丧；大多数的父母在努力安抚宝宝但又毫无成效的时候，就会觉得怨恨、恼火，随后又会为自己的愤怒感到内疚、自责。要知道，宝宝在紧张的父母怀里只会感到更加紧张，根本无法安静下来，所以让自己冷静、放松是你要迈出的第一步。

　　然后，采取各种可行的安抚办法。尽力而为，轮流看护。尽力尝试以下安抚宝宝的办法，每种坚持 10 分钟以上。

## 安抚建议

　　使用柔软、轻薄、略有弹性的小毯子或披巾，将宝宝舒适地包住，让他如回到妈妈子宫内一样获得安全感。新生儿自然的姿态是双臂屈肘抱于胸前，双腿能够自由活动，所以要以这样的姿势包裹他，松紧要适度，以他的双手能够随意吮吸到为宜。注意一定要跟着宝宝的感觉走，当他小腿乱蹬、身体狂扭、想要离开包裹时，就该换一种安抚办法了。

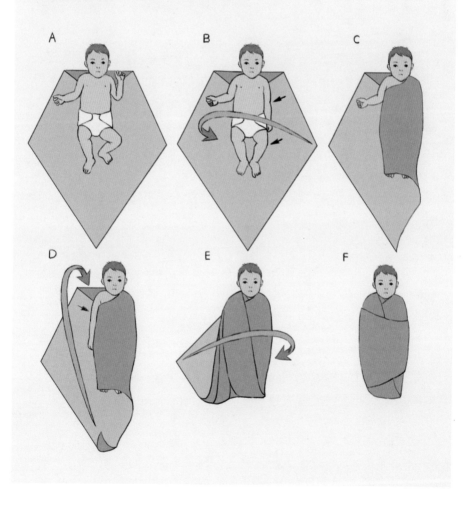

轻轻摇晃宝宝。以往的研究表明，最能有效安抚到宝宝的摇晃频率是每分钟60次，摆幅在8厘米左右（不过这样的频率和幅度手动很难达到），妈妈不妨带宝宝在房间里来回走动，这种摇摆振动产生的舒缓效果类似于婴儿在妈妈子宫羊水中的感受。

对宝宝吹口哨或发出轻轻的嘘声，让他如同听到妈妈子宫内脉搏或血流的嘶嘶声。

轻抚宝宝的头部或者轻拍宝宝的背部，甚至可以给他做一个全身的抚触。

播放轻柔的音乐，与宝宝说话，为宝宝哼唱。怀孕时播放过的音乐和哼唱过的歌曲，对宝宝都可能有很好的安抚作用。

让宝宝感受有规律的声音或震动。例如，吹风机、吸尘器、洗衣机等机器运转的声音和振动。

给宝宝喂一些水或奶，并且给他拍嗝，把哭闹时咽下的空气嗳出来。

给宝宝洗个温水澡，流水的声音以及与妈妈皮肤的接触会让宝宝感到安心。

带宝宝开车"兜风"，大多数"肠绞痛"的婴儿会在摇晃的车厢中睡得香甜，但这不算是一个很好的办法，因为一旦引擎熄灭，宝宝可能会再次醒来啼哭。

　　如果上述的安抚你轮流做了一遍又一遍，还是毫无效果，那么，是时候驱车带宝宝去看医生了。让医生检查宝宝，排除疾病，这样至少会让你对宝宝的健康做到心中有底。

　　要记住，绝对绝对不能用力摇晃小宝宝！一直听着小宝宝的哭闹，不仅会让父母们感到极其挫败，也会让父母们精疲力尽而又心烦意乱。这时候建议家人轮流照看宝宝，也可以找其他值得信赖的人临时帮你们照看一会儿，因为充沛的精力和愉快的心情对你和宝宝以及全部家人来说都非常重要。但是一定要记住，叮嘱所有照看宝宝的人，绝对绝对不要用力摇晃小宝宝！

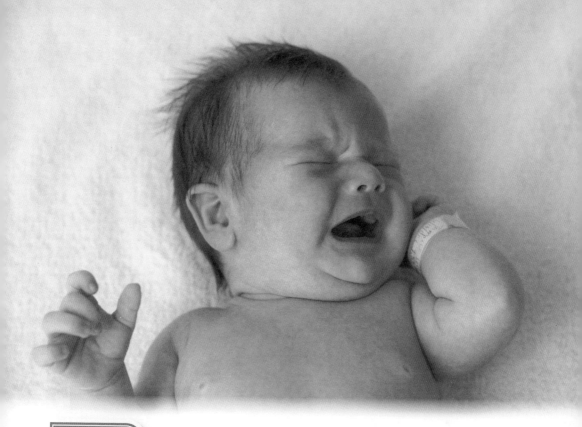

特别提醒

宝宝哭闹时，家长一定不要这样做：

1. 一哭就立刻喂奶、塞安抚奶嘴。

2. 太快变换安抚的方式。

3. 自己也被负面情绪包围。

4. 用力摇晃小宝宝！

　　最后，我想告诉你的是，无论"肠绞痛"多么可怕，都不会让你和宝宝的痛苦超过 12 周。对宝宝而言，他并不在乎是否得到了最完美的照顾，他需要的是最温柔的呵护。作为父母，你们共同迎接和养育一个新生命，你们之间的信任和支持，家庭的平静与和谐，是对宝宝最周到的关心和照顾。加油吧，爸爸妈妈们！

# 全家安睡其实很简单

宝宝睡得香，照顾宝宝的大人也睡得好，这在很多父母看来，简直就是"鱼与熊掌，不可兼得"。但当你了解了宝宝睡眠的真相并掌握到一些让宝宝安睡的方法之后，你或许可以在耐心、容忍与约束之间找到自己的平衡，让宝宝和你都拥有香甜的睡眠。

## "让宝宝哭到睡"还是"家长学会容忍"

著名儿科专家威廉·西尔斯医生说过这样一段话："在宝宝出生后的头几年里，我们需要帮助他培养起健康的睡眠态度，让他把睡眠看作是一种愉快的、平静的、必需的状态，而不是什么可怕的事情。"

我想，威廉·西尔斯医生的这段话，对很多新手爸妈来说，理解起来很容易，想做到却很难。单就宝宝睡觉之前的哭闹问题，该"让宝宝哭到睡"还是"家长学会容忍"，一家人的观点就很难统一，执行起来就更难了。那究竟应该怎么认识这个问题呢？

"让宝宝哭到睡"这一派的专家以"育儿之父"斯波克医生为代表，认为：即使让婴儿连续哭上几个小时，最终哭着睡着也不会对他造成任何物理和生理上的伤害。到了睡觉时间，如果宝宝哭闹就应该任由他哭，让他哭到筋疲力尽，最终他能学会自己睡觉。

**VS**

"家长学会容忍"这一派的专家以"亲密育儿"理论的倡导者西尔斯医生为代表，认为：家长想睡个好觉没什么不对，但不应该忽视年幼孩子的哭泣。如果长期对宝宝的哭闹完全置之不理，宝宝将不再通过哭闹的方式寻求帮助，时间长了，就会造成亲情疏远甚至性格孤僻。

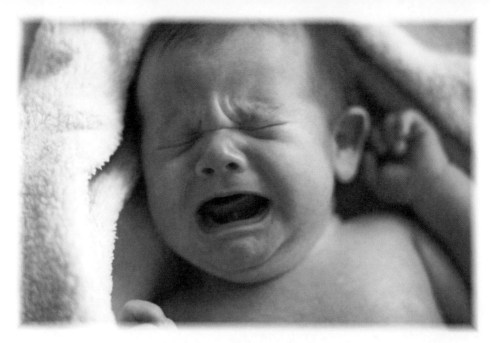

　　确实没有人能知道，如果宝宝哭闹的时候不被理睬，他内心是怎样的感受，我们也无从考证"让宝宝哭到睡"对他将来的影响究竟会有多深，是否真的会让他变得性格孤僻，毕竟同一对父母不可能两次抚养同一个小孩。但是我们从一些实施"让宝宝哭到睡"的母亲那里了解到：宝宝会因此突然陷入极度恐惧和悲伤无助中，哭的时候全身颤抖、喘息，甚至尖叫，最后麻木，哭声从烦躁到嘶哑直到发不出声音……

　　宝宝哭到筋疲力尽后会睡得很沉，这固然是事实，但我们成人如果经历筋疲力尽的身心创伤后，也一样会睡得很沉，这显然不是这种方法行之有效的有力证据。而且，这样做，往往收获甚微，还会有"副作用"：不少家长这样做时，内心都要忍受罪恶感和自私感的煎熬；晚上哭闹睡去的宝宝在白天表现得更黏人、更烦躁；有些家长发现宝宝痛哭到歇斯底里时，开始呕吐甚至发生惊厥；当遇到萌牙、疾病、外出旅行、换新环境等特殊情况时，宝宝的睡眠问题会再次出现，无法彻底解决。

　　很显然，"让宝宝哭到睡"不一定是家长们训练婴幼儿睡眠的唯一解决办法，但宝宝一哭就安慰，真的会把家长们完全累垮。那怎样的容忍才算适度呢？

　　家长们首先需要明确：小宝宝是不会骗人的，他的哭闹你应该积极寻找原因及时给予回应；大宝宝是否真的"无理取闹"，也需要耐心鉴别。在讲解具体的解决办法前，我想家长们要提前明确一点：自己对宝宝睡眠时间和质量的要求合理吗？

# 宝宝到底一天应该睡多少

宝宝的睡眠习惯和成人区别很大，不了解这种区别时，妈妈们常常会有诸如此类的担忧："宝宝怎么睡得这么多""为什么他总是醒，是不是哪里不舒服""什么时候他才能一夜睡到天亮啊"，等等。其实，很多担忧都是不必要的。让我们先来了解一下 0 ～ 3 岁宝宝到底是怎么睡觉的，这样就能了解究竟是宝宝的睡眠出了问题，还是你的要求太高。

## 不同年龄段宝宝的睡眠需求存在差异

新生儿：没有白天和黑夜的概念，饱了就睡，饿了就醒，通常能一口气睡上 2 ～ 4 个小时。大约从 6 周开始，夜间睡眠时间逐渐延长。

3 月龄：白天的睡眠开始变得规律，常有 3 次小睡，每天睡眠时间约 15 小时，其中夜间睡眠时间约 9 小时。

6 月龄左右：每天睡 14 ～ 15 个小时，白天常有 2 次小睡，每次约 2 小时。

9 月龄前后：每天睡 14 小时左右，白天依然 2 次小睡，但小睡时间略有减少。

1 ～ 2 岁：每天睡 13 ～ 14 小时，大多数宝宝白天不再小睡，一宿能睡 11 小时左右。

2 ～ 3 岁：每天睡 12 ～ 13 小时，通常会睡个午觉。

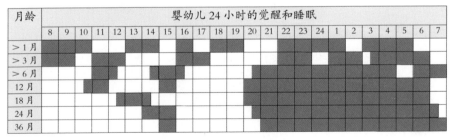

婴幼儿 24 小时的觉醒和睡眠

□ 表示觉醒　■ 表示睡眠

注：宝宝的睡眠时间和小睡次数会存在一定的个体差异，判断"睡眠是否充足"需要综合衡量。如果宝宝食欲好、精神好、情绪佳、生长发育达标，即使睡眠时间没能达到上述的一般水平，你也不必过分担忧。和"睡眠是否充足"相比，你更迫切需要解决的问题是帮宝宝养成良好的睡眠习惯。

## 一口气睡 5 个小时以上 = 一觉睡到大天亮

父母们都希望宝宝能 "一觉睡到大天亮"，事实上，研究发现，通常，宝宝夜间能一口气睡 5 个小时以上，就算是 "一觉睡到大天亮" 了。

你可以来看看德国医学家对 500 个 0 ～ 2 岁宝宝睡眠状态的调查数据，看完相信你一定会略感安慰地说："哦，原来不只我家宝宝这么折磨人！"

表 1：能一口气睡 5 个小时的宝宝的比例

| 4 ～ 6 周 | 3 ～ 4 月龄 | 6 ～ 7 月龄 | 1 岁 | 2 岁 |
|---|---|---|---|---|
| 6% | 36% | 38% | 53% | 39% |

表 2：夜间醒来 2 次以上的宝宝的比例

| 4 ～ 6 周 | 3 ～ 4 月龄 | 6 ～ 7 月龄 | 1 岁 | 2 岁 |
|---|---|---|---|---|
| 45% | 32% | 37% | 22% | 24% |

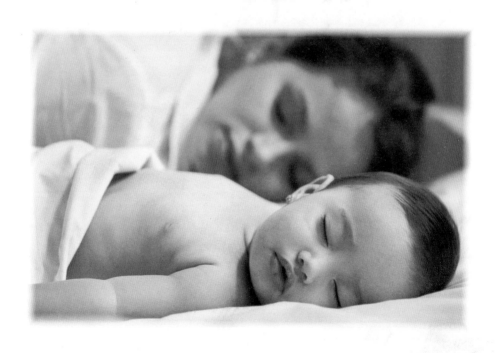

# 家有小宝宝（0～1岁半）的安睡计划

## 小宝宝睡觉不踏实的真相

　　对于1岁半以内的宝宝来说，睡觉也是一门技术活。他需要慢慢了解白天和黑夜应该用来做不同的事，慢慢学会醒过来以后要自己入睡。在这个学习的过程中，饿了就喂、困了就睡、适时安慰等，是父母们必须掌握的"宝宝安睡秘籍"。

### "我饿了，我不舒服"

　　宝宝半夜醒来大都是因为饿了。虽说母乳更易消化，配方奶粉会耐饥一些，但总体来说，无论吃母乳还是吃配方奶粉，这个年龄段宝宝的睡眠模式大同小异：在新生儿期间，低体重儿和早产儿因饥饿而夜醒的频率会比健康足月宝宝高；6月龄左右的宝宝每晚会因饥饿而夜醒2～3次；9月龄左右的宝宝每晚还会饿醒1～2次，甚至18月龄的宝宝还需要在晚上临睡前吃一些东西。

　　因饥饿而夜醒的宝宝，只要吃饱了就会重新睡去。与此类似，尿了、太热了、太冷了……只要去除让宝宝不舒服的生理因素，他就会满意地睡去。

### "我还不知道怎么哄自己入睡呢"

　　宝宝睡眠周期短，浅睡眠比深睡眠时间多。而且从深睡眠转换到浅睡眠后，很难自己重新入睡。这时，妈妈要做的就是及时安抚他入眠。宝宝1岁半之前，大人睡不了整夜觉是很正常的，不必焦虑，这样的日子很快会结束，因为大部分宝宝到学龄前期基本都能学会自己重新入睡。

## "我累过头了"

成人感到疲倦时会很想睡觉，可是过度疲倦时反而难以入睡，对宝宝来说也是一样。想避免这种情况，妈妈们要做的就是：尽量维持宝宝正常的作息时间，一定不要错过宝宝的入睡时间。下列表现提醒你宝宝困了：揉眼睛，拉耳朵，打哈欠，出现淡淡的黑眼圈，对任何事物都没兴趣，注意力不集中，甚至焦躁不安。

## "是你让我养成了抱着睡的习惯"

"抱着就睡，放下就醒"，很多家长都有过类似的经历。这是因为你放下宝宝时，他还处于浅睡眠阶段，很容易醒过来。在最初的几个月里，你通常需要等到宝宝的四肢软下来（进入深度睡眠状态），才容易把他放下，或者你在一开始就要做到，在宝宝即将入睡前就把他放回小床上，让他学会自己在小床上入睡，这样就可以避免一直要抱着哄睡的问题。

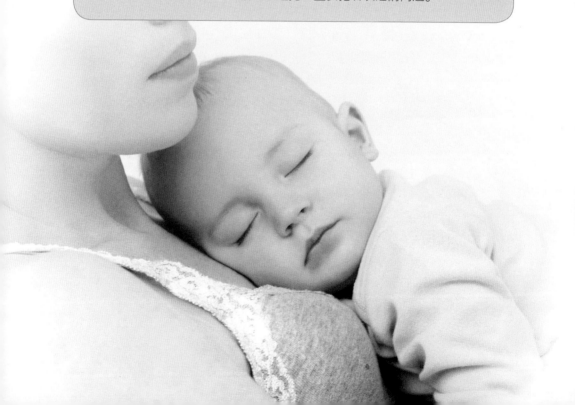

## 小宝宝安睡策略

### 1. 让宝宝知道白天是用来吃喝玩乐的，夜晚是用来养精蓄锐的

有的宝宝半夜总醒，原因是他把夜间的睡眠当成了白天的小睡。在这种情况下，家长就要帮助他把睡觉与固定的场所和场景联系起来。例如，白天保持室内明亮，宝宝小睡时不拉厚窗帘，夜晚窗帘拉严并且将室内光线调暗；白天喂奶时多和宝宝说话，夜晚喂奶时尽量不出声；白天小睡和夜间睡眠可以固定安排在不同地方，等等。

### 2. 形成一套固定的睡前程序，让宝宝安静下来

睡前程序的内容没有特别规定，只要宝宝喜欢并能因此平静下来就可以。这套程序通常包括：玩一个让孩子宣泄过剩精力的游戏（3月龄前的宝宝很好哄睡，游戏就不必了），给宝宝洗一个温暖的澡，穿上喜欢的睡衣，读个温馨的故事或再玩个安静的游戏，唱个歌、聊会儿天，然后把宝宝抱上床，向他道晚安……要让宝宝知道，床是个很舒适的小窝，而不是一到睡觉时间你们就"遗弃"他的地方。

### 3. 让宝宝尝试从需要妈妈安抚到自己抱着"安抚物"入睡

对小宝宝而言，将他包裹起来抱着轻轻摇晃、来回走动、轻轻拍背或者听妈妈哼唱睡眠曲是让他迅速入睡的最好安抚。对大一点的能够在熟睡时自由翻身的宝宝来说，可以给他一件"安抚物"。这件安抚物可能是一条毯子或一个绒毛玩具，只要能转移宝宝对母乳（奶瓶）或安抚奶嘴的情感依赖就可以，安抚物帮助宝宝克服分离焦虑和恐慌。妈妈可以把安抚物拿到自己身边放一会儿，使它沾上"妈妈味儿"，抱着有"妈妈味儿"的"安抚物"，更有助于宝宝安心入睡。

### 4. 帮助宝宝建立生物钟，必要时把他叫醒

如果已经过了平常醒来的时间宝宝还在睡觉，通常情况下最好把他叫醒，这样有助于帮他建立起睡眠生物钟。

# 家有大宝宝（1岁半～3岁）的安睡计划

## 大宝宝睡觉不省心的原因

即便你之前已经和宝宝说过无数次白天和黑夜的区别，他也一度能够做到白天玩耍、夜晚安睡，但是到了这个年龄段，宝宝的自我意识变得强烈了，睡和不睡对他来说，已经不只是生理需求那么简单了，家长们要为宝宝做的也不太一样了。

### "我还没玩够"

大宝宝有时会因为眷恋白天的精彩，留恋玩耍的乐趣而不舍得入睡。这时，你要耐心地向他解释晚上就是用来睡觉的，晚上睡得香，白天才能精力充沛地玩。

### "我怕黑，怕危险，怕妖怪……"

还有一种情况是不敢入睡。大宝宝惧怕黑夜和危险，他对已经接触到的各种不安信息感到害怕，根本不清楚危险实际上距离他很远，甚至有些让他感到害怕的东西是非常不现实的。所以，应尽量避免让他听到或看到耸人听闻的信息，还要向他解释危险降临的原因和自救办法。如果宝宝害怕"妖怪"，你可以假装抓住那个"妖怪"装进口袋丢出去，或给他一个"能驱赶妖怪的安抚物"，或在房间内洒上"能驱除妖怪的香水"（可以是你常用的香水，但这条不适合对香水过敏的宝宝），告诉宝宝害怕时要大声呼喊，爸爸妈妈会随时来到身边。同时，你也不妨陪着他入睡，等他熟睡之后再离开。

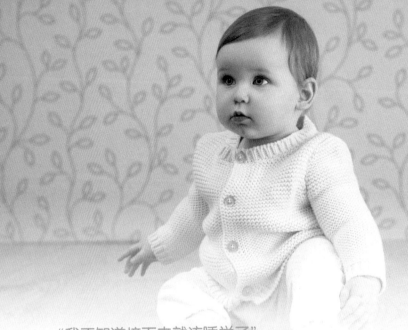

### "我不知道接下来就该睡觉了"

如果从宝宝一出生，你就一直让他拥有规律的作息时间和固定的睡前程序，到了临睡前他就知道接下来将会发生什么，他会更有安全感，更容易顺利入睡。因此，尽可能坚持每天晚上在同样的时间段，让宝宝经历同样的睡前程序，即便外出或客人来访也要坚持如此。如果现阶段还没有建立起睡前程序，那更要抓紧时间开始了。

### "我害怕做噩梦"

还有一类常见的睡眠异常是夜惊和噩梦。二者区别在于两点：第一，发生夜惊时，宝宝通常不会惊醒，也没有任何记忆；而做了噩梦，宝宝通常会惊醒过来，并且能回忆起梦中的内容。简单地说，夜惊吓到别人，噩梦吓着自己。第二，这两种情况发生的时间不同，夜惊可以发生于儿童的任何年龄段，噩梦通常发生于 2 ～ 3 岁以后。

宝宝夜惊后，不要吵醒他，你只需要为他重新整理一下被子，或者给他翻个身，整理一下被窝，帮助他继续睡。但如果是做了噩梦，一定要去安慰他，帮助他说出自己的感受，例如"宝宝做噩梦了吧""不怕，妈妈在身边"，等等，一边说一边轻拍他，安抚他重新入睡。

## 大宝宝安睡策略

不妨为大宝宝准备以下安睡游戏：

### 适合1岁半左右宝宝的睡眠书

你可以为1岁半左右的宝宝制作1~2本睡眠书，通过和他一起阅读，让他了解睡觉和吃饭、做游戏一样，是生活的一部分。睡眠书的内容可以是表现睡前程序的图片（从报纸、杂志上剪下合适的图片），也可以是反映宝宝成长轨迹的照片：1个月吃奶，3个月会笑……18个月乖乖睡觉……最后放张爸爸妈妈微笑看着宝宝入睡的照片。自制书内容不用太多，重点是让宝宝看到睡觉的结尾后能照着做——乖乖入睡就行。

### 适合2岁以上宝宝的睡眠海报

你可以带着2岁以上的宝宝，一起用画笔、剪刀、胶水制作一张巨大的睡眠海报。部分图片你依然可以从报纸和杂志上获得，内容是你和他睡前程序的活动，让宝宝知道经历这系列活动之后，就是乖乖睡觉的时间了。

### 为特别缠人的宝宝准备的"夜醒机会卡"

制作"夜醒机会卡"，发给夜晚特别缠人的宝宝，告诉他睡觉过程中每一次无故起床就会使用掉1张机会卡，如果第2天卡片有剩余，他就能得到他一直期待的奖励。根据宝宝平时中途起床的次数给（如夜起5次就给5张），如第2天机会卡有剩余，就一定要兑现奖励的承诺，以此慢慢减少宝宝夜起的次数，直到达到预期效果。

## 几种特殊时期睡眠问题的解决方法

### 夜间母乳喂养一定要及时

夜间母乳喂养的小宝宝可以考虑与妈妈睡在一起，最好选用既连在一起又有独立空间的亲子床，这样你和宝宝都会轻松一些。在睡梦中听到宝宝发出动静，妈妈们一般会出于本能将他揽入怀中轻拍，如果安慰无效，你就要及时做出反应了，看宝宝是饿了、尿了还是有其他生理需要。趁着他迷迷糊糊的，赶紧帮他解决问题，否则等他完全清醒了，你和他都很难再快速入睡。睡前和早晨起床时，记得让小家伙把左右两侧的乳汁都吸干净，白天增加哺喂的次数

（量），在一定程度上可以减少夜间醒来哺喂的次数。母乳非常神奇，分泌量会随着孩子睡眠习惯的改变，逐渐适应他的需求。

**1岁后频繁夜醒也许是提示可以断夜奶了**

在1岁前后，部分宝宝的夜醒会更频繁，有的甚至每小时都要醒一次，但又不全是因为饥饿。发生这种情况后，如果排除萌牙、生病等原因，多数情况下你可以开始考虑逐步给宝宝断夜奶了。除了睡前给宝宝一些饱腹感比较强的辅食之外，试着在夜间不要再喂母乳或奶粉了。

在宝宝人生的最初阶段，母乳和睡眠对宝宝来说同样重要，一旦他不再需要夜间吃奶，就说明他生理上已经具备了睡整夜觉的条件，心理上的依赖也完全可以被积极调整。

**2岁半到3岁之后可尝试分房睡**

你或许已经开始考虑慢慢着手于让宝宝独自睡在一个房间，不过这个时间不宜过早。因为，让一个刚进入探索期的宝宝，独自在另外一个房间，他可能会尝试着一些他认为很有趣而实际很危险的游戏，而你却在熟睡中毫不知情，这实在太不安全了，或许你也会因为担心他而睡得不好。所以，最好在2岁半到3岁之后再开始尝试分房睡。最初一段时间你可以陪伴他入睡，然后再离开，让宝宝先适应一下新环境。

**环境改变、情绪创伤、疾病不适等情况下，不宜进行睡眠训练**

搬家、分床（房）睡、母亲上班、换新保姆、上幼儿园、新添弟妹、发热、鼻塞流涕、腹胀腹痛、疝气、乳牙萌出等情况，都是宝宝入睡困难、频繁夜醒的常见原因。这些情况发生时，需要你用更多的耐心和容忍来解决他眼下的需求，然后再进行睡眠训练。

看到这些，父母可能会觉得"让宝宝睡得好"简直太不容易了。让我用一位妈妈的话来鼓励大家吧："宝宝完全需要我的时间其实那么短暂，这一时的辛苦我愿意忍耐。"

# 防患于未然——宝宝的睡眠安全问题

## 为宝宝选择安全的睡眠姿势

仰睡、侧睡和趴睡，哪种睡姿最好？关于这一点，育儿专家们各持己见。妈妈们比较关心的问题还有，什么样的睡姿能够睡出小脸，什么样的睡姿能够睡出漂亮的头型。我认为，睡眠安全问题是首先应该被考虑的，相比而言其他问题就显得不那么重要了。

### 宝宝常见的几种睡姿

仰睡一直被认为是相对安全的睡姿。但这种睡姿对于习惯于在子宫内蜷缩成一团的小宝宝来说，会令他觉得缺乏安全感。即便忽略这种心理因素，溢奶严重的宝宝在仰睡时，也有误吸导致吸入性肺炎的可能；此外，宝宝仰睡时，还有舌根后坠阻塞呼吸道的危险。

| 侧睡比较接近于宝宝在妈妈子宫里的姿势，一定程度上较仰睡能降低宝宝溢奶及误吸的概率，但缺点是容易变成更危险的趴睡。 | 趴睡这种脸朝下的姿势是最危险的。目前还没有确定"趴睡"比较安全的确切年龄。 |

有一些研究表明，至少在宝宝能稳当抬头并会自由翻身时，才考虑让他自由选择舒服的睡觉姿势，不然还是建议让宝宝"仰着睡，趴着玩"。

对于吐奶比较严重的宝宝，可以采取的较为折中的方法是，宝宝吃完奶后，在父母的的密切注意下侧睡，用两个小枕头将侧睡时宝宝的身体前后固定住。这样做的时候，父母必须密切留意宝宝的情况，并协助宝宝翻身。

# 为宝宝营造安全的睡眠环境

　　看着宝宝熟睡的脸庞，我们总会忍不住露出幸福的笑容，感觉到难得的轻松。然而，这看似平静的睡眠背后，也许暗藏着我们不经意埋下的安全隐患，甚至有些是好心办出的坏事。不信的话，我们一起来逐项查对宝宝的睡眠环境是否安全吧！

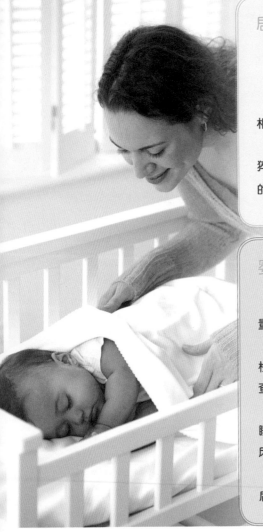

## 居室环境标准

　　1. 向阳、通风、清洁、安静。

　　2. 装饰简洁明快，避免新近装修。

　　3. 室温最好能控制在 18℃～26℃之间，相对湿度在 60% 左右为宜。

　　4. 严禁在室内吸烟。烟雾会增加婴儿猝死综合征的风险，并可能导致其他呼吸道的疾病。

## 婴儿床的选购标准

　　1. 根据宝宝的身高体重购买，确保质量符合安全标准。

　　2. 根据制造商的说明安装，注意定期检查（倘若使用的是二手物品更需注意检查），确保所有部件严密无安全隐患。

　　3. 如果因为母乳喂养而需要和宝宝同睡，建议选购亲子床——一种可以依附在大床边上的专门的婴儿床。

　　4. 当宝宝在睡眠中会自主翻身或滚动后，标准的婴儿床更加安全。

## 婴儿床品的布置标准

1. 床垫要结实平坦，确保其尺寸与床或摇篮相符，床单光滑平整。绝对不要让小婴儿睡在柔软的表面上，例如棉被、枕头、沙发、水床等。

2. 给婴儿保暖但不要过热，可以给他穿合身的棉制连体婴儿服或睡袋，并保持卧具清洁。

3. 让一切柔软的、纤细的和可能脱落的物件都远离婴儿睡觉的地方，比如松散的毛毯、柔软的被子、羽绒枕、绒毛玩具以及有容易脱落的小配件或者有小细线绳索的玩具等，防止绒毛和灰尘刺激婴儿脆弱的呼吸道。

4. 宝宝睡觉的地方要远离窗户和火源，远离窗帘、帷幕、挂帘等悬挂着易被拉脱的物件，防止宝宝醒来后拉拽发生危险。

## 特别提醒

1. 任何时候都不要让熟睡中的宝宝独自待着，不要让宝宝在无人看护的情况下醒来，无人看护是导致儿童安全事故发生的重要原因之一。

2. 不要让没有接受过训练的宠物接近熟睡的小婴儿，也不要让稍大一些但还未懂事的宝宝和熟睡的小婴儿独处。

3. 如果需要短暂离开婴儿，一定事先拿开婴儿车和婴儿床上悬挂的玩具。

4. 如果宝宝非要和父母一起睡在大床上，父母一定不能饮酒或使用安眠药物等，以免睡得过沉，意识不到宝宝的需要或者一不小心压到他。

5. 注意全家人的健康状况。

6. 主要照看者有必要学习一些急救的知识。

## TIPS：和孩子同床睡还是分床睡

　　这个问题就好像哈姆雷特的困境，答案因人而异，没有人能给出一个权威答案。一些研究发现，婴儿与成人同床睡眠时，成人的被褥等可能危及婴儿的呼吸，成人失去警觉的熟睡可能危害婴儿的安全，增加婴儿猝死综合征（SIDS）的概率；但也有一些研究发现，婴儿与成人同床睡眠，并不是导致 SIDS 的危险因素；还有一些研究发现，婴儿与成人同床睡眠，不仅不是一个危险因素，反而可以保护婴儿免于 SIDS，成人的呼吸、动作和声音可以刺激婴儿的呼吸……

　　研究和发现并没有简单的对或错，看起来明显相悖的结论，其实反映出来的是问题本身的复杂性。因为 SIDS 的后果非常可怕，所以，对这个问题简单而安全的建议是：最好不要让婴儿与成人同床睡眠。虽然婴儿与成人同床睡眠便于哺乳和安抚，甚至便于成人照顾疾病中的婴儿，但最好还是在婴儿睡着后把他放回婴儿床——可以使用亲子床与成人同室睡眠。

　　当然，这个建议不等于说婴儿与成人同床睡眠一定不安全，每一个家庭可以根据具体情况自己权衡后再决定。

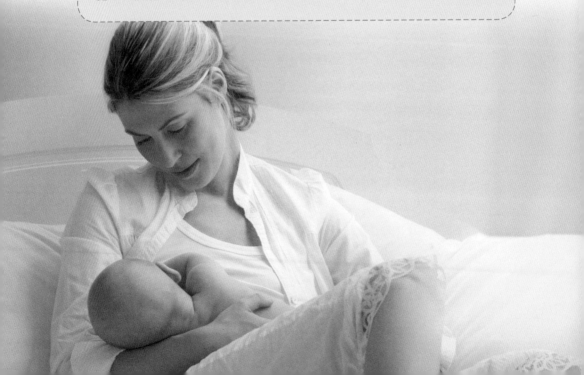

# 节假日，全家也能享有优质睡眠

　　每当节日临近，爸爸妈妈们都会有很多计划，例如利用假期让宝宝学会自己睡觉，带宝宝参加亲朋聚会或外出游玩……可是，在节日期间，各种意外的情况都会干扰到宝宝的睡眠。那怎样才能在愉快聚会、快乐出行的同时，不打乱宝宝已经规律的睡眠习惯，让孩子过一个愉快健康的节日呢？找到策略之前，我们要先理清楚，节日里哪些因素影响了宝宝的睡眠。

## 谁偷走了宝宝的优质睡眠

### "我太累了"

> 　　节日期间，亲朋好友聚会，父母常常在忙碌中忽视了宝宝的正常睡觉时间，在宝宝已经开始犯困的时候，或者大一点的宝宝突然变得"人来疯"时，父母未能及时催促宝宝上床睡觉，结果等大人准备好时，宝宝已经因过度疲倦变得烦躁不安而难以入睡了。

### "我身体不舒服"

> 　　节日期间，各种娱乐、聚会、聚餐会打乱了宝宝的日常生活规律，三餐也不会像往日那样定时定量。作息时间不固定和睡眠时间的减少，都可能引发消化系统和呼吸系统的疾病，进而影响到宝宝的睡眠。

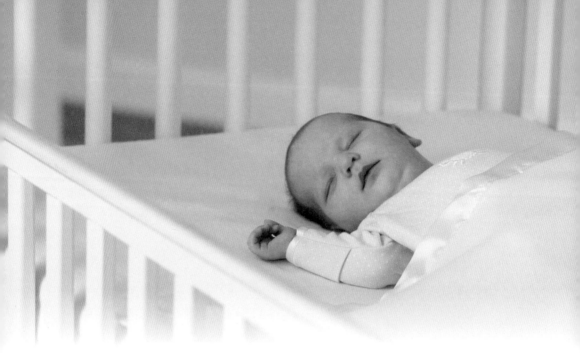

## "太好玩了，可是我实在撑不住了，让我眯一会儿"

> 走亲访友的途中，宝宝看到满眼的新鲜事物，会激动得不愿意安分下来。但小孩子毕竟精力有限，刚一到目的地，就会因为困倦呼呼大睡起来。这样的睡眠就会打乱宝宝正常的作息时间。

## "换了新地方我睡不习惯"

> 宝宝换到一个新的环境，一方面难以维持在家时的睡前程序，另一方面也会因为环境陌生而产生不安全感，原有的睡眠秩序被打乱，甚至有的宝宝回家后也会整夜难以安睡。

## "鞭炮声让我害怕"

> 放鞭炮是春节里不可或缺的一项活动，突然的鞭炮声会惊醒尚在睡梦中的宝宝，可能让宝宝难以继续安睡。

# 让宝宝在节日里享有优质睡眠的策略

1. 考察住宿条件。对于长途出行而言，为了不扰乱宝宝的睡眠规律，建议父母提前考察宾馆或酒店的住宿条件，除了保证安全、安静之外，必要时可让宾馆加一张小床。

2. 安睡出行包。出发前，需要为宝宝准备"安睡出行包"，一般包括宝宝心爱的安抚物、喜欢的睡衣睡袋、睡前故事书……甚至是一张睡前音乐CD和一条家里常用的床单，这些都能帮助宝宝进入睡前程序，迅速安静下来。当然还得带上常备药物和婴儿清洁用品，药箱里务必准备体温计、婴幼儿退热药等，以备不时之需。

3. 交通工具上安排小睡。可以把乘坐交通工具的时间，安排成和平时宝宝日间小睡的一部分时间重叠。尽管我们更希望宝宝睡眠时能够在床上而不是在动荡的车厢里，但是在安排假期出行时，尤其是如果你们必须在交通工具上一坐就是连续几个小时，能让宝宝在这段时间里睡着，对所有人来说都会轻松很多。如果要开始一段自驾行，千万别忘了带上孩子的安全座椅和坐便器！

4. 陌生环境营造睡眠氛围。宝宝刚到一个陌生环境，往往会好奇而敏感，不易入睡，直到对环境熟悉后，才自然地容易入睡。这时父母务必继续维持原先的作息时间，保持原先的睡前程序，尽量营造与家里一样的睡眠氛围，比如把房间布置得和家里的相似，大一点的宝宝可以参与新环境的布置。

5. 科学调节饮食。不要因过节随意打乱了宝宝的饮食习惯和规律。在饮食均衡的同时，还要注意饮食不要过量，以免宝宝出现肠胃不适，进而影响睡眠质量。

6. 提前约访。如有亲朋来访，请事先和他们约定时间，时间可以定在宝宝精力充沛的时段。到了宝宝该睡觉的时间，不管客人还在不在，都要执行睡前程序，让他及时回到床上去。

7. 注意宝宝疲倦的表现。揉眼睛、拉耳朵、淡淡的黑眼圈都是疲倦的表现，如果宝宝开始有这些表现，就应该赶紧让他睡觉了。

8. 营造健康的睡眠环境。不在室内抽烟，以保证室内空气洁净。另外，适宜的温度（冬季卧室温度保持在20℃）和湿度（60%左右）也会让宝宝在睡眠过程中备感舒适。

9.鞭炮声中巧安抚。你需要事先了解当地每年这个时候的放鞭炮情况，来预先判断一下严重程度。如果往年都非常热闹，今年又没有禁止燃放，你就需要有所准备：设法把宝宝的床安置在相对安静的位置；在鞭炮声最热闹的那几天，睡觉前和睡觉时给宝宝播放舒缓的音乐，盖住周围的噪音；用暖耳朵的耳罩护住宝宝的耳朵；在烟花爆竹声大作的时候，尽快回到宝宝的身边，以防他突然被惊醒；宝宝一旦被巨大的声音惊醒，你需要尽量给予他安抚，可以轻拍他与他低声说话，小的宝宝可以考虑搂抱在怀里。特别需要提醒的是，2岁以内的宝宝不适合近距离观看烟花。

## 特别提醒

1.如果你计划的是一次跨时区的旅行，请计划好出行时间，通过调整日间小睡时间来倒生物钟，而且你需要预留时间，回家后再把这个生物钟倒回来。

2.千万不要尝试取消宝宝白天的小睡或者将睡眠延长。你需要时刻提醒自己，宝宝睡得越少越晚，就越不容易入睡，睡得也越不安稳。所以要坚持白天的小睡，坚持晚上让他及时回到床上。

3.假如已经独睡的宝宝趁着出行在外的机会再次赖到你的床上，你可以尝试把他送回自己的床上，或者向他声明，一旦回到家，就必须与原先一样睡回自己的床上去。

4.最好提前两天回到家中，以便集中精力让孩子迅速恢复正常的作息规律。

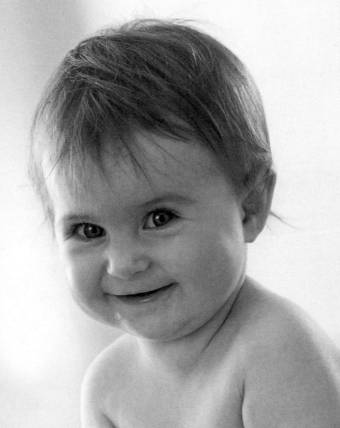

# Part 6
## 第六章
# 解密宝宝的大小便

宝宝的大小便是宝宝健康的晴雨表，是衡量宝宝健康状况的重要指标，父母们通过观察宝宝大小便的气味、颜色和性状，可以大致了解宝宝的健康状况，进而及时采取相应的处理措施。

# 大便是宝宝健康的晴雨表

　　婴幼儿期宝宝胃肠道发育尚未成熟，喂养方式和食物种类也经常变化，因此，很容易发生消化道疾病。宝宝大便情况的改变通常可能是宝宝消化系统问题的预警信号。

## 婴幼儿的各种正常大便

| | |
|---|---|
| 新生儿的大便 | 新生儿一般在出生后 12 小时内开始排出墨绿色（有的说法是黑色）的、黏稠的、无臭味的胎便。早产儿由于胎便形成较少，肠蠕动乏力，通常胎便排出延迟，若排出延迟超过 24 小时，须排除消化道畸形。胎便可在 3～4 天内排完，此后，大便颜色逐渐呈黄色 |
| 母乳喂养宝宝的大便 | 母乳喂养宝宝的大便呈软膏状，大都为金黄色或黄色，偶尔呈淡绿色，可见到奶瓣，无明显气味或略有酸味。母乳具有轻泻作用，所以 1 天 10 次大便不算异常；母乳容易消化吸收，所以 10 天 1 次大便也很正常 |
| 奶粉喂养宝宝的大便 | 奶粉喂养宝宝的大便呈泥状，大都为淡黄色或黄色，偶尔呈淡绿色，可见到奶瓣，无明显气味或略有臭味。奶粉喂养宝宝比母乳喂养宝宝的大便次数一般要少，通常 1 天 1～4 次 |
| 混合喂养宝宝的大便 | 大便的性状、颜色、次数等都介于母乳喂养宝宝和奶粉喂养宝宝之间 |
| 辅食添加后宝宝的大便 | 辅食添加后宝宝的大便逐渐成形，大都为黄色或褐色，也可呈现吃入的某种食物的颜色，可见到未消化的食物颗粒，有（氨）臭味。辅食添加后宝宝的大便次数并不一定，1 天 1 次或 1 天 3～4 次均有可能 |

| 正常用餐后宝宝的大便 | 正常用餐后宝宝的大便基本成形，大都为深黄色或褐色，偶尔可见到未消化的食物颗粒，（氨）臭味较之前加重。正常吃饭后宝宝的大便次数可能较之前会减少，排便逐渐规律 |
| --- | --- |

## 大便气味、颜色和性状中暗藏的疾病信号

宝宝身体不适，通常会从大便上反映出来。因此，我们可以从大便气味、颜色和性状上来分析宝宝的健康状况。

### 大便的气味

| 酸臭味 | 辅食添加前宝宝的大便会略有酸味。如果大便有明显的酸臭味，可能因为进食了酸味的食物，或者吃了脂肪类和淀粉类食物后消化不良 |
| --- | --- |
| 腥臭味 | 腥臭味的大便通常可能是感染性或非感染性腹泻的表现。腥臭味明显的大便通常表示消化系统有出血 |
| 臭鸡蛋味 | 出现奇臭无比的臭鸡蛋味大便，通常与蛋白质摄入过多有关 |

### 大便的颜色

| 黑色 | 黑色食物和铁剂或含铁丰富的食物容易让大便变黑；胃和十二指肠出血，量又不是很多，大便也会呈现黑色 |
| --- | --- |
| 绿色 | 绿色食物、铁剂或含铁丰富的食物、过度喂养或饥饿都会让大便呈现出绿色。绿色泡沫状的大便可能与乳糖摄入过多有关，也可能与食物过敏有关。绿色稀便可能与感冒受凉有关 |

| 红色 | 首先要考虑是否进食了大量的红色食物。如果红色在几分钟内自然褪色，可能是正常脱落的肠黏膜；如果红色在几分钟后逐渐变黑，考虑是出血问题。若血液和大便混在一起，多考虑是下消化道出血，上消化道大出血也会呈现红色；若血液只是附着在大便表面，要考虑是息肉、肛裂 |
| --- | --- |
| 灰白色 | 出现白陶土样大便，可能存在胆道阻塞 |

## 大便的性状

| 油油的 | 提示食物中的脂肪过多 |
| --- | --- |
| 蛋花汤或水样 | 通常提示存在感染 |
| 有血丝 | 如果血丝附着在大便表面，常常由于肛裂所致。如果大便中混有少量的血丝，没有发热或伴随低热，可能伴随皮肤和呼吸道过敏症状，首先考虑食物过敏引起。如果稀水样便混有少量的血丝，可伴随发热，大便常规检查结果偶见红/白细胞，考虑病毒感染。恶臭的脓血便，大便常规检查结果中白细胞高于 15 ～ 20 个/HP（高倍视野），同时伴有红细胞，有伴随发热，可能为细菌感染性肠炎。如果泡沫样便或稀水样便混有少量的血丝，没有发热或伴随低热，伴有腹胀、腹痛、排气等症状，且腹泻已超过 1 周以上，考虑可能继发性乳糖酶缺乏。如果大便中带血丝，伴严重的哭闹，甚至呕吐，但没有发热，需要考虑肠套叠 |
| 有黏液 | 如果正好有呼吸道疾病，可能是进入消化道的痰液。如果正好在辅食添加阶段，也可能是蔬果类食物摄入量太多了。若黏液伴有脓血，提示可能有细菌感染 |
| 有泡沫 | 常提示食物中的淀粉或糖分过多。宝宝长时间哭闹，吞咽下大量空气，大便中也会混有泡沫。当发生一些感染性疾病时，也会出现泡沫样的大便 |

| 有奶瓣 | 正常大便偶尔会有奶瓣。过度喂养、当宝宝摄入了超过自身消化能力的奶时，大便中会有奶瓣。当奶粉冲泡过浓或换奶粉后宝宝对新奶粉不适应时，大便中也会出现奶瓣 |
| --- | --- |
| 有未消化的食物颗粒 | 正常辅食添加过程中大便中也会有未消化食物颗粒；过度喂养，或者某种食物摄入过多，或者食物做得不够细软宝宝无法消化时，大便中都会有未消化的食物颗粒 |

## 看懂大便常规报告单

宝宝生病以后，除了做血常规检查，有的时候还需要做大便常规检查。现在我们来讲讲大便常规报告单该怎么看。

大便常规报告单以"-"代表结果正常，以"±"代表结果可疑，以"+"代表阳性，并且从"+"到"++++"表示递增的严重程度。

若大便有黏液、脓血，大便常规白细胞和／或红细胞>10～15个/HP（高倍视野），结合病史可考虑为细菌感染，并须做进一步的大便培养和药敏检测。

若大便呈稀水样，大便常规未见或偶见红／白细胞，结合病史可考虑为病毒感染或并发乳糖不耐受。

### TIPS：大便常规检查注意事项

1. 将新鲜排出的大便，取指甲盖大小，放进干净的小盒或保鲜袋内，1～2小时内送至医院检查。

2. 1次大便常规检查不一定能确诊，必要时应做多次检查协助诊断。

# 宝宝小便中的健康密码

小便也是衡量宝宝健康状况的重要指标之一，细心的妈妈通过观察宝宝的小便次数、颜色、味道和量，可以及时发现宝宝的身体异常。

## 婴幼儿各时期的正常小便

新生儿一般在出生后 24 小时内排尿。但也有宝宝会在分娩过程中就排出第 1 次尿，所以出生后的第 1 天里可能不再排尿。总体说来，出生头 3 天的宝宝，尿量很少，与胎便一起混在尿布上，的确不容易被发现。但如果出生后 48 小时确实无尿，则要考虑有无泌尿系统畸形。

最初几天，新生儿的小便中常会有赭红色尿酸盐沉渣排出，染在尿布上看起来很像血迹。不必为此担忧，随着奶量的增加，尿量也会增加，红色的尿液会自行消失。由于新生儿的膀胱容量小，肾脏浓缩功能不成熟，随着奶量的增加，新生儿每日排尿可达 20 次左右。

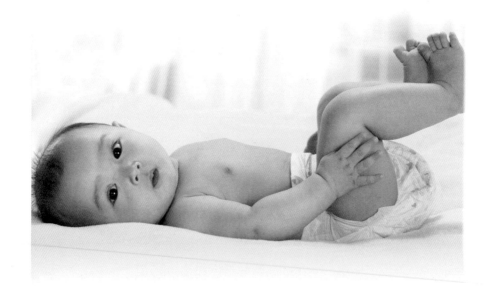

## 小便的次数和量

小便的次数和量会受到年龄、液体摄入、不显性失水（体温、呼吸、环境温度和湿度）、精神因素、药物、疾病等因素的影响，实际个体差异很大，并没有一个统一的标准，以下表格内数据仅做大致参考。

| 年龄 | 每天排尿次数 | 每天排尿总量 | 每天每千克体重需水量 |
| --- | --- | --- | --- |
| 出生～第3天 | 4～5次 | 0～80mL | |
| 第4天～第10天 | 20～30次 | 30～300mL | |
| 第11天～2月龄 | 20～25次 | 120～450mL | 120～160mL* |
| 2月龄～6月龄 | 15～20次 | 200～450mL | |
| 6月龄～1岁 | 15～16次 | 400～500mL | |
| 1岁～3岁 | 10次左右 | 500～600mL | 110～150mL* |

＊包含食物中的水分，如果天气炎热或宝宝活动量较大，可以酌情增加。
＊宝宝的尿液颜色和尿量是判断是否需要补充水分的可靠指标，喝水太多也会增加肾脏负担。

## 小便的气味

宝宝新鲜排出的小便是没有特殊气味的（也有说母乳宝宝新鲜排出的小便有淡淡的奶香味），但在空气中存放一会儿后，尿素分解就会释放出氨（臭）味。

如果宝宝的小便突然变得有明显的臊味，通常可能是因为液体摄入量少了、排汗量大、气候炎热等，尝试让宝宝适当增加饮水、饮奶，摄入水分丰富的水果蔬菜，适当减少高蛋白质和高脂肪的食物。如无明显改善，需要就医检查，排除某些疾病的前期表现。

## 小便的颜色

宝宝小便的颜色主要与饮水（奶）的量及排汗的情况有一定的关系。一般来说，饮水（奶）量较多排汗较少的宝宝尿量较多，颜色较浅；饮水（奶）量较少排汗较多的宝宝尿量较少，颜色较深。在正常饮水（奶）和排汗的情况下，清晨起来第一次小便的颜色相对深一些。

| 正常 | 宝宝正常的尿液颜色是无色透明或浅黄色的，在空气中存放一会儿后，会有沉淀物析出 |
|---|---|
| 黄色 | 排除服用 B 族维生素的情况，主要考虑液体摄入不足，常见于炎热的夏季。如补充足量液体后无明显改善，应就医，排除肾脏疾病等 |
| 浓茶色 | 常见于严重的新生儿黄疸、血红蛋白尿 |
| 乳白色（米汤样） | 宝宝饮水不足时，尿液浓缩，尿液中的磷酸盐、尿酸盐结晶，会使小便呈现乳白色，多见于寒冷的冬季，适当保暖和增加饮水即可。此外，当大量进食苹果、柿子等含磷酸盐、碳酸盐较多的食物时，也会出现乳白色的尿液 |
| 粉色 | 宝宝饮水不足时，尿液浓缩，尿液中的草酸盐结晶，会使小便呈现粉红色，多见于炎热的夏季，适当控制环境温度和增加饮水即可。如果同时伴有发热、排尿哭、排尿次数增加、胃口差、精神差等症状，应就医，排除泌尿系统感染 |
| 红色（血尿） | 血尿在儿童期常见。一些药物会引起血尿，很多泌尿系统疾病如感染、结石等也会表现为血尿，发现血尿应及时就医诊断 |

## 看懂尿常规报告单

宝宝的小便出现异常，家长不要惊慌失措，先找可能原因，必要时请医生协助检查诊断。关于尿常规检查，你需要了解以下内容：

尿常规报告单以"－"代表结果正常，以"±"代表结果可疑，以"＋"表示阳性，并且从"＋"到"＋＋＋＋"表示严重程度的递增。

尿蛋白（PRO）：正常参考值"－"，尿蛋白持续增多见于肾脏疾病或发热、受寒、剧烈活动和特殊体位等。

白细胞（WBC）：正常参考值＜ 5 个 /HP（高倍视野），大量白细胞提示尿路感染，常见于尿道炎、膀胱炎、肾盂肾炎等。

　　红细胞（RBC）：正常参考值"-"或"偶见"，> 3 个 /HP（高倍视野）提示镜下血尿，常见于泌尿系统感染、结石等。小儿发热时，尿常规也会检出红细胞，通常建议在退热后复诊几次尿常规。

　　需要特别指出的是，尿路感染是小儿常见病，常见表现为尿频、尿急、尿痛。小宝宝遇到这种情况无法用语言表达，家长也难以判断。如果有不明原因的发热、烦躁、哭闹、胃口差等症状时，医生建议给宝宝检查尿常规，家长千万不要拒绝。

## TIPS：尿常规检查注意事项

1. 要用新鲜尿液，最好是新鲜的晨起尿液。
2. 留取中段尿，即不用先排出的一部分尿，只留取中段部分。
3. 尿常规检查前 3 天避免特殊用药。

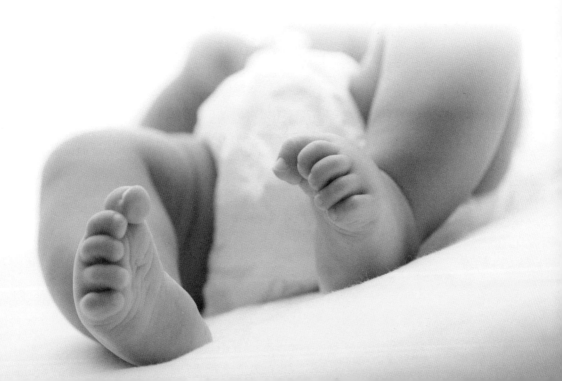

# 如厕自理——请尊重宝宝自己的时间表

在宝宝如厕自理这件事情上，当代父母的社会压力不能说不大。也许周围朋友的孩子在这个年龄已经摆脱了尿布，所以你认为自己的孩子也应该摆脱尿布；也许你正期待另一个小生命的到来，所以希望大孩子尽快摆脱尿布，能让你之后的生活稍感轻松一些；也许你的父母强烈要求你尽早给孩子进行如厕训练，不然他们会为你的"不负责任"感到汗颜……其实，与父辈和祖辈们一样，我们努力地促使宝宝的身体保持清洁干爽，只是我们的内心非常清楚，宝宝学习各种技能的过程中，内因起到了主导作用。

## 宝宝的如厕自理时间表

在更换了数月的尿布之后，你可能已经等不及想要教会宝宝怎样如厕了，但是，在宝宝的生理和心理没有准备好之前，我们不能急于求成。

小婴儿的生理还没有发育完全，一旦膀胱和肠道充盈，就会反射性地随时排空。所以，宝宝要到连接膀胱和肠道的神经通路完全成熟之后，才会逐渐意识到自己正在排尿或者排便，这通常要等到 18 月龄左右（可能会稍早也可能会更晚）。然后，他需要一些时间去熟悉排便或排尿前的感觉，并且产生生理上的控制力，这通常要等到 2 岁半左右（当然，可能稍早也可能稍晚一些）。当宝宝对充盈的膀胱和肠道有了一定的控制力，接下来就是培养他使用坐便器的习惯和意愿。

我们的父辈和祖辈在孩子如厕训练的这个问题上都曾付出大量的时间和精力，随着科学技术的革新和教育态度的转变，当今父母对宝宝的如厕训练足足向后推迟了至少 14 个月，但如今的宝宝如厕自理的时间并不比以前的宝宝要晚。

**特别提醒**

在宝宝尚未做好生理和心理上的准备之前，进行如厕训练毫无意义。研究表明，18月龄甚至更早开始如厕训练的宝宝，通常4岁时才能完全脱离尿布，而2岁左右开始如厕训练的宝宝，通常3岁左右都能完全脱离尿布。

宝宝如厕自理的早晚与智力没有关系。一个很晚学会爬行的宝宝，学会如厕技能不一定比别人晚；一个很早学会如厕技能的宝宝，掌握阅读技能也不一定比别人快。与学习其他任何新技能一样，每个宝宝有自己掌握如厕技能的方式和速度。通往成功最快的路线就是听从宝宝的"指导"，不要着急，跟随宝宝的节奏和速度，耐心等待时机的成熟。

宝宝如厕自理的早晚与基因有很强的关联性。如果你们夫妻双方的家族成员在如厕自理这件事情上均有优良的表现，那么你们的宝宝在如厕自理上的表现自然也不会差到哪里去。

女宝宝通常比男宝宝脱离尿布更早更快。女宝宝在任何一年龄段都比男宝宝成熟得更早。当同龄的男宝宝对如厕训练还表现得兴趣缺缺时，女宝宝可能已经向如厕自理迈出了很大一步。而且在如厕训练的过程中，男宝宝较女宝宝更容易出现小状况——尿裤子。

双胞胎中的某一个可能会比另外一个更早做好如厕训练的准备，即使是同卵双胞胎，他们的成长步伐也会有所不同。看到兄弟／姐妹的进步，可以激励另外一个宝宝也向前发展，但是别忘了，成长不是比赛，如果其中一个宝宝先表现出如厕训练的兴趣，尽量用低调的方式鼓励他，不要让另外一个宝宝感到有压力或因此造成退步。

能够大便自理的发展过程

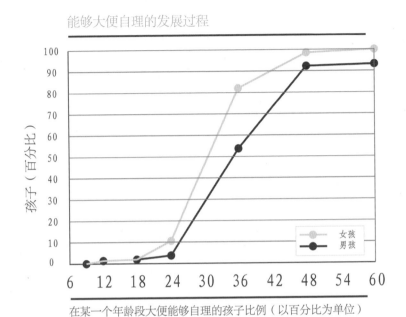

在某一个年龄段大便能够自理的孩子比例（以百分比为单位）

晚上不尿床的发展过程

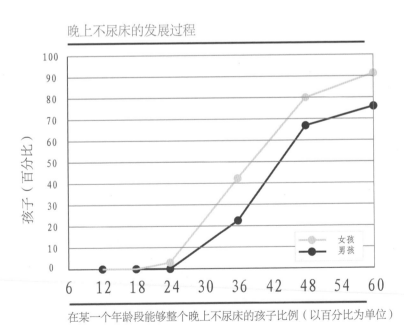

在某一个年龄段能够整个晚上不尿床的孩子比例（以百分比为单位）

## TIPS：这些迹象表明宝宝已做好如厕训练的准备

宝宝是否已经准备好学习如厕技能，他也许不会用语言告诉你，但你要仔细观察。出现以下的迹象，说明宝宝可能已经做好了如厕训练的准备。

1. 宝宝在一天中的一段时间内能保持尿布干爽至少 2 小时，或者白天小睡后仍旧保持尿布干爽，说明他逐渐对膀胱有了一定的控制力。

2. 宝宝停止玩耍，呆着不动，看着你，试图告诉你发生了什么，说明他已经能意识到自己正在排尿或排便。

3. 虽然充分饮水，但宝宝的尿布经常是干的，说明他可以在一定时间内控制不排尿。

4. 能听从指令，希望讨好你、模仿你，并对大人使用厕所表现出兴趣。

5. 宝宝表现出各种独立意识，渴望能自己做些事。

6. 宝宝能够协调动作，舒适地坐到坐便器（儿童坐便器）上，甚至自己穿脱裤子。

7. 宝宝开始规律地排便。

## TIPS：这些情况下你可能需要考虑推后实施如厕训练

如果宝宝的生活正在发生巨大的变化，还是等调整到正常状态后再考虑学习新技能。对于一个正在努力适应变化的人而言，一个"小小要求"都可能是"压垮骆驼的最后一根稻草"。

1. 刚换了主要照看者，包括换保姆。

2. 家庭成员的变化，如亲人分离、父母离婚、新添弟弟妹妹等。

3. 搬家或暂居别处。

4. 近期有身体不适，如疾病、预防接种、离乳、萌牙等。

5. 刚开始加入群体生活。

如果宝宝新添了弟弟妹妹，千万别急于对他进行如厕训练。宝宝开始适应与另外一个宝宝分享你的关注和爱护时，可能会在一段时间内变得不如以前那么合作，要先给他一段时间来适应弟弟妹妹的到来。

## 如厕训练课

其实，如厕训练并不是真的通过专门训练来学习如厕，而是通过模仿来学习如厕。家里有哥哥姐姐的宝宝，有哥哥姐姐做榜样，如厕训练相对是件容易的事情；家里第一个出生的宝宝（长子、长女），如果家长不做好示范（男孩需要父亲示范，女孩需要母亲示范），如厕训练的难度就可能相对较大。

穿着较少确实有助于宝宝尽快掌握如厕技能。大多数妈妈会选择在天气温和的时候给宝宝进行如厕训练——轻装上阵甚至一丝不挂——毫无疑问，不用事先脱去层层衣物，宝宝更愿意学习也更容易学会如厕。但是，假如宝宝已经表现出做好如厕训练的准备，即使是冬天，只要把室内弄得足够温暖，都可以开始如厕训练。

当宝宝做好如厕训练的准备，整个如厕学习的过程大致分以下几个阶段：让宝宝认识并愿意使用坐便器，逐渐脱离尿布，正确处理尿裤子事件，引导宝宝从坐便器走向卫生间，解决外出如厕的问题，解决夜间尿床的问题。

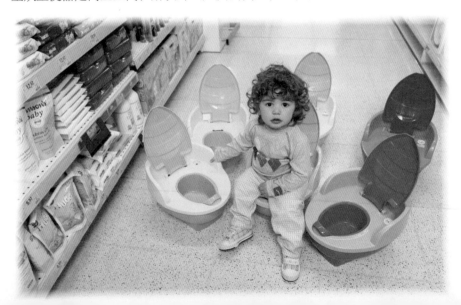

## 第1课：让宝宝认识并愿意使用坐便器

### 1. 让宝宝知道坐便器的用处

常给他看其他宝宝使用坐便器的图片，或让他看哥哥姐姐是怎样使用坐便器的，你们又是怎样使用成人坐便器的，这样有助于让他认识到坐便器是用来大小便的。

### 2. 带宝宝一起去选一款他喜欢的坐便器

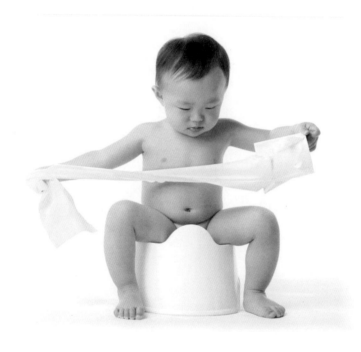

为宝宝选择坐便器应大致遵循以下原则：结实，耐用，轻便，易于清洗。底部宽大的坐便器不容易被踢翻；内部曲线形的坐便器较容易清洗；有靠背和扶手的坐便器更加仿真也便于搬动；动物、汽车等形状或者能发声、能变色的坐便器可以增加宝宝如厕的兴趣；防溅罩一定程度上可以预防尿液突然外溅；坐便器盖能防止异味溢出（可以在儿童坐便器内放一张纸,使之更加容易清洗；经常使用温肥皂水清洗能防止异味）。

## TIPS：给宝宝准备成人坐便器还是儿童坐便器

　　通常选后者。首先，儿童坐便器方便携带。你可以把它带到楼上、楼下、客厅、卧室……只要宝宝有需要，就可以迅速把它放到宝宝的屁屁下面。你甚至可以把它带到车上，外出或旅行途中避免尴尬情况。其次，宝宝的身体使用儿童坐便器会感觉更为舒适。即使你在成人坐便器上放上特殊的椅子，坐便器下垫上特别的台阶，对小宝宝来说还是十分不便。如果宝宝执意使用成人坐便器，那就买一个稳健的（可以带扶手的）小马桶座和底部宽大的小矮凳。平时把小马桶座加在成人坐便器上，小矮凳放在成人坐便器前面供宝宝使用。成人使用时可以将小矮凳移开，使用完后务必记得放回原位，以便宝宝能随时使用。

## TIPS：如何让宝宝对坐便器感兴趣

　　让宝宝对儿童坐便器感兴趣并且愿意使用其实并不困难，迈向这一目标的第一步是确定宝宝已经做好了如厕训练的准备。通常，当宝宝的自主性被唤醒，他很容易对坐便器感兴趣。假如宝宝对如厕还没有任何概念，坐便器对他而言不是玩具就是威胁，急于让宝宝使用坐便器的结果，不是让他感到无比困惑，就是可能需要数月才能摆脱恐惧。与其冒险让他对坐便器产生反感，不如什么都不要做。

### 3. 让宝宝认定坐便器是属于自己的

　　可以先把坐便器放在宝宝的房间或游戏间，让他知道这个坐便器是属于他的。待宝宝已经了解坐便器是属于他的后，可以把儿童坐便器放到卫生间里，和成人坐便器放在一起，让宝宝将坐便器和如厕联系在一起。当然，如果宝宝还是想把儿童坐便器放在他的房间或者游戏间里那也没问题，继续让他保持良好的感觉，让坐便器完全在他的掌控之下。

**4.通过游戏让宝宝和坐便器逐渐熟悉起来，并学习表达如厕需求的语言**

比如让宝宝喜欢的娃娃坐在坐便器上，陪宝宝和它玩"嗯嗯"和"嘘嘘"游戏，这样可以让如厕训练变得更有趣。

**5. 帮宝宝从穿着衣服过渡到光着屁股坐到坐便器上**

最初他可能只是穿着衣物坐在坐便器上，当他慢慢习惯以后，就可以尝试把尿布摘掉，如果他乐于光屁屁坐在上面，说明已经完全适应了坐便器。

**6. 让宝宝在有如厕需求时坐一会儿坐便器**

在他晨起后、洗澡前、入睡前以及他有表达如厕需求时，让他在坐便器上尝试"嗯嗯""嘘嘘"一下。无论宝宝是真的在坐便器上排尿或者排便了，还是只是坐上去几秒钟又站起来，都要鼓励他、表扬他。

## TIPS：培如厕习惯的小技巧

1. 让宝宝看大孩子如厕，或者看成人如厕，甚至一起如厕。
2. 与宝宝一起阅读有关如厕的图书。
3. 让宝宝与喜欢的娃娃一起使用坐便器。
4. 让宝宝在坐便器上做喜欢的事情，比如看书、玩游戏。

与学习其他技能一样，宝宝使用坐便器需要多次尝试，积累足够经验，这个过程需要家长们给予宝宝充分的理解、鼓励和支持。

## 第2课：逐渐脱离尿布

### 1.做好物质和精神的准备，迎接如厕训练

确定宝宝已经准备好进行如厕训练时，妈妈要做好以下准备：给宝宝穿容易打理的衣物，准备多条可供宝宝换洗的裤子，甚至备用鞋子、袜子，因为如厕训练的过程中必定交织着成功与失败，尿裤子事件也是如厕训练的一部分；取消近期的旅游等出行计划，因为在如厕训练刚开始时，偶尔使用尿布反而容易把宝宝弄得不知所措；告诉所有家庭成员（照顾宝宝的人）宝宝将开始如厕

训练，以获得大家的帮助和配合。

### 2. 为宝宝穿上适用于如厕训练的裤子

家长可以根据宝宝的特点来选择穿什么裤子。有些家长选择"一次性训练裤"，它的优点是：宝宝可以像穿脱普通内裤那样穿脱它，并且它能吸收意外情况时候的大小便，还不会把其他的衣物弄脏。一次性训练裤的缺点：本质上与一次性尿布一样，宝宝不会感觉到尿湿，使得排尿／排便与坐便器之间难以更好联系，容易因此而放弃使用坐便器。我建议家长使用"大孩子内裤"——普通的棉质宝宝内裤。对于宝宝来说，穿上"大孩子内裤"是走向独立的路上值得骄傲的一步。待宝宝愿意使用坐便器后，你可以尝试除去宝宝的尿布，给他穿上"大孩子内裤"或者"一次性训练裤"，告诉他今天你已经是很能干的大孩子了，已经不再需要尿布了。

### 3. 适时提醒宝宝排尿／排便

提醒宝宝想"嘘嘘"或"嗯嗯"的时候可以叫大人帮助。假如宝宝有较长一段时间没有排尿，或者一小时左右前喝过一大杯奶／水，又或者到了平常该排尿／排便的时间，请给他一些提醒。

## TIPS：宝宝对如厕训练失去兴趣怎么办

　　如果发现宝宝的如厕新鲜感开始消退，妈妈要及时给予宝宝一些小小的激励：

　　1. 让如厕过程变得更加有趣。比如在坐便器里放一条 pH 试纸，宝宝大小便后观察试纸颜色的变化。

　　2. 让宝宝自己掌控一些事情。比如，让宝宝自己拿厕纸，帮忙倒排泄物，甚至让宝宝自己冲洗坐便器等。

　　3. 给宝宝一些实物奖励。比如，宝宝每次顺利使用坐便器后，可以获得一个小贴纸或小零食。

　　4. 给宝宝一些精神奖励。比如，宝宝顺利使用坐便器后，给他喜欢的家人打一个电话，让宝宝告诉他们自己有很大进步，长大了。

## 第3课：正确处理尿裤子事件

### 尿裤子事件很正常

就像宝宝在学步初期必然会经历摔倒一样，几乎所有宝宝在学习如厕技能的过程中也不可避免会发生尿裤子事件。如果你能坦然接受这个事实，就能怀着轻松平静的心态来妥善处理宝宝尿裤子事件。随着宝宝的成长，尿裤子现象终会消失。

### 尿裤子事件发生的原因和对策

即使宝宝已经成功使用坐便器好几个月了，偶尔尿裤子也应该被接受和谅解。找到"失误"出现的原因，并采取相应的对策比起向宝宝发脾气更有利于宝宝的成长。

| | 常见原因 | 对策 |
|---|---|---|
| 我累了 | 当宝宝疲倦或需要睡眠时，他很少会意识到需要找坐便器，并且对膀胱和肠道的控制力也会有所下降 | 不要让宝宝过度疲劳，也不要让他错过睡眠时间 |
| 我没赶得及坐到坐便器上 | 宝宝通常会在尿意、便意最强烈的时候才意识到需要找坐便器，但此时往往已经来不及坐到坐便器上 | 让坐便器离宝宝近一些，必要的时候（比如大量喝水、吃奶后半小时到1小时）提醒宝宝去使用一下坐便器，但提醒的频率不要太高 |
| 我没注意到我需要坐便器 | 当宝宝全神贯注于某活动时，他很少会意识到需要找坐便器，并且对膀胱和肠道的控制力也会有所下降 | 必要的时候提醒宝宝去使用一下坐便器，但提醒的频率不要太高 |
| 我不小心忘记找坐便器了 | 对于宝宝来说，这个世界是如此精彩，以至于有时候他会忘记自己需要找坐便器 | 必要的时候提醒宝宝去使用一下坐便器，但提醒的频率不要太高 |
| 我还没习惯变化 | 刚换了主要照看者，包括换保姆；家庭成员的变化，如亲人分离、父母离婚、新添弟弟妹妹等；搬家或暂居别处；刚开始加入群体生活等，这些意外事件，可能引起宝宝在如厕训练过程中发生暂时性的退步 | 等调整到正常状态后再考虑让宝宝学习新技能 |

| 常见原因 | | 对策 |
|---|---|---|
| 我的压力比山大 | 在如厕训练过程中，经常性的批评责罚会给宝宝带来巨大的压力和困扰，宝宝会因此变得很抵触，训练将无法顺利进行 | 保持轻松积极的态度，要时刻表扬宝宝的小进步，理解宝宝的小失误 |
| 我不舒服 | 宝宝近期有身体不适，如疾病、预防接种、离乳、萌牙等 | 等调整到正常状态后再考虑让宝宝学习新技能 |
| 我尿尿时很难受 | 尿路感染是小儿常见病，常见表现为尿频、尿急、尿痛。如果宝宝在白天和夜间都经常尿湿，或者不断地滴尿，或者说尿尿时感到疼痛，很可能泌尿系统发生了感染 | 请就医检查，及时诊疗，在宝宝恢复健康前暂停如厕训练 |
| 我的肚子不舒服 | 腹泻或便秘会让宝宝对肠道的控制力有所下降 | 及时诊疗，在宝宝恢复健康前暂停如厕训练 |
| 我还不会穿脱裤子 | 如果宝宝还没有学会穿脱裤子，或者裤子穿脱起来很费劲，最终还是会弄脏衣服 | 给宝宝穿容易穿脱的衣物，必要时帮助宝宝穿脱裤子。尽管连体衣裤在其他方面比较实用，但在宝宝如厕训练过程中，一件合体的T恤和有松紧带的裤子是最实用的选择 |
| 我还没准备好 | 如果宝宝尿裤子的情况频繁发生，也许意味着他还没有做好如厕训练的准备 | 参考 P215 "这些迹象表明宝宝已做好如厕训练的准备"，重新评估一下，宝宝是否做好了如厕训练的准备 |

### 处理尿裤子事件的方式

无论是宝宝忘记使用坐便器弄脏了衣物，还是在使用坐便器过程中不小心弄脏了衣物，请快速且平静地帮助他清理衣物。一定要向宝宝表示同情。弄脏了衣物的宝宝已经很受惊吓了，他并不希望发生这样的事情，而且肮脏潮湿的衣物会让他感到局促不安。请给慌乱中的宝宝一个温暖的拥抱，告诉他，相信下一次他能做得更好。

不要大声批评斥责宝宝。大声批评宝宝、对宝宝发脾气、要求宝宝道歉或认错，只会让他感到更害怕，甚至开始对如厕训练产生抵触。用平静的态度对待，他才能迅速回到如厕训练的正确轨道上来，下一次才容易做得好。

不要惩罚宝宝继续穿着脏衣物。试图通过让宝宝继续穿着脏衣物给他一个教训，只会令宝宝感到更加心烦意乱、羞愧难安。请平静温和地对宝宝说："来，让我们去换上干净的衣服、裤子吧，下一次要记住用你的坐便器哦。"并快速地帮助宝宝清理好衣物。

也不要告诉宝宝说他还小。说宝宝还小之类的话，会让宝宝找到退缩的借口，这并不利于宝宝的成长。

**TIPS：如厕训练不是比赛，远离家长之间的攀比**

宝宝在学习如厕技能的时候有自己的进度，不要让家长的负面情绪影响到孩子的学习进度，甚至影响你和宝宝之间的亲密关系。要记住，如厕训练不是比赛，让宝宝和其他宝宝"竞争"是很不公平的，家长也要学会忽略他人的评论，宝宝如厕自理的早晚并不能反映你养育宝宝的能力。

## 第4课：引导宝宝从坐便器走向卫生间

当宝宝很乐意使用坐便器时，也许他也可以尝试使用卫生间了，但是，有些宝宝可能会对使用卫生间表现出抵触。帮助宝宝克服上卫生间的抵触情绪，可能需要一些时间和耐心，你充满爱意的支持和理解在这个过程中显得尤为重要。

| | 常见原因 | 对策 |
|---|---|---|
| 我不喜欢卫生间 | 卫生间地面太湿太滑、马桶和洗手台太高、冲水的声音太大等等，都会让宝宝对上卫生间有不愉快的体验 | 让卫生间的地面保持干爽，给宝宝准备一个儿童尺寸的马桶，或者为他准备一个结实的踏脚凳以便他能使用马桶和洗手台，确保他能拿到卫生纸…… |

| | 常见原因 | 对策 |
|---|---|---|
| 我不喜欢大马桶 | 大部分宝宝对张着"大嘴巴"、冰冷坚硬的马桶天生有一种畏惧感 | 让宝宝看到大人们和哥哥姐姐是怎样使用马桶的;带他仔细看一看摸一摸马桶;当他尝试使用马桶的时候,请在一旁陪着他,与他说说话,给他一些鼓励 |
| 我不喜欢被强迫 | 2岁左右的宝宝开始渴望能用自己的方式做事,在卫生间或坐便器上解大便,在他们眼中那是大人们的意图,他们不愿屈从于大人的意愿 | 不责骂,温柔地提醒,耐心地等待 |
| 我不喜欢冲马桶 | 1岁半左右的宝宝看到便便(大便)被水冲掉、消失会感到不安,宝宝还可能担心水会溅到自己身上,等等 | 最初,不要强迫宝宝看到或听到马桶冲水,你可以告诉宝宝便便是身体不需要的物质,不是身体的一部分,并给宝宝讲便便"旅行"的故事;当他慢慢理解接受后,你在冲马桶时,鼓励他站在卫生间门口听冲水的声音;等他逐渐适应后,你可以拉着他的手一起看便便被水冲掉。在你的鼓励下,宝宝会觉得便便消失并不可怕,水也不会溅到自己身上 |
| (男宝宝)我不想站着尿尿 | 家里第一个出生的男宝宝,如果爸爸不给他做好示范,他会对站着尿尿感到不理解、没兴趣 | 让男宝宝看到爸爸和哥哥是怎样上厕所的。不要着急,在他愿意尝试站着尿尿之前,可以让他先坐着如厕 |

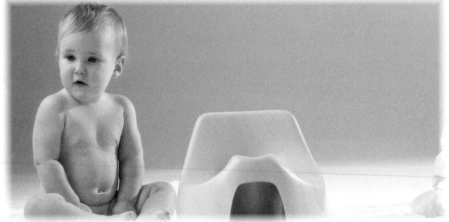

224

## TIPS：如何教男宝宝用卫生间

男宝宝小的时候通常也是蹲着尿尿的，不过 3 岁左右开始，他会尝试模仿爸爸和哥哥站着尿尿。

当男宝宝开始模仿站着尿尿的时候，一定要教会他每次尿尿前将马桶圈抬起来，并且确保马桶座圈被抬起来后不会突然落下，否则容易造成伤害。要提醒宝宝，尿尿的时候，鸡鸡头要对着下面，否则不小心还是会弄脏衣服。

刚开始时，宝宝还无法完美地尿到马桶里面，请准备好清洁用的毛巾，随时清洁卫生间。

### 第 5 课：解决外出如厕的问题

宝宝如厕训练的后期阶段，解决外出如厕问题是家长们特别关心的问题。

#### 外出前需做好的准备

要了解目的地附近公共厕所的位置，以便在宝宝需要时能尽快到达。

要随身携带坐便器、纸巾和替换的衣物。

在汽车安全座椅或童车座椅上先垫上一张塑料膜，再在上面垫一块棉质毛巾，以免意外弄脏。

出门前鼓励宝宝在家如厕一次，这样方便你预估宝宝下一次需要如厕的时间。

#### 外出如厕的几个提醒

避免给宝宝喝碳酸饮料，因为碳酸饮料会刺激宝宝的膀胱，使他的尿意更加频繁。同样，大量喝水和饮料也会使宝宝需要更加频繁地上厕所。

自驾行或长途汽车旅行时，有计划地停车休息，让宝宝有规律地上厕所。

机场、车站、飞机、火车上都有卫生间，如果宝宝需要如厕，请为宝宝请求插队，大多数人都会同意让宝宝插队的。

在大型购物中心时，如果无法尽快赶到最近的厕所，带宝宝和坐便器找个相对僻静的角落如厕。

　　在郊外或者公园里，如果无法尽快赶到最近的厕所，带宝宝和坐便器在大树或灌木丛后面如厕。

　　在银行、办公楼、图书馆等场所，迫不得已时，请为宝宝请求使用员工厕所。

　　如果没有随身携带坐便器又离公共厕所较远，可以找最近的咖啡馆或餐馆，简单地解释一下，你的宝宝想上厕所已经快忍不住了，他们通常都会愿意为宝宝开放他们的厕所。

　　如果宝宝已经弄脏了衣物，赶紧带他到私密一些的地方，帮他换上干净的衣物。

## TIPS：教宝宝适应不同类型的公共厕所

　　随着宝宝逐渐长大，他们越来越不愿意在公共场合做如厕这样的私人事情了。但宝宝通常会拒绝使用陌生的厕所，一方面，很多公共厕所有难闻的味道，甚至看起来不够干净；另一方面，公共厕所的使用方式也会各有不同。你可以带宝宝"参观"大量不同的公共厕所，让他逐渐适应不同的卫生标准、锁门方式、冲洗方式……直到他也能独立地使用公共厕所。

### 第6课：解决夜间尿床的问题

夜间不尿床需要更大的控制力

　　宝宝如厕训练的最后一步通常是拿掉夜间的尿布。

　　对宝宝来说，睡眠时不尿床比清醒时不尿裤子需要更大的控制力。白天不尿裤子不代表夜间不尿床，宝宝夜间睡眠的时间长，一夜不尿，常常意味着他必须有个强大的膀胱——随着宝宝生长发育，他的膀胱容量会进一步增大，括约肌收缩性会进一步增强。

## TIPS：什么时候可以尝试拿掉夜间的尿布

1. 白天可以连续 3 ～ 4 个小时不小便。
2. 早上起床时尿布经常是干的。
3. 夜里偶尔会因为要小便而起来。

**拿掉夜间尿布的准备**

拿掉夜间的尿布之前，在宝宝的卧室里安一个小夜灯，在床单上铺一块防水垫，把坐便器放在床边，并且在一边准备好干净的衣物和防水垫。告诉宝宝，床上有防水垫，夜间如果不小心尿床了也不用担心；坐便器就放在床边，夜间如果想小便的话也很方便，可以随时叫爸爸妈妈帮忙。

**夜间尿床的常见原因和对策**

| | 常见原因 | 对策 |
|---|---|---|
| 我睡前喝得太多了 | 宝宝睡前大量喝水、喝果汁，尤其是碳酸饮料，会使他想要更加频繁地上厕所 | 适当减少睡前的饮水。鼓励宝宝睡前上一次厕所。如果宝宝4、5岁了，还是频繁夜间尿床，可以在你睡觉前叫醒宝宝上一次厕所 |
| 我总是憋不住尿 | 一些宝宝可能膀胱较小，3岁左右（有时候持续到4、5岁）还是无法做到一夜不尿尿 | 5岁之前，尿床的意外完全可以被看作是很自然的事情 |
| 我总是察觉不到 | 一些宝宝膀胱发育较缓慢，当膀胱已经充盈的时候，他还没有想要排尿的感觉，尤其是在睡眠之中，无法及时醒来上厕所 | 5岁之前，尿床的意外完全可以被看作是很自然的事情。年龄稍大点的孩子尿床主要是由于膀胱发育较缓慢造成的，一般到7岁后膀胱才会发育完善 |

227

| | 常见原因 | 对策 |
|---|---|---|
| 我还没习惯变化 | 刚换了主要照看者，包括换保姆；家庭成员的变化，如亲人分离、父母离婚、新添弟弟妹妹等；搬家或暂居别处；刚开始加入群体生活等，这些意外事件可能引起宝宝在如厕训练过程中发生暂时性的退步 | 等调整到正常状态后再考虑让宝宝学习新技能 |
| 我的压力比山大 | 在如厕训练过程中，经常性的批评责罚会给宝宝带来巨大的压力和困扰，经常性的失败（尿湿、尿床）也会让宝宝变得抵触 | 保持轻松积极的态度，告诉宝宝，尿床只是人生的一个阶段，很快就不会尿床了 |
| 我不舒服 | 宝宝近期有身体不适，如疾病、预防接种、离乳、萌牙等 | 等调整到正常状态后再考虑让宝宝学习新技能 |
| 我尿尿时很难受 | 尿路感染是小儿常见病，常见表现为尿频、尿急、尿痛。如果宝宝在白天和夜间都经常尿湿，或者不断地滴尿，或者说尿尿时感到疼痛，很可能泌尿系统发生了感染 | 请就医检查，及时诊疗，在宝宝恢复健康前暂停如厕训练 |
| 我天生就爱尿床 | 遗尿症有明显的遗传因素，男孩多见。研究发现父母一方有遗尿症史，孩子发生遗尿症的可能性大约40%；如父母双方均有遗尿症史，孩子发生遗尿症的可能性高达70%；而父母双方均无遗尿症史，孩子发生遗尿症的可能性仅为15% | 如果宝宝超过5岁仍然经常尿床，请到儿科泌尿科找医生诊断一下。如果有家族遗尿症史，你最好让孩子知道，这样可以减轻他的心理负担 |

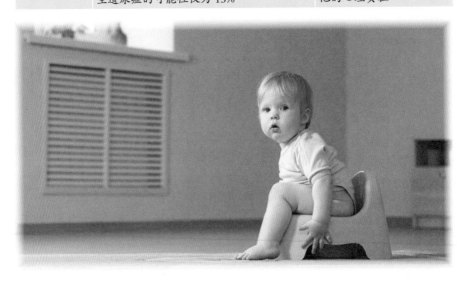

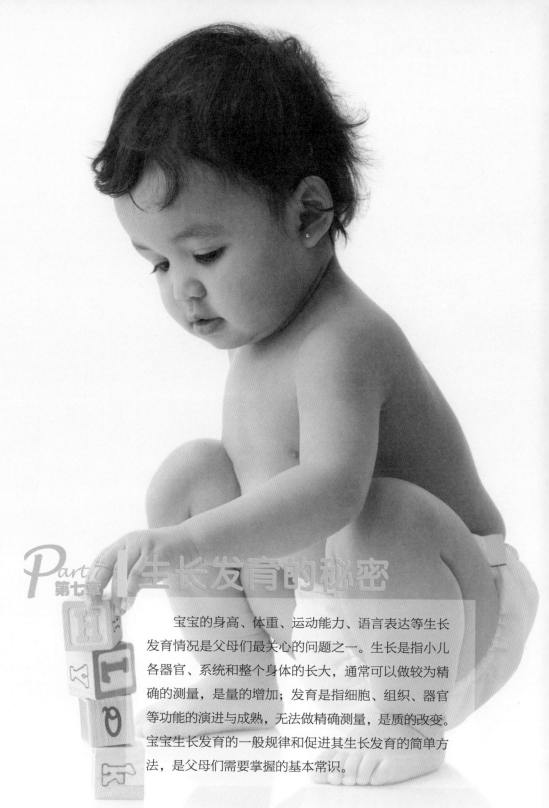

# Part 7 第七章 生长发育的秘密

　　宝宝的身高、体重、运动能力、语言表达等生长发育情况是父母们最关心的问题之一。生长是指小儿各器官、系统和整个身体的长大，通常可以做较为精确的测量，是量的增加；发育是指细胞、组织、器官等功能的演进与成熟，无法做精确测量，是质的改变。宝宝生长发育的一般规律和促进其生长发育的简单方法，是父母们需要掌握的基本常识。

## 爸爸妈妈们，请带着这样的心态来看本章

　　人体的生长发育是指从受精卵开始直到在形态上和功能上完全成熟为成人的过程，是连续的生物过程，量和质有机关联的动态变化。作为一个连续的阶段性的过程，生长发育有一定的规律顺序。尽管你可以在适当的时间里，采取适当的方法，刺激宝宝的生长发育，但总体来说不可能跳过某一个阶段而直接进入到下一个阶段。

　　生长发育在一定程度上受到先天和后天各种因素的影响，存在较大的个体差异。男孩女孩有各自的生长发育时间表；每个宝宝的生长发育速度不一样，有的宝宝发展较快，有的宝宝发展较慢；生长发育的各方面也不均衡，某些方面发育较快，而某些方面发育较慢。

　　观察宝宝生长发育的情况，应该多做纵向连续了解，少做横向比较。假如你发现宝宝某项生长发育的指标较标准略有超前，那恭喜你，宝宝在这阶段该项发育暂时领先于部分宝宝；假如你发现宝宝某项生长发育的指标较标准稍微延后，那也不必太过担忧，每个人都有他擅长的和不太擅长的事，而且，某一方面发展迅速通常会导致另一方面发展相对落后，千万不要给宝宝施加太多的压力。

　　评价宝宝生长发育的快慢，不仅要对每个单项做评估，也应对整体做评估。绝大多数宝宝的生长发育都在正常范围内，只有很小一部分宝宝会在各个方面都显示出严重滞后，这常常提示可能有某种疾病或者生理性缺陷，应及时就医诊疗。

# 体格生长——别让标准曲线误导了你

## 评价体格生长的常用指标

关于宝宝的体格生长，父母们最关心的就是身高和体重。医学上，我们可以从很多指标上观察到体格生长的动态变化，最常用的除了身长（身高）、体重外，还有头围。下面我们就依次对这几个指标进行讲解。

### 身长（身高）

身长（身高）是指头顶到足底的长度，代表头部、脊柱与下肢长度的总和。

3岁以内，婴幼儿立位测量不准确，需要仰卧位测量，称为身长。

3岁以后，可以立位测量，称为身高。

身长（身高）受种族、遗传的影响较为显著，与短期的营养关系不密切，但与长期的营养状况密切相关。身长（身高）异常要考虑内分泌激素和骨、软骨发育不全的影响，如甲状腺功能减退引起的克汀病，腺垂体分泌生长激素过多所致的巨人症，软骨发育不全的侏儒症等。

正常足月新生儿：出生时的平均身长为50cm。

出生后第1年：身长增长速度最快，1岁时身长约75cm。

| 时间 | 出生头3个月 | 第4～6个月 | 第7～12个月 |
| --- | --- | --- | --- |
| 平均每月身长增长数 | 4cm | 2cm | 1cm |

出生后第2年：身长增长速度减慢，全年身长增长11～12cm，2岁时身长约87cm。

2岁后～青春期前：平均每年身长（身高）增长约7cm。

**2 岁到青春期前身长（身高）参考计算公式：**

身长（身高）（cm）= 年龄（岁）× 7 + 77

## TIPS：父母个子矮，孩子未必长不高

　　遗传是影响身高的最主要因素，这是个不争的事实。一般来说，父母个子高，孩子通常也会是高个子。但是这并不意味着只要父母个子高，孩子就一定会是高个子，因为家族中矮个亲人的遗传因素以及后天因素也会影响孩子的身高发育。

表 1

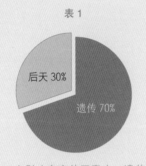

表 2

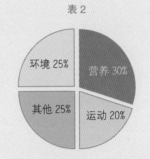

在影响身高的因素中，遗传因素的影响占了 70%，后天因素的影响占了 30%。

在后天影响因素中，营养因素的影响占 30%，运动因素的影响占 20%，环境因素的影响占 25%，其他因素的影响占 25%。

　　矮个子父母的孩子，如果能够保证均衡的营养和充足的睡眠，并坚持进行适当的锻炼，还是能够长出理想的个头。此外，如果父母身材矮小是后天因素导致的，也不会通过遗传影响孩子的体格发育。所以，矮个子父母也有可能养出高个子孩子。

## 体重

体重是身体各部分重量的总和，是反映营养状况的灵敏指标，也是临床医生计算药物剂量和热量供应等的主要依据。

影响出生体重的因素主要有：

1. 胎次（通常第一胎体重较轻）；2. 胎龄；3. 性别（男孩的出生体重通常大于女孩的出生体重）；4. 宫内营养。

**特别提醒**

体重增加不足（低于一般规律）或缓慢、停滞：常提示有营养不良或有慢性疾病。

体重增加过多（超过一般规律）或过快：需要警惕肥胖症的发生。

正常足月新生儿：出生时的平均体重为 3.3kg。

新生儿出生后的头几天，由于胎粪的排出，胎脂的吸收及丧失水分较多，加上初生婴儿吸吮能力弱、吃奶少，可能出现暂时性的体重下降。临床上称之为"生理性体重下降"，属正常生理现象。

| 时间 | 3 ～ 4 天内 | 7 ～ 10 天内 |
|---|---|---|
| 体重变化 | 降到最低点 | 恢复到出生时体重 |

注意：下降的体重一般不会超过出生时体重的 7% ～ 10%。

出生后第 1 年：体重增加速度最快，1 岁时体重约 9kg，约为出生时体重的 3 倍。

| 时间 | 出生头 3 个月 | 第 4 ～ 6 个月 | 第 7 ～ 9 个月 | 第 10 ～ 12 个月 |
|---|---|---|---|---|
| 平均每月体重增加量 | 700 ～ 800g | 500 ～ 600g | 250 ～ 300g | 200 ～ 250g |

出生后第 2 年：全年体重增加 2 ～ 2.5kg，平均每月体重增加 200g，2 岁时体重约 12kg，约为出生时体重的 4 倍。

2 岁 ～ 青春期前：平均每年体重增加约 2kg。

**2 岁到青春期前参考体重计算公式：**

1 ～ 6 岁体重（kg）= 年龄（岁）× 2 + 8

7 岁到青春期前体重（kg）= [ 年龄（岁）× 7 – 5]/2

## TIPS：母乳喂养的宝宝通常更苗条更健康

母乳喂养的宝宝和配方奶粉喂养的宝宝生长速率并不完全相同。一些研究认为，配方奶粉喂养的宝宝体内脂肪的组成与母乳喂养的宝宝有所不同，母乳喂养的宝宝长大后通常更加苗条健康。研究发现，在出生后的前 3 ～ 4 个月里，母乳喂养的宝宝与配方奶粉喂养的宝宝生长速率基本相同；4 ～ 6 个月时，配方奶粉喂养的宝宝比母乳喂养的宝宝在体重增加上略快，但身长与头围增长速度相近；1 岁时，配方奶粉喂养的宝宝比母乳喂养的宝宝体重重450g 左右。

鉴于此，为了避免将正常体重母乳喂养的宝宝误判为低体重，一些营养学家建议 6 月龄前母乳喂养的宝宝可以采用美国 CDC2000 生长曲线 [ 详细内容参考附录四《儿童生长参考曲线（CDC2000）》] 进行身长和体重的测评。

## 头围

头围反映的是脑和颅骨的发育程度。

| 时间 | 足月新生儿出生时 | 6个月 | 1岁 | 2岁 | 5岁 | 15岁 |
|---|---|---|---|---|---|---|
| 平均头围 | 34cm | 43～44cm | 46cm | 48cm | 50cm | 54～58cm |

**特别提醒**

头围较正常值明显偏大：要注意排除脑积水、颅内压升高等情况。
头围较正常值明显偏小：要注意排除大脑发育不全、小头畸形等情况。

**特别提醒**

6月龄前后，因为头围增长相对前囟闭合迅速，前囟会略有增大，不必因此担心"缺钙"；若前囟闭合较早，头围增长正常，也不必因此停止补充维生素D。

# 每个宝宝有各自的生长轨迹——解读生长曲线

生长过程虽然是连续的，但并不是平稳均匀增长的，每个宝宝的生长过程都是一段时间快一段时间慢的。出生后的第1年是第一个生长高峰，身长（身高）、体重和头围在出生后的第1年增加很快。一年四季中不同季节的生长速率也有差异，有的宝宝冬季生长较缓慢，春季生长较迅速。疾病、萌牙、换季、环境改变、主要照看者改变等因素，都可能影响宝宝在某一段时间的生长。

宝宝的成长是动态的，评价宝宝的生长，不是只观察某周某月的某（几）个测量数据，看增加增长了多少，而是要观察整体的发展趋势，看是否按照一定的速度在发展。生长曲线图是医学专家们选定一群生长发育正常的宝宝，记录他们的生长数据，将数据经过科学分析处理后形成的线图。生长曲线图可以帮助父母比较直观地了解宝宝的生长趋势。

## 如何画生长曲线图

生长曲线图的横坐标代表宝宝的出生月龄或身长（身高），纵坐标代表宝宝的身长（身高）、体重。

以身长（身高）曲线图为例 [ 详细内容参考附录四《儿童生长参考曲线（CDC2000）》]：曲线图的横坐标代表宝宝的月龄，每一小格表示 1 个月，纵坐标代表宝宝的身长（身高），在横坐标上找到宝宝的月龄，在横坐标的上方找到相对应的身长（身高）值，画一个小圆点。画过几次小圆点后，将几个点连成线，这就是宝宝的生长曲线。

### 特别提醒

根据一次测量数据并不能推测出宝宝的生长趋势，需要长期定时的随访，通常建议最短间隔 1 个月测量一次；0 ～ 1 岁至少 3 个月测量一次，1 ～ 2 岁至少半年测量一次，3 岁以后至少每年测量一次。疾病期间，体重可能会有明显的变化，最好待疾病完全康复后再测量。

## 如何看生长曲线图

根据百分位法将体格生长划分为 5 个等级 [ 详细内容参考附录四《儿童生长参考曲线（CDC2000）》]：

中间的一条曲线代表第 50 百分位数值（$P_{50}$），相当于平均值，即平均身长（身高）、平均体重等。

最下面一条曲线代表第 3 百分位数值（$P_3$），相当于平均值减去 2 个标准差，低于这一水平可能存在生长迟缓。

最上面一条曲线代表第 97 百分位数值（$P_{97}$），相当于平均值加上 2 个标准差，高于这一水平可能存在生长过速。

宝宝的体格生长会较为稳定地沿着自己的轨道进行，评价宝宝体格生长的快慢时，不能参照"邻居家的小孩"，也不能将平均值（$P_{50}$）当成"正常值"，误以为高于 $P_{50}$ 才是"达标"。

生长曲线位于 $P_3 \sim P_{97}$ 之间的都是正常范围。位于 $P_{25} \sim P_{75}$ 之间的属于中等，$P_{75} \sim P_{97}$ 之间的属于中上等，$P_3 \sim P_{25}$ 之间的属于中下等，$P_{97}$ 以上者为超高或肥胖，$P_3$ 以下者为下等。

每个宝宝的生长受家族遗传、营养状况、身体疾病等因素的影响，生长会沿着一定的曲线发展，但不是任何阶段都在这个曲线上，只要平均趋势符合即可。

如果宝宝的生长曲线一直在正常范围（$P_3 \sim P_{97}$）内，沿着其中一条曲线增长就说明生长是正常的，如果低于或者高于这个范围，或者短期内波动偏离 2 条曲线以上，就需要请医生帮助寻找原因。

出生时过重或者过轻的宝宝，几个月内就会回到他本身正常的生长曲线位置上去，父母们不用担心，不要以为宝宝输在了起跑线上。

## 特别提醒

生长缓慢的原因

奶量摄入不足、辅食添加不合理（疾病引起）消化吸收不好、（疾病导致）异常丢失、慢性疾病、内分泌疾病等。

生长过快的原因

过度喂养、肥胖趋势、内分泌疾病等。

1 岁以内的宝宝，身高变化比较大，除非明显的高大或者矮小，一般不做干预；1 岁以内的宝宝，除非是严重肥胖，一般建议适当增加运动，不建议在饮食上采取限制。

# 乳牙萌出进行时

与体格生长一样，乳牙的生长同样受到遗传因素的影响，每个宝宝乳牙萌出的时间、速度和顺序都不一样。这使得萌牙这件事，对有些宝宝和父母来说艰难犹如梯山航海，而对有些宝宝和父母来说不知不觉就过去了。

## 第一颗乳牙的萌出时间

有的宝宝早在3月龄就萌出了第一颗乳牙，有的宝宝直到12月龄才萌出第一颗乳牙，个别宝宝出生后就有诞生牙（区别于"马牙"），而个别宝宝12月龄后还迟迟未萌出一颗乳牙。如果18月龄左右仍是"没长牙的孩子"，建议查下甲状腺功能（具体请遵医嘱）。

宝宝完整萌出第一颗乳牙的时间通常是在6～9月龄。尽管有的宝宝在3月龄时就会露出小牙尖，但完整萌出一般都在6月龄左右（以后）。

## 乳牙的萌出顺序

乳牙的萌出会遵循一定的顺序（参考下图），但不必过分拘泥于此，萌牙的顺序并不影响牙齿发育，一般婴幼儿会在2～3岁出齐20颗乳牙。

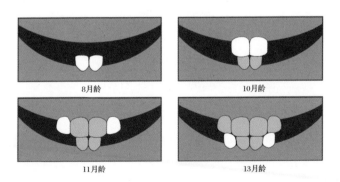

8月龄　　　　　　　10月龄

11月龄　　　　　　　13月龄

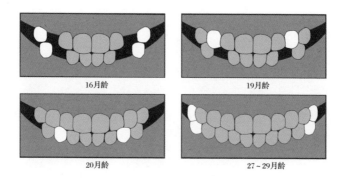

16月龄　　　　19月龄　　　　20月龄　　　　27～29月龄

## 萌牙的征兆和对策

"萌牙的征兆"一般会提前1～2个月出现，如果没有及时恰当地处理，症状也许会拖得更久一些。"萌牙的征兆"因人而异，无论出现哪一种，都请妈妈给予足够的耐心和包容，帮助宝宝平稳度过这个时期。

1. 口水流得特别多。萌牙会刺激唾液（口水）的分泌，唾液（口水）多少因人而异。有些宝宝口水比较多，口周的皮肤不断受到口水的浸泡，可能会长出皮疹甚至粗糙皲裂。

对策：及时清洁口周皮肤，用蘸温水的软毛巾擦去口水，可涂少量婴儿润肤露以免皮肤皲裂。

2. 啃咬放入口中的任何东西。从咬自己的小手，到咬妈妈的乳头，甚至咬陌生人的手指。"咬"并非是因为敌意，而是因为用力咬才能释放牙龈内部的压力，让他感到舒服一些。

对策：用干净的手指（或戴上手指套）轻轻给宝宝按摩牙龈。

3. 牙龈红肿、疼痛。你可以看到宝宝牙龈青紫或红肿，偶尔有出血点。牙龈肿痛会波及到耳朵和脸颊周围部位，尤其是在长磨牙时，宝宝可能会有揪耳朵、揉脸颊的小动作。

对策：给宝宝一些有一定硬度的凉爽的东西按摩牙龈。乳牙萌出以前，可以给冰冻的胡萝卜条、黄瓜条，乳牙萌出以后就不能用了，以免宝宝被咬下的胡萝卜/黄瓜噎着。

4. 情绪起伏，烦躁易怒。乳牙慢慢顶出牙龈时，疼痛可能会加剧，宝宝还太小，难以用语言表达痛苦，往往会变得烦躁易怒，家长会感觉宝宝不如之前那么乖了。

对策：除了给孩子按摩牙龈外，还要用语言和拥抱给予宝宝情绪上的安抚，你的包容和安抚能减轻他的痛苦。

5. 食欲不振，胃口变差。萌牙时，吮吸和咀嚼往往会加重牙龈的疼痛，尽管宝宝很想好好地吃上一顿，但是牙龈疼痛会让他拒绝食物，这是最令父母们感到沮丧的事情了。

对策：因为牙龈肿痛，宝宝会不愿意吃热的或者温（常温）的食物，请给宝宝一些凉爽的食物。另外，按时添加辅食，但是为了缓解牙龈肿痛，仍适当给宝宝一些凉爽的流质、半流质或软食。吃奶瓶的宝宝可以适当把奶嘴孔调大，以容易喝到又不呛奶为适宜，实在不愿意吮吸，可以改为用杯子或勺子喝。

6. 睡眠可能受到影响。萌牙不仅影响白天的活动，同样也会影响夜间的睡眠。萌牙影响睡眠的情况最容易发生在萌出第一颗牙和磨牙时，疼痛会让宝宝突然在夜间醒来，夜奶完全不能安慰他。

对策：这样的情况并不会持续很久，请保持耐心，采用上述方法，尽可能地安抚宝宝。

7. 萌牙期间可能会出现发热、腹泻等症状。虽然这些症状并不是萌牙直接引起的，但还是要将其当作病症来对待。

对策：让宝宝多喝水。对症处理，必要时请就医。

乳牙萌出后，一定要注意乳牙的清洁，餐后给宝宝用清水漱口，并用柔软刷毛的牙刷给宝宝刷牙。第一颗乳牙萌出后就要开始按时看牙医了。

## TIPS：正确看待宝宝流口水

宝宝口腔肌肉协调能力还未发展好，流口水的情况非常常见。通常宝宝在3月龄左右就有流口水的现象，到了6月龄左右（开始萌牙）流口水的现象更加明显，到2岁前后，流口水的现象才会逐渐改善。每个宝宝流口水的情况和程度还不太一样，喜欢吮吸奶嘴和手指的宝宝，流口水的现象较为严重。如果宝宝到了3岁以后还在大量流口水，就要去请教一下医生。

# 智能发育——天才宝宝是这样炼成的

宝宝正以惊人的速度发展智能，千万不要为"宝宝在这阶段该学习什么"而发愁，也不要给他设定过高的目标。宝宝的智能发展主要在玩耍的过程中实现，家长的参与从始至终都非常关键，请给宝宝提供一个安全而丰富的环境，陪他一起玩，你的鼓励和赞美会让这个过程变得既兴奋又开心。

发育里程碑是对宝宝发育的粗略描述，将告诉你大部分孩子到达这些里程碑的时间，可以让你了解发育的大致顺序以及宝宝到达某阶段的大概时间。大多数宝宝在成长过程中或多或少会偏离这个时间，但如果宝宝每达到一个发育里程碑都明显落后于所有孩子，你就需要有所警惕，及时请医生协助诊疗。

## 大动作发展——随着神经肌肉的成熟水到渠成

大动作（又叫大运动）指的是身体和四肢的运动。父母们需要了解，宝宝出生后第一年，是宝宝大动作能力发展最快的阶段。

每一项大动作发展都与支配该项动作的神经和肌肉的成熟程度有关，随着肌肉力量和平衡能力的增强，宝宝在出生的前几个月内就能基本实现对头部的控制，随着身体协调能力和控制能力的提高，他们开始学习翻滚、坐、爬、站立和走路。

### 宝宝大动作发展过程中家长需要注意的事项

1. 任何时候宝宝都需要你的鼓励。

2. 冬天因为衣着较多，大动作发生或许会略微延迟，不必过于担心。

3. 家长不需要强迫宝宝按时或提前完成，过早干预有损健康，请跟随宝宝的"步伐"协助他。

4. 随着大动作发展，宝宝的活动范围增大，你应该仔细排查家里所有的安全隐患，避免发生意外。

## 抬头

半月龄后：可以开始尝试在两餐奶之间让宝宝俯卧着玩一会儿，家长可以用颜色鲜艳或者有悦耳声音的小玩具在宝宝头部上方引逗抬头，也可以让宝宝俯卧在大人的胸腹部，按摩他的颈背引逗抬头。

满月前后：可以尝试握住宝宝的手腕，轻轻缓慢地将他拉起片刻，也可以在拍背防溢奶之后，尝试不扶住宝宝的头，让其自然竖立片刻，以此来锻炼颈肩背部肌肉力量。随着颈肩背部肌肉力量的不断增强，宝宝开始学习保持头部的平衡，一些轻微摇摆和缓慢晃动的游戏如"躲猫猫"能帮助他练习控制自己的头部。

4月龄前后：宝宝能够对头部控制自如。

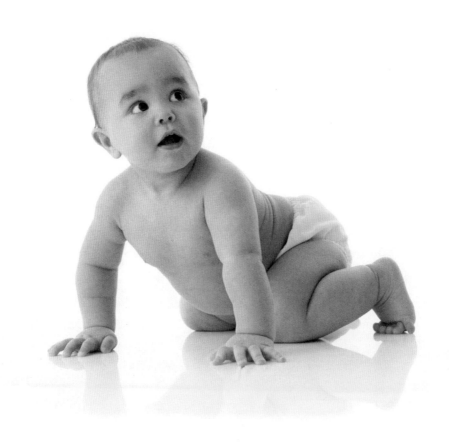

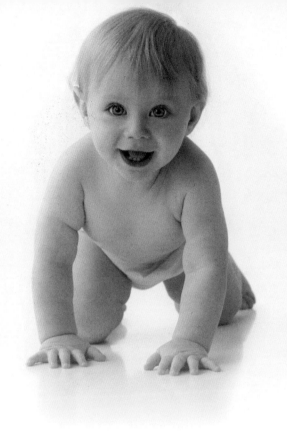

## 翻滚

宝宝出生后：可以给宝宝做抚触和被动体操。

3月龄前后：可以悬挂颜色鲜艳或者有悦耳声音的小玩具引逗宝宝伸手踢腿，以此锻炼宝宝四肢和全身肌肉的力量。

3～4月龄：一些具有探索精神的小宝宝，已经能在家长用玩具的引逗下，从仰卧位完成侧翻90度甚至偶尔翻身180度。

5月龄前后：随着肌肉力量的不断增强，一些宝宝已经可以以腹部为支点，连续翻身打滚。

## 坐

6周龄后：有的宝宝可以开始在较硬的靠枕上靠坐片刻，这样能让他的视野开阔，更能激起他坐起来的欲望。

4月龄前后：宝宝竖抱抬头已稳，家长可以握住宝宝的手，用很小的力气将他从仰卧位逐渐拉至坐位，以后逐渐减力，直至宝宝能握住大人的手指将自己拉坐起来。

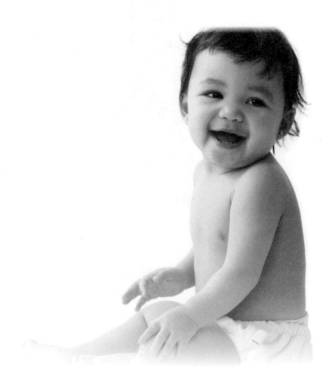

5月龄前后：可以在拉坐起来后让宝宝扶坐片刻。

6月龄前后：可以让宝宝靠坐，然后逐渐减少背后的支撑物，尝试让宝宝用自己的双臂支撑起身体的一部分重量。

7～8月龄：宝宝已经能坐得很平稳了。

8～9月龄：宝宝可以自发从卧位转变成坐位又从坐位转变成卧位。

## 爬

宝宝在学习爬行之前，可能先会有一些自己独创的移动方式，应该鼓励他的这些尝试，这有助于发展宝宝身体的协调能力和控制能力，并且能满足他探索的好奇心。宝宝俯卧时，大人可以用手抵住他的足底，让他借助全身的力量向前窜行，也可以用玩具引导他，让他尝试向前移动。

通常6～7月龄的宝宝开始匍匐移动，7～8月龄的宝宝开始膝手爬行，9～10月龄的宝宝开始手足爬行，10～11月龄的宝宝开始能手足爬行上下台阶。

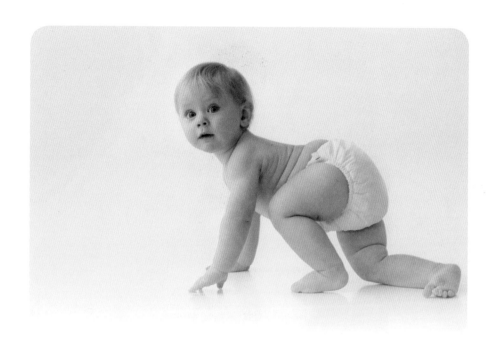

　　我们确实无法预计宝宝各个阶段爬行发生的准确月龄，因为有些孩子热衷于关注身边的一切事物，所以爬行动作可能出现得比较早，动作也发展得比较协调；而有些孩子相比趴着更愿意躺着，所以爬行动作可能出现得相对较晚，甚至有些孩子会直接跳过爬行阶段，走得很好。

## 站

　　在学会真正站立之前，宝宝必须具备足够的肌肉力量和平衡能力。小宝宝如果已经做好了站立的准备，你只要保护好他的头颈部，他会非常乐意被你扶着腋下站起来。

　　4～6月龄：可以扶住宝宝腋下，让他在大人的腿上练习站立跳蹲，这样可以锻炼腿部肌肉的力量。

　　7～8月龄：宝宝开始尝试扶物站起。

　　9～10月龄：宝宝已经能扶物单腿站立。

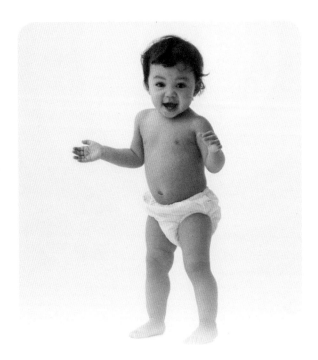

10 月龄：宝宝想自己从站立回到坐姿还有困难，对于还不擅长表达的宝宝，家长需要仔细观察，在他疲劳之前及时协助他转为坐姿。

## 走、跑、跳

行走需要平衡感和协调感，从无法保持平衡到独立行走，这是个非常重要的转折。轮椅式的学步车会阻碍学步，因为宝宝无法借此训练平衡能力。

10 月龄：宝宝会通过双手和膝盖来移动身体，家长需要给他一块比较大的空间和相对柔软的地面练习走路，要将家中不牢固或者重量轻的家具固定好，或者干脆从宝宝学步的地方挪走。

11 月龄：家长可以握着宝宝的双手，带着他向前走，或者在几步远处伸出双臂呼唤宝宝的名字，引逗他移动过来。

12 ～ 13 月龄：宝宝将会独自迈出他的第一步。

13 ～ 15 月龄：宝宝开始独立行走。

18 月龄：宝宝能跑以及倒退行走。

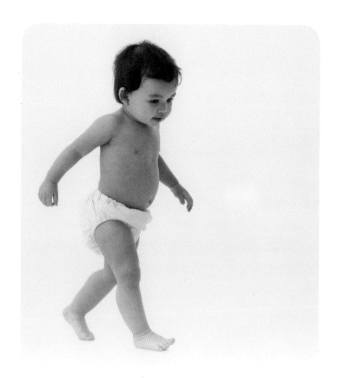

2 岁：宝宝能并足原地跳，能单足独立 1 ～ 2 秒。

2 岁半：宝宝能单足原地跳。

3 岁：宝宝能双脚交替下楼梯，能并足跳远。

## TIPS：远离学步车

儿科医生们都不赞成给宝宝使用学步车。在宝宝的肌肉、骨骼和神经系统还没有准备好的时候，勉强让他用学步车站立，让他用脚尖蹭着走路，对学步毫无帮助。当健康宝宝的肌肉、骨骼和神经系统都做好准备的时候，他自然会站起来、迈步走。对刚能站立的宝宝来说也是一样，如果宝宝只能站 3 秒钟，何必一定要求他坚持站 5 秒钟、10 秒钟呢？况且在环境布置不够安全的情况下，还可能出现学步车翻倒压伤宝宝等意外情况。

# 精细动作发展——鼓励尝试、赞赏每一次进步

精细动作发展即手的动作发展。起初宝宝只能用嘴来了解世界，当他开始学会用手后，逐渐懂得如何使用指尖，如何使用手指取物和放下。

## 宝宝精细动作发展过程中家长需要注意的事项

精细动作发展若是在正常的范围内，动作获得的早晚其实与智力并没有什么关系，单独某一项动作发展不能作为神经系统发育的指标。

宝宝对学习新技巧并把它应用到实践中感到无比兴奋有趣，在确保安全的前提下，让他自由发挥，进步会更快。无论宝宝学会的动作在你看来是多么简单，都要表现出由衷的欣赏和赞许，因为对宝宝来说，任何一个小小的进步，都是一个巨大的飞跃。

## 认识小手

2月龄后：握持反射开始逐渐消失，宝宝的小手开始自然松开。轻轻按摩宝宝的小手，用不同材质的物体挠他的手掌或指尖，给他足够多的触觉刺激。

2～3月龄：宝宝会观察自己的小手，并且用一只手去触碰另一只手。

3月龄：握持反射消失，宝宝开始能有意识地握住物体。

3～4月龄：宝宝可以用手一把握住物体。

5月龄：宝宝可以握住任何够得到的物体并放入口中。

6月龄前：在手触及物体时，宝宝才会出现抓握。

6月龄后：在手未触及物体之前，宝宝可以调节手的姿势来抓握想要的物体。

6～7月龄：宝宝可以用拇指和其余4个手指抓起小物体，会将物体从一只手转移到另外一只手，并且出现捏、敲、摇、推等动作。可以尝试让宝宝自己拿着磨牙食物吃。

7～8月龄：宝宝尝试用食指抠洞，喜欢按按钮，喜欢撕纸片。

8～9月龄：宝宝可以用拇指和食指捏取小丸，用拇指、食指和中指捏取积木。随着宝宝抓握东西的技巧越来越熟练，宝宝会开始练习松手的技巧——

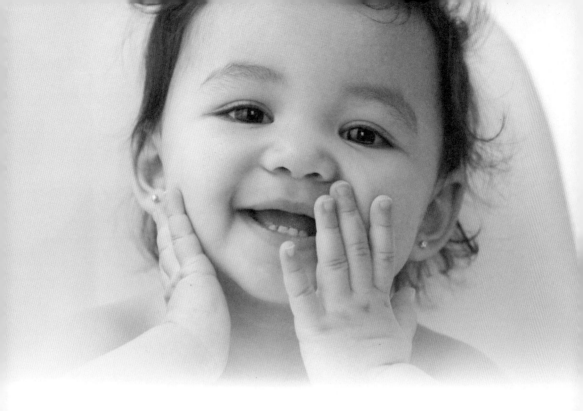

扔积木和玩具。

9～10月龄：宝宝尝试用手指套小圈。

10～11月龄：宝宝会几页几页翻书并合上，会打开盖子，剥开纸包，会两指捏小丸放入小瓶再倒出来。

11～12月龄：宝宝能把东西递给你或者把小球滚给你，会模仿着抛球。

12月龄：宝宝可以用拇指和食指牢牢抓住一件物体。

2岁：宝宝会尝试旋开盖子或者转动把手，能一页一页翻书。

2岁半：宝宝能串大一点的珠珠或者缠线轴了。

## 搭积木

6～7月龄：宝宝会抓握积木，取一块积木，换手后取另一块，扔掉一块再取第三块。你可以把三四块积木叠起来，让他模仿。

1岁：宝宝可以用2块方形积木搭起"2层楼"。

1岁半：宝宝可以用3块方形积木搭起"3层楼"。

2岁：宝宝能够叠起6～7块方形积木。

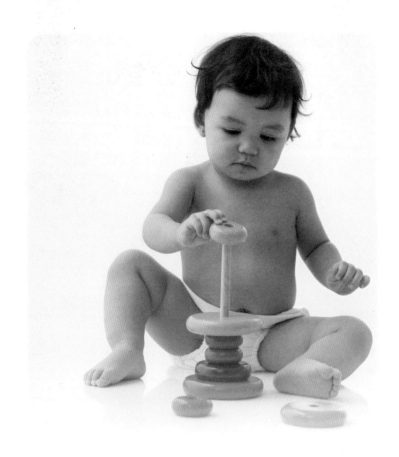

3 岁：宝宝能够叠起 9 ~ 10 块方形积木。

4 岁：搭积木对宝宝来说已经太简单，可以玩更加复杂的建筑玩具了。

画画

1 岁：宝宝开始握笔涂鸦，用铅笔画线。

1 岁半：宝宝特别喜欢用手（指）蘸上水彩到处画画。

1 ~ 2 岁：宝宝开始喜欢上用铅笔或蜡笔画画。

2 岁半：宝宝刚开始学习画圆，画出来的圆形可能都是螺旋形。

3 岁：宝宝能更好地控制手指了，在画画和涂色上有很大的进步，他的画越来越容易辨认了，尽管画出来的圆形可能还不是闭合的圆形。

3 岁半：宝宝可以成功地画出一个闭合的圆形，有时还会是一个正圆形。

4 岁：宝宝创作的画面有了更多的细节，你可以给他画出小人的一部分，让他补充完整。宝宝开始能掌握使用剪刀（请注意剪刀必须是钝头的）等工具做些复杂的作品了。

## 生活自理

1 岁半：宝宝能自己用勺子吃东西，还能自己握杯子喝水了，会拉脱手套和袜子，开始学习穿衣服。

2 岁半：宝宝开始愿意自己穿衣服、脱衣服。家长可以通过让宝宝选择喜欢的衣服来培养他的穿衣兴趣。

3 岁：只要扣子或拉链不是太复杂，宝宝应该能自己穿衣、脱衣了。可以开始尝试用筷子进餐。

4 岁：能做一些最简单的家务，比如摆小桌子，收拾小床，整理衣服，而且会做得越来越好。

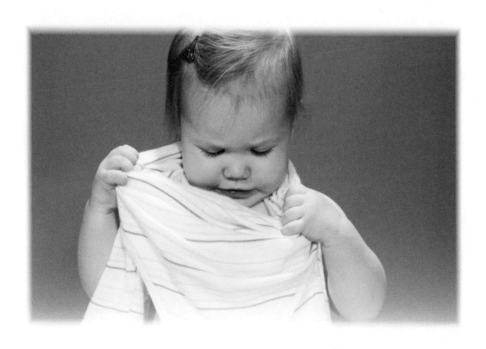

# 语言发展——重视语言准备期、在模仿中练习发声

## 宝宝这样一步一步学会了说话

新生儿：哭泣是新生宝宝与成人交流的重要形式。

4 ～ 6 周：宝宝已经能辨认出父母的声音，当你对他微笑说话的时候，他会用咯咯笑声回应。你要用更多的微笑和话语鼓励宝宝与你沟通。

2 月龄：宝宝会发出一些单音节的元音，如 "a/o/u/e"。

4 月龄：宝宝除了发出尖叫，已经可以发出辅音中的唇音，如 "p/m/b"。

5 月龄：宝宝爱以发音作为游戏，出现元音与辅音结合的发音，如 "baba/mama/papa" 等。

6 ～ 7 月龄：很多迹象表明，宝宝已经开始明白你说的话了。你可以给宝宝唱歌、念儿歌、有节奏地对他说话。

7 ～ 8 月龄：宝宝发出的音节清晰可辨，能理解 "不" 的意思。

8 ～ 9 月龄：宝宝能发更多的音，能有意识地称呼父母，会很留意大人之间的对话。

9 ～ 10 月龄：宝宝能听懂简单命令，明白挥手表示再见，拱手表示谢谢，伸出食指表示 1。

10 ～ 11 月龄：宝宝可以听懂 "洗澡""喝水" 和 "吃饭" 等简单词语，能按指令做动作，能说一些带有确切意思的字了。宝宝每学会一个新词，你都应该好好称赞他，带他重复这个词，宝宝喜欢你的赞美，他会乐于一遍遍重复这个词，以获得你的赞美。

11 ～ 12 月龄：宝宝会主动发音，会 3 个以上称呼，会学动物叫声。

1 岁～ 1 岁半：宝宝理解语言的能力发展迅速，开始说一些不完整的单词句，即用一个单词表达比词语原意更加丰富的内容，比如 "饭饭" 可以表示 "我要吃饭"，也可以表示 "这是饭饭"。

1 岁半～ 2 岁：宝宝能说由 2 个或 3 个词语组合的 "电报句"，比如 "妈妈抱抱"。

2 ～ 3 岁：宝宝可以说一些完整句子，开始尝试说一些简单的复合句。很

喜欢学习新的词语，形容词、连接词、代词也逐渐增多。他会提许多问题，既是为了让你不停地与他说话，也是为了满足好奇心。

3～4岁：宝宝的词汇量增加迅速，可以正确使用"我"和"你"等代词。尽管宝宝的发音可能还有点含混不清，但说话的流利程度和与人交流的自信心却在不断提高。

4～5岁：宝宝可能会喜欢吹牛，爱讲夸张的故事，还会和想象中的朋友对话，还会发明一些新单词，也许会从他人那里学会脏话，甚至可能会用语言威胁他人。

## 父母是宝宝的第一任语言老师

婴幼儿的语言发展与家长的教育和关注分不开。性别在语言发展过程中也有一定影响，女孩一般比男孩早说话。

### 宝宝对身体语言的掌握情况，直接影响语言发育

善用身体语言表达意愿的宝宝随后的语言发展会更快，性格也会更开朗。宝宝能学会多少身体语言，要看家长是否经常用身体语言和宝宝交流。

### 父母是宝宝最好的语言教练

你可以一边给宝宝洗澡、抚触、换尿布、喂奶……一边用清晰而缓慢的声音说明正在进行的日常活动；常常对宝宝唱儿歌念童谣，并鼓励他跟着哼唱；随时告诉他所看到的任何东西；通过夸张的表情和手势帮助宝宝理解字词的意思；和他一起读故事看图片；当他的发音听起来像一个字时，你应该马上鼓励他跟你重复这个字，并夸奖他真棒。

### 与宝宝对话时使用成人语言

让宝宝能听到正确说法并掌握，要尽量保持语速缓慢、发音清晰且表述直接；要用心听宝宝讲话，对他说的内容表示感兴趣；不要打断他，并努力搞明白他说的是什么，当你回应他的话时，使用成人语言。

### 给宝宝找个同龄的语言老师

让宝宝和同龄宝宝（尤其是语言发展好的同龄宝宝）一起玩耍，是提高宝宝语言能力不错的方法。

电视不会教宝宝说话

语言是在互动中掌握的，电视无法与宝宝互动。

**经常给宝宝读故事书**

经常给宝宝读故事书，并解释故事书中出现的生词，宝宝通常会很喜欢一次又一次听同一个故事，而且会在这过程中明白越来越复杂的叙述方式。

## TIPS：“贵人语迟”

开始说话时间的早晚其实与宝宝日后的语言发展并没有太大关系。但如果宝宝语言发展的情况与大部分宝宝比有明显落后，就需要考虑以下原因：

1. 听力障碍

如果新生儿在听力筛查中发现有听力问题，一定要及时诊疗。

2. 智力问题或社交障碍

如果宝宝除了语言发展之外，运动发展以及情绪和社交发展都有明显落后，需要请医生协助诊断。

3. 缺乏语言学习的环境

一些1岁多的宝宝动作以及情绪和社交都很正常，也没有什么疾病，唯独语言发展的情况明显落后，最为常见的原因是语言环境不好。这些宝宝的主要照看者通常是老人和保姆，因为老人通常不重视与宝宝说话交流，保姆没有耐心与宝宝说话交流，宝宝很少有学习语言的机会。另外有些照看者与宝宝说话的语速太快，宝宝也无法理解和学习语言。

如果是缺乏语言学习的环境，父母们可以尝试多陪陪宝宝，多与宝宝慢慢地说话交流，宝宝的语言发展很快能跟上同龄的宝宝。

如果是生活在双语环境中的孩子，家长使用各自的母语与宝宝说话交流，多数情况下不会影响孩子的语言发育。

## TIPS：宝宝口吃怎么办

现实生活中，家长们常会为宝宝说话晚、说话不流利而感到紧张万分，尤其是当家族中有出现语言障碍的亲人时，家长们更会为宝宝的语言发展感到莫名忧虑。

当学龄前儿童发生口吃问题时，多数家长会本能地立即去纠正——采用自以为会有帮助，而实际上对宝宝的语言发展可能造成很糟糕影响的做法——经常提醒（甚至是严厉提醒）宝宝"慢慢说""别重复""再说一遍""说话前深呼吸"，等等。

其实，在生命早期的某个阶段里，口吃几乎是不能避免的，一半以上的孩子都会在学龄前期经历一段"说话不流利"的时光，尤其是两三岁的宝宝，他们经常会把一个音或者一个词重复说很多遍。产生这种现象的原因是：宝宝的认知发展比他的语言发展要快。

学龄前儿童口吃通常是阶段性的，属于正常现象，少则几周，多则两三个月，当宝宝的语言发展进步了，这样的情况就会自动消失。家长企图用"纠正"的方法来改变，其实是不恰当的。

宝宝的小脑袋里装满了好多有趣的事情，可是他所掌握的语言还不足以把这些事情表达清楚，当他集中注意力在思考如何用语言表达时，根本注意不到自己把一个音或者一个词重复说了很多遍，依然显得非常轻松自在，丝毫没有意识到"这是个问题"。当他在成人的一再提醒下意识到"这是个问题"的时候，就会开始试图努力停止重复说话，痛苦地与自己"做斗争"，甚至会因为觉得自己说话方式不对，而产生压力和焦虑，开始变得拒绝说话……这才是导致真正口吃问题产生的主要原因。

如果宝宝突然出现口吃现象，家长不要表现出不耐烦和焦躁，要给他一个没有压力的语言沟通环境，给宝宝充足的时间去表达，不打断，不提问，不提出要求，不引导宝宝把注意力集中在自己的说话方式上，避免给他施加交际压力，还要继续尽可能多地与宝宝对话交流。如果你觉得宝宝说话太快了，那么首先要放慢自己的语速，这样宝宝的语速自然也会慢下来。

如果宝宝的口吃现象一直持续，或者你怀疑这个现象不是短暂的，请尽早求助于医生，必要时请语言治疗师和心理医生协助你一起参与宝宝的语言教育和治疗。

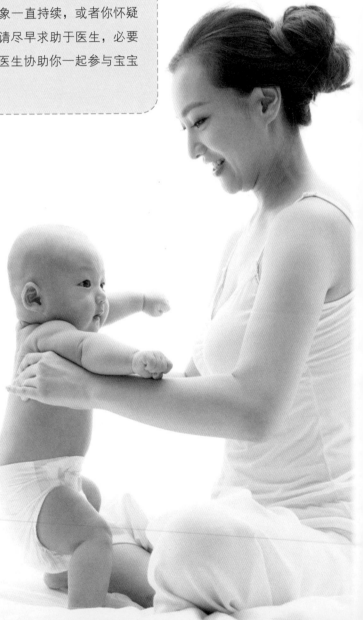

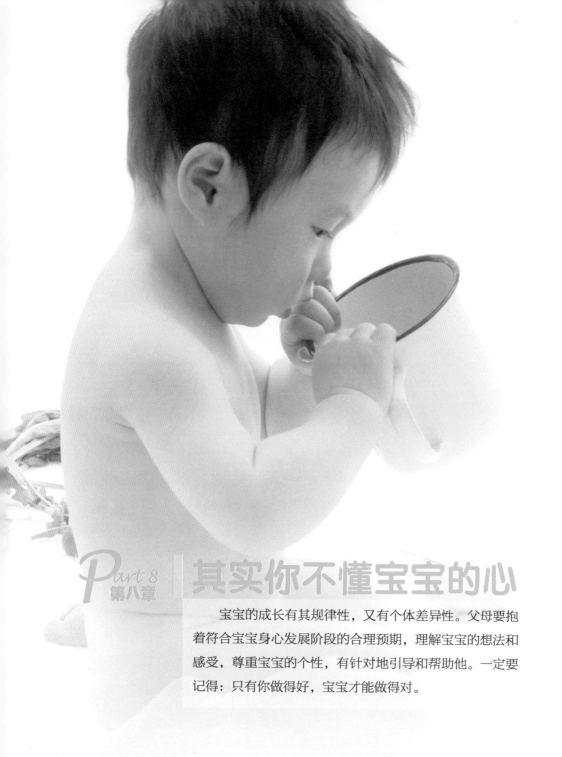

# Part 8 第八章 | 其实你不懂宝宝的心

宝宝的成长有其规律性，又有个体差异性。父母要抱着符合宝宝身心发展阶段的合理预期，理解宝宝的想法和感受，尊重宝宝的个性，有针对地引导和帮助他。一定要记得：只有你做得好，宝宝才能做得对。

# 请让宝宝尽情黏你

大家常有疑问，为什么妈妈和爷爷奶奶一起带的宝宝，通常还是只和妈妈最亲，尤其是到了夜晚就只找妈妈。宝宝这么黏人怎么办呢？要不要纠正呢？其实，宝宝黏人只是正常亲子依恋关系的表现。

宝宝小的时候，尤其是3月龄前，并不会抗拒从一个人的怀抱换到另外一个人的怀抱，因为他还无法通过看到的影像和听到的声音来区分亲疏关系。但随着时间的推移，宝宝会感到他与某一个人——妈妈或主要照看者——的亲密关系是最为安全的。这时，你会发现宝宝和这个人非常难以分开——当她消失宝宝会大哭，当她出现宝宝会微笑。

宝宝出生后的最初几个月中，妈妈会和宝宝自然地建立起亲子依恋关系。宝宝会非常希望妈妈能在他的周围，而妈妈的内心其实也是渴望如此的。

3月龄前，宝宝的哭声会引起你的注意，你的反应会让他得到安慰，变得平静。

4月龄左右，你离开宝宝的房间，他会用哭声呼唤你回到他的身边。

6月龄前后，宝宝开始会区分亲疏，这时他会更明确地表现出不情愿与你分开。

18月龄左右，宝宝依赖你已成为习惯，喜欢有你陪伴在他的身旁，这种情况会一直持续到宝宝3、4岁。

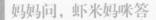

妈妈问，虾米妈咪答

 黏人的宝宝会缺乏独立性吗？

 事实上，亲密的亲子关系不仅不会阻碍宝宝的独立发展，反而有助于培养宝宝的独立性。有实验证明，在陌生环境中，亲子关系深厚的"黏人宝宝"，在离开妈妈进行独立探索时，焦虑感表现得会比较低，更容易在探索的欲望和安全感中找到平衡。

# 怕生是宝宝成长的必经阶段

细心的父母会发现，宝宝从 7 个月左右开始，见到陌生人会害怕。其实，"怕生"或者"羞怯"，在 7、8 月龄的宝宝中非常常见，这是儿童社会性发展中的固有阶段。

3 月龄左右，宝宝会很自然地显露出外向性，见到陌生人不会害羞。

6 月龄前，宝宝对陌生人都会表现得很友好。

6 月龄后，宝宝对陌生人仍然会变得友好，却不再像之前那样外向，见到陌生人时，他们需要确保父母或者主要照看者在身旁。

从 7 月龄开始，宝宝见到陌生人时会表现出紧张，他会将身体紧紧地靠在父母身上，将脸紧紧地贴在父母的肩上。此时，宝宝与陌生人的交流需要父母和主要照看者多给一些鼓励。宝宝"怕生"或者"羞怯"会持续几个月的时间。

18 月龄左右，大多数宝宝见到陌生人仍然会需要父母或主要照看者的鼓励。甚至一些宝宝到了 3 岁左右，在不熟悉的人面前或处于人数较多的场合时，仍会感到不安或表现得安静。但是随着年龄的增长，许多孩子又会趋于表现得外向。

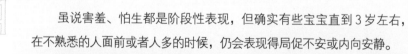

妈妈问，虾米妈咪答

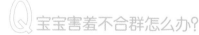

**Q** 宝宝害羞不合群怎么办？

**A** 虽说害羞、怕生都是阶段性表现，但确实有些宝宝直到 3 岁左右，在不熟悉的人面前或者人多的时候，仍会表现得局促不安或内向安静。

遇到这种情况，请不要过分担忧，更不要把焦虑的情绪传递给宝宝。因为随着年龄的增长，孩子大都会自然地趋向于外向。如果你想给宝宝提供一些帮助，那就有选择性地带他和同龄宝宝接触吧，慢慢地，宝宝就会发现与家人之外其他人接触的乐趣。

# 这样做，宝宝吃饭香

大部分父母可能都有过这样的经历：吃饭时间宝宝到处乱跑，才吃几口就不愿意吃，追着喂他也不肯多吃……那么，有没有什么方法能让宝宝好好吃饭呢？

## 判断宝宝"不想吃"还是"不能吃"

如果宝宝很想吃，只是不能吃，那就不是食欲的问题。有时候可能是宝宝身体不适或者患上了疾病，比如，出现口腔问题、消化道问题、呼吸道问题等，这时候要有针对性地进行护理和治疗。有时候是因为食物或餐具不合适，比如，辅食添加过早，奶嘴的孔开得太大等，这时候配合宝宝这阶段的需求换成适合他的食物和奶嘴等就可以了。

如果宝宝能吃，但是不想吃，那就要考虑食欲问题。食欲问题需要考虑两个方面，一个是宝宝饿不饿，另一个是食物是不是色香味俱全，对宝宝有没有吸引力。

## 把宝宝的食欲找回来

很多时候，父母为了让宝宝"好好吃饭"想尽办法，如注意力转移法、游戏法、奖励法、威胁法，等等，五花八门的战术，归根到底是要摧毁宝宝的反抗。这样做往往收效甚微。如果我们确定宝宝是"不想吃"而不是"不能吃"，问题就变得单纯多了。那么，怎么解决"不想吃"的问题呢？

### 1. 要正确看待食欲标准

"书上说""医生说""说明书上说"，各种说，一旦与之偏离，就会让宝宝感到紧张不安。宝宝们需清楚，这些标准或数据即使值得信赖，也只是一个平均水平，具体到某个宝宝的现实需求时，不能完全忽略宝宝的自身特点。要记住，你养的是孩子，不是数据。

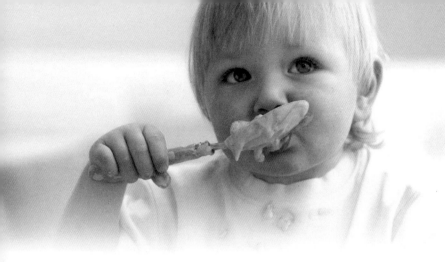

### 2. 一定要让宝宝拥有饥饿感

小宝宝还不习惯一日三餐，他们生活在一个被自然规律支配的世界里，会根据自己的实际需要去进食，其实这比我们成人要强上好几倍（成人往往并非因为饥饿而进食）。放下锅铲，把医学指南和儿童食谱暂且丢到一边，摆脱电子产品的诱惑，带宝宝到户外去消耗一下体能，运动一下，找回饥饿感。如果是因为零食导致正餐吃得不够好，那就要尽量减少两餐之间的零食。

### 3. 要将食物做得更适合宝宝吃

不规定每餐进食量的同时还要重视食物的多样化和烹调方法，注意食物的形状和颜色搭配。食物要新鲜可口（包括合适的软硬度），同时可以将食物做得漂亮可爱，比如，做成有趣的形状，做成馅、丝、丸子，或改变烹饪的方法。如果宝宝实在不接受某一种食物，可以找与之营养价值类似的食物替代。

无论如何大家都不要把宝宝"食欲不好"当成是一场灾难，请相信一切都会正常起来的。

**妈妈问，虾米妈咪答**

 宝宝"恋奶"不吃饭怎么办？

 在这个问题上，请不要将"吃奶"和"吃饭"对立起来。2～3岁的宝宝处于萌牙期，偏爱吃流食很正常。夏天天气炎热、宝宝咽喉部不舒服时，也会觉得流食吃得更舒服一点。如果家长能给予理解，并在食物制作上多费些心思和工夫，"恋奶"这个问题就迎刃而解了。

# 坏脾气宝宝安抚法

发脾气是宝宝在万分沮丧时的情绪表达，当他们发现一些事情做不到、做不好或者不被允许做的时候，就会变得很沮丧。

## 宝宝为什么发脾气

这种行为一般最早发生于 15 ～ 18 月龄，以 20 月龄左右较为常见，学龄前期还会不断出现。

宝宝短暂的发脾气常常可能与饥饿、疲倦、缺乏关注等有关。尤其是对于学步期的宝宝来说，他们的心情主要受到基本需求（关注、睡眠、食物、水等）的影响。

1 岁半左右的宝宝已经比较懂事，但还不能恰当地表达自己，此时父母的要求如果与他的意愿相冲突，很容易让他因为愿望得不到满足而发脾气。

宝宝发脾气通常还与特定的场合及事件相关。比如父母带宝宝逛商场或与朋友聚会等，对宝宝来说这些事情毫无趣味可言，你的注意力又不能完全集中在他的身上，缺乏关注又无法良好沟通，这时候宝宝会感觉无比沮丧。此外，宝宝慢慢积累经验后发现，在人多的场合发脾气，要求更容易得到满足，于是，他会通过这样的方式来取得你的关注或让步。

## 宝宝发脾气怎么办

1. 理解宝宝的感受，尽量找到宝宝发脾气的原因。
2. 确保周围环境的安全性，确保宝宝不会伤害他自己。
3. 拥抱宝宝，给予安抚。如果宝宝情绪失控，拒绝一切安抚，你也要保持平静，在一旁安静地陪伴倾听。
4. 用图书、玩具、拥抱、游戏等方式来巧妙分散宝宝的注意力，不要让

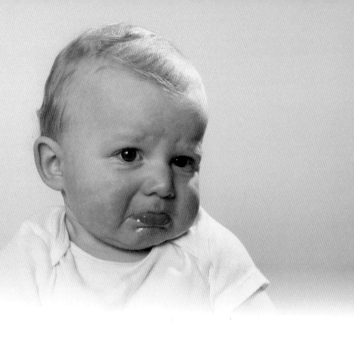

点点眼泪最后爆发成"大火球"。

5. 大发脾气是需要"观众"的，尽量不要让自己和周围人成为宝宝发脾气时的"观众"，尽快把宝宝从人多的地方带走，然后再安抚。

最后要说的是，父母对待爱发脾气的宝宝一定要有耐心，每个宝宝都是独立的个体，总有一种能够安抚你宝宝的方法。

妈妈问，虾米妈咪答

 有办法减少宝宝发脾气的次数吗？

1. 给予宝宝足够的关注，发自内心理解宝宝有自由表达感情的需要，尽量绕开那些可能让他发脾气的因素，多给他正面的鼓励和引导。

2. 拒绝宝宝既要做到坚定一致，也要做到合情合理。设定规矩需要一些技巧，不要随意对宝宝的每个要求都说"不"，这样还能培养宝宝更大的独立性。

# 打人咬人巧引导

令不少父母烦恼的是，宝宝不知从什么时候开始变得"热衷于"咬人、打人了，往往自己稍不留神就被宝宝咬了，或者才一转身他又打了别的小朋友。

## 打人、咬人是宝宝身心发展到一定阶段的自然表现

在谈论宝宝"打人""咬人"的行为之前，我们首先要了解宝宝这些行为背后的动机和想表达的情绪，这样我们在评价时才能做到公正合理，在教育时才能做到事半功倍。

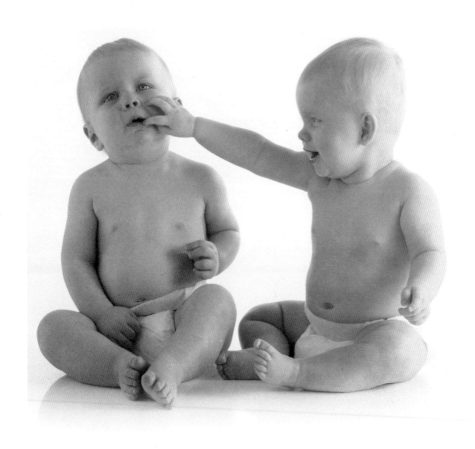

1、2 岁的宝宝习惯于用嘴巴和手探索世界，对他们来说"咬一咬""拍一拍"妈妈或者别的小朋友，与"咬一咬""拍一拍"玩具或者桌椅没有太大的区别。而且，大人们也常常会用"亲一亲""摸一摸"宝宝的脸颊和头来向宝宝表示亲切，所以宝宝也会模仿着用"咬一咬""拍一拍"的方式向其他人表示友好。此时的宝宝还不能准确地用语言表达自己的需求和情感，所以，一旦遇到困难和挫折，他们也只会用咬和拍打来表示不耐烦的情绪。对于萌牙阶段的宝宝来说，"咬"并非出于敌意，而是因为只有用力咬才能释放牙龈内部的压力，才能让他感到舒服。

2、3 岁的宝宝处于建立自我意识的时期，非常看重对所有权的保护，敌意和攻击行为其实是他们发展到一定阶段的自然反应。这些攻击行为有时候是出于自我防御（因为受到了攻击、恐吓、排挤），是宝宝在语言或力量上输于他人的时候，才会爆发出来的行为；有时也是因为敏感地接收到周围环境、父母情绪的变化，出于释放压力，表现为外在的攻击行为；还有时候可能是宝宝在模仿成人解决问题的方式。

总之，宝宝"打人""咬人"大都只是身心发展到一定阶段的自然表现，并不意味着他真的性格暴戾。

# 6 个方法帮宝宝改掉打人、咬人行为

### 1. 第一时间控制住事态发展

坚定地告诉宝宝"不能咬人""不能打人（拍人）"。如果宝宝的情绪（不论兴奋或是愤怒）非常激动，立即从他的身后环着双臂抱紧他，一来可以阻止宝宝的动作，二来可以平复宝宝的情绪，并且自己也不会被宝宝伤到。待宝宝的情绪逐渐稳定后，他也可能会为自己刚才的举动感到沮丧，试着带他一起安慰被他伤到的人，哪怕只是一个非常笨拙的道歉，最好能对刚才发生的事情做一些补救，甚至让宝宝一起帮助处理伤者的伤口。如果宝宝的情绪许久不能平复，先代替宝宝向被他伤到的人及其家人致歉，然后带着他离开现场，找个安静的地方接着交流。

### 2. 了解宝宝行为背后的原因

通过快速观察、耐心询问、冷静分析来推测宝宝攻击行为发生的根本原因。不要怒气冲冲地质问宝宝，因为宝宝当时常常回答不上来也不愿意回答，那样只会引发你与宝宝之间的冲突。搂紧宝宝，明确表达对他行为背后的原因表示理解，比如说"我知道你是想与××姐姐打招呼""我知道你非常希望和小朋友们一起玩""我知道你心爱的玩具被××拿走了"……

### 3. 告诉宝宝不当行为的后果

告诉宝宝被打和被咬都会很疼，但千万不可以以暴制暴。培养宝宝的共情能力确实需要漫长的过程，但若对宝宝实施肉体惩罚，无形中也是在告诉他"下次你也可以这样做"。要客观地帮助宝宝分析行为可能导致的后果，但绝不给宝宝制造罪恶感，比如说"小朋友不喜欢你拍他们，因为他们被你拍疼了""××不知道这是你的玩具，而且他被你拍疼了，只好拿着玩具躲开你呢"……

### 4. 教会宝宝正确地表达情绪

教会宝宝如何在不伤害他人的前提下抒发自己的情绪，比如喜欢对方就拉一拉手，要拉着宝宝的小手示范动作；比如不高兴不愿意就大声说"不"，要陪着宝宝一起喊出来；比如遇到处理不了的情况就找大人帮忙，要尽可能把每种情景向宝宝演示得足够详细。

### 5. 帮助宝宝合理地释放压力

尽量通过调整周围的环境、改变成人的情绪行为来帮助宝宝释放压力。另外，给宝宝准备一些适合摔打或啃咬的玩具，带宝宝做一些他喜欢的事来尽情释放压力。

### 6. 不要过多评价宝宝的行为

过多的关注反而会起到强化的作用，所以，平时避免让宝宝过多地听到大家对他"打人""咬人"行为的谈论，也不要因此给宝宝冠上"小霸王"之类的绰号。要多关注宝宝的细微变化，当他有"打人""咬人"的倾向时，就要及时干预制止。如果宝宝4、5岁以后还是有明显持续的攻击行为，可以带着他拜访心理医生。

# 吃手有时是个"好习惯"

有些妈妈告诉我，自己的宝宝爱吃手，一睡觉就要吃手，不给吃就一直哭，把手指都被吮烂了，问我，怎样才能让宝宝戒掉吮吸手指的习惯呢？

目前认为，在宝宝恒牙萌出（6岁）之前，只要没有影响到宝宝的健康和发育，吮吸手指是完全可以被接受的。

宝宝还是胎儿的时候，在妈妈的子宫里就开始学习吮吸自己的手指了。大约90%的宝宝在3月龄左右开始吮吸手指，大部分宝宝在1岁后吮吸手指的现象会逐渐减少，5%～10%的宝宝在4岁后还会继续吮吸手指。

## 恭喜你，你的宝宝会吮吸手指了

### 1.吮吸是宝宝与生俱来的反射和需求

新生儿对身体其他部分的控制需要学习，但是吮吸能力却是与生俱来的。宝宝们都有吮吸的需求，只是表现形式不同而已，有些宝宝喜欢吮吸手指，有些宝宝喜欢吮吸衣服，也有的宝宝喜欢吮吸被子等。吮吸手指、衣服或者被子等与因为饥饿吮吸母乳在本质上是不同的需求，宝宝即使吃饱了，还是有吮吸的需求。

### 2.吮吸手指是宝宝智能发展的飞跃

小宝宝吮吸手指可以促进大脑皮层的生长，可以在吮吸手指的过程中发展动作、认识身体、探索外部世界。吮吸手指，看似是很简单的行为，却包含了手眼协调、手指分化等一系列能力发展。在吃手的过程中，宝宝会慢慢意识到"手"是"我"身体的一部分，逐渐把自己的身体和外界区分开来。

### 3.吮吸手指可以满足宝宝的安全感

宝宝在困倦饥饿、寂寞无聊、焦虑不安、身体不适（如萌牙、疾病）的时候，会希望通过吸吮手指来获得安慰。一些研究认为，强行制止小宝宝吮吸手指可能会导致宝宝成年后发生一系列的心理行为问题。

### 4.吮吸手指是宝宝走向独立的标志

宝宝通过吮吸手指来安慰自己，让自己获得平静舒适，而不再是缠着大人放声大哭，实际上是向着独立迈出了巨大一步。

## 帮宝宝顺利度过吮吸手指的时光

宝宝吮吸手指常常是因为困了累了，那就试着让他去休息一下；

宝宝吮吸手指也常可能是因为饥饿，那就赶紧给他补充点能量；

宝宝吮吸手指有时是因为情绪紧张，那就多给他一些安抚放松；

宝宝吮吸手指有时是因为缺乏关注，那就多花一些时间陪伴他；

宝宝吮吸手指有时是因为无聊烦闷，那就让他做些有趣的活动；

宝宝吮吸手指有时是因为习惯动作，那就给他手中抱一个玩具；

……

总有对策能把宝宝的小手从嘴巴里"解放"出来。

一般来说，宝宝进入并适应集体生活后，吮吸手指的行为会逐渐消失。如果3、4岁的宝宝在白天还偶尔有吮吸手指的行为，也完全可以忽略之，因为强行制止还可能有强化行为的副作用。

一些研究认为，6岁后继续吮吸手指的宝宝与不再吮吸手指的宝宝相比，前者的父母大都有强迫他们早期戒掉吮吸手指习惯的经历。因此，与其早期强行制止宝宝吮吸手指，还不如就让宝宝按着自己的规律发展。

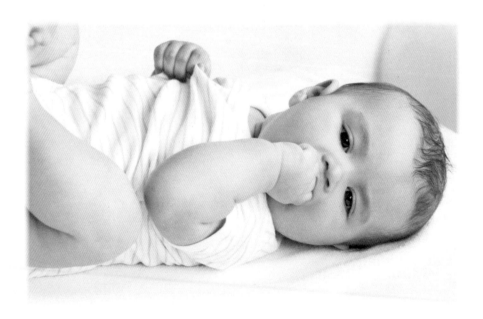

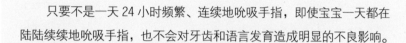

**妈妈问，虾米妈咪答**

**Q 宝宝总吮吸手指，会影响长牙和说话吗？**

**A** 只要不是一天 24 小时频繁、连续地吮吸手指，即使宝宝一天都在陆陆续续地吮吸手指，也不会对牙齿和语言发育造成明显的不良影响。

**Q 宝宝总吃手，会不会吃下很多病菌？**

**A** 小宝宝拿到任何东西都喜欢往嘴里塞，比起玩具、毛巾等物品，吮吸手指能吃下的病毒细菌真的微乎其微。父母只要尽可能保持宝宝的小手和口周皮肤清洁干爽，就足够了，不必担忧。

**Q 宝宝太迷恋吃手，怎么办？**

**A** 小宝宝如果吮吸手指的情况非常严重，可以给他寻找合适的替代安抚物，比如安抚奶嘴、小被子、小玩具等。安抚奶嘴是目前最常使用的替代安抚物，但一些研究认为吮吸手指的宝宝较吮吸安抚奶嘴的宝宝睡得更安稳，而且安抚奶嘴可能会延长宝宝吮吸的时间。所以，是否给宝宝用安抚奶嘴需要家长权衡考虑。

大宝宝如果吮吸手指的情况非常严重，尽量让他多参加活动，让他没有时间吮吸手指。还可以让他制定一个戒掉吮吸手指的阶段目标，只要有进步就要表扬，利用适当的赞美和奖励，让宝宝逐渐戒掉吮吸手指的习惯。

宝宝6岁后，如果还是非常迷恋吮吸手指，可能需要找心理医生帮助寻找深层次的原因。

# 听懂 1 岁宝宝对你说 "不"

宝宝 1 岁多后，常常会对父母说 "不"，脾气也变得倔强了，这让很多父母感到烦恼。

从 1 岁左右开始，宝宝会经历一段只关注自己、不在意别人的自我中心时期，哪怕是非常亲密的家人都会被他拒绝甚至排斥。父母不必为此感到担忧难过，这只是宝宝成长过程中的一个必然阶段而已。

1 岁多的宝宝还不知道服从指令的真正含义，即使明知某些行为的后果会让父母不满，还是会一再去做。

其实，1 岁多的宝宝说 "不"，并不是要拒绝你的建议，只是不想被控制。

那遇到这种情况到底该怎么办呢？让我用 4 种最常见的情景来为你一一解答。

## 情景再现

### 让正在四处游荡的宝宝回到餐桌边吃饭

很自然地拉住他的小手，一起走到餐桌边，或者抱起他回到餐桌边，同时与他聊一些令他开心的事，但是千万不要问他 "要不要吃饭"，因为他一定会告诉你 "不"。

### 给不愿穿衣服鞋子的宝宝换上衣服鞋子

到了该给宝宝穿衣服换鞋子的时候你尽管去做，一边做，一边与他愉快地聊接下来要做的活动内容，以此转移他的注意力。但是千万不要问他 "换不换衣服 / 鞋子"，因为他一定也会告诉你 "不"。

## 当宝宝接触到危险物品或在进行危险行为时

首先说"不可以！不行！"，然后立即把危险品转移，或者立即把宝宝转移。坚持这样做一段时间后，"不可以！不行！"对宝宝而言才能是一个有效的提醒。比起生气和体罚，迅速而坚定的拒绝才是最有说服力的方法。

用其他物品或事件转移注意力是能让1岁多的宝宝离开危险物品或停止危险行为的好办法。1串钥匙、1个罐子或1个小球往往都能让宝宝的心思离开危险的尝试。

为了宝宝的安全，对于危险的物品和情况要进行合理控制。尽量把危险物品放到宝宝接触不到的地方，比如容易打碎的物品要远离宝宝，药品和清洁剂等要妥善保管，电源插孔要加安全塞……

## 带着一个好奇又渴望独立的宝宝外出散步

有两套方法可以尝试。一套方法是，带上一些宝宝的食物和水，安排充足的时间，随着他的节奏，让他漫游探索；另外一套办法是，如果你不希望他在某个地方停留得太久，你就继续慢慢向前走，当他发现你真的走远了，就一定会追随而来。这个年龄段的宝宝，不希望父母消失在自己的视线中，追随父母是本能。在使用第二套方法时，尽量不让宝宝离开自己的视线。如果是带着宝宝外出办点急事，还是把宝宝放在婴儿车或者婴儿背带中为好。

总之，不要因为没有经验而感到紧张，宝宝在独立发展，父母要机智应对，让我们与孩子一起成长吧！

271

# 理解 2 岁宝宝的执着与对抗

　　曾经有家机构做过一次调研：究竟几岁的宝宝"最可怕"？大约 20% 的父母把票投给了 2 岁。

---

　　　　2 岁宝宝想要告诉父母：亲爱的爸爸妈妈，世界那么大，那么复杂，如果有一小部分能让我做主，我会感到很有安全感。

---

## 执着于"一致"——我真的很需要安全感

　　2 岁半左右的宝宝对"一致"相当看重，要求一切都要"一致"，无论是位置、顺序、方式还是路线、物品归属……他会自己立下一些"规矩"。他的时间观念是以事件为标准的，一旦你破坏了，他会大发脾气，要求重来一遍。他的要求往往具有不可逆性，让你感到既无助又无奈。

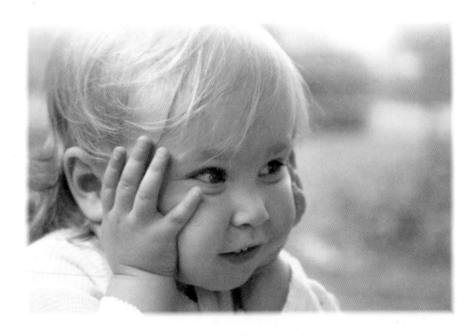

解决方法：和宝宝合作，共同制定和遵守生活中的"规矩"。如果一不小心破坏了"规矩"，请陪伴他，允许他释放情绪。放心，极端情况不会持续太久的。

## 对着干又很多变——让我"做选择"确实好难

如果说1岁半左右的宝宝喜欢违背大人的意思，那么2岁半左右的宝宝最喜欢和自己作对，明明"想要"，却说"不要"。这是因为让2岁半左右的宝宝"做选择"是一件非常困难的事情，他常常认为两者皆可又皆不可，前一秒要这样，后一秒又反悔了。你会觉得，他总是在故意挑战你的底线。

当宝宝与父母对着干时怎么办？让我用6种常见的情景来为你解答。

## 情景再现

**"不要乱丢玩具！" ✕**
**"一起来收拾玩具吧！" ✓**

如果你仅仅告诉宝宝"不要做什么"，他会感到很迷惑，甚至认为你在暗示让他去做什么。不如直接用清晰具体的话语告诉他，你想要他干什么，最好加上你直观的动作示范。

**"不要到处乱画！" ✕**
**"来，画在白纸上！" ✓**

告诉宝宝什么情况下允许做，帮助他把特定的行为和特定的环境联系在一起。

273

"穿上衣服和鞋子！" Ｘ
"先穿鞋子还是先穿衣服？" √

给宝宝提供与他当前能力和喜好相匹配的选择，尽量让他选择"如何做"，而避免让他选择"做不做"。选项要具体明确，所提供的选项最好都是你允许的。可以把你希望他做的这个选项放在最后，因为最后那句话通常令人印象深刻，容易被选中。

宝宝在搭积木，你们必须出门：
"快点！该出发了！" Ｘ
"积木搭得很漂亮！我们是带上积木出去还是一会儿回来再搭？" √

尽量不要打断宝宝正在进行的活动，如果不得不终止，请从他目前的活动出发，提出选项让他做出选择。

"穿上衣服！" Ｘ
"要去公园玩了！要加快速度，才能多玩一会儿！" √

告诉宝宝行动带来的直接好处，巧妙绕过行动本身会带来的抵触，并通过强调好处，让他集中注意力提高速度。

"穿上鞋子！" Ｘ
"在我拿好包之前，你一定还穿不上鞋子！天啊！你竟然这么快把鞋子穿好了！你真的很棒！" √

宝宝很乐意证明你说得不对，假装怀疑他做不到与他当前能力相匹配的某事，当他做好之后，表现出对他所做之事赞叹不已（此法谨慎使用，不要挫伤他的积极性）。

# 攻击性行为——我只是不想被冒犯

2岁左右宝宝的社会特征是"平行游戏期"，到2岁半左右，他才真正开始注意到身边其他的小朋友，尽管注意到的原因只是担心自己的玩具被别人抢走，或者他也想把别人的玩具占为己有，但这确实是心理成长的一大进步。2岁左右宝宝正处于建立自我意识的时期，他非常看重对所有权的保护，包括身体、玩具、家人……甚至是他所见到的一切，凡他认为属于他的东西受到了任何侵犯，他会采取一切防御行动尽力保护。如果你因此认为宝宝很不乖、很暴力，其实是有失公允的，他只是不想被冒犯。

解决方法：必须理解宝宝产生攻击性行为的原因和心理，关心他的感受，找到攻击性行为发生的根本原因。不鼓励宝宝为了赢得大人的赞美而牺牲自我，也不要给他制造罪恶感，千万记住不能以暴制暴。

## TIPS：如何表扬才有效

及时、热切、真诚地对宝宝的具体行为或动机表示赞赏，并表示你欣赏他这种行为或动机下的优秀品质。因为即使有时候，宝宝还是把事情搞砸了，但是他想要积极尝试、努力表现的念头总归是好的。多表扬，适当给予奖励，一旦说有奖励就必须要兑现。

## TIPS：如何批评才有效

对宝宝的行为做客观点评，对好的行为和动机表示赞赏，再明确告诉他错在哪里，示范该怎么做，寻求合作，有进步就要及时表扬。不要在宝宝"工作"时试图与他沟通，因为他正在专心致志、心无旁骛。蹲（坐）下来与宝宝肩并肩说话，因为面对面说话有时候代表亲热，有时候也代表对抗。沟通时用短句子、小音量说话，配合表情和肢体语言，可以适当重复，但切忌没完没了。

# 宽容 3 岁宝宝的叛逆和随性

在上一节中提及的那项调研中，50％以上的父母认为 3 岁的宝宝最可怕。

> 3 岁宝宝想要告诉你：亲爱的爸爸妈妈，世界为什么会是这样，真的太有趣了，多给我一些机会，我会做得和你一样好。

## 叛逆——我希望"世界"能在我的掌控之中

3 岁半左右的宝宝非常缺乏安全感，他希望一切都在自己的掌控之中，他需要征服那些比自己厉害的人，首先需要征服的对象就是自己的妈妈（或主要照看者）。这阶段的宝宝特别喜欢向其他人发号施令，并且每日例行的吃饭、穿衣、洗澡……都会变成他和成人之间的一场场较量。你会发现，他一旦遇到不顺心或不合意的事情，会用种种方法表示不合作，通常用语言表达得最多，行动和态度表达得较少。

解决方法：这阶段的宝宝最喜欢和妈妈（或主要照看者）撒娇卖痴，所以可以适当请其他人帮忙照看，可以考虑把他送去幼儿园，因为宝宝只要看到你，就会开始变得尤为不安分。此外，慎重选择带宝宝一起出席重要活动，以免他在某些场合令你尴尬；尽量让宝宝远离具有控制欲的成人，权力较量只会伤害彼此的情感。

## 能力倒退与焦虑——这种情形令我不知所措

3 岁到 3 岁半左右是宝宝各方面能力进步很快的时期，而 3 岁半到 4 岁左右，虽然在技巧能力方面，宝宝还是在不断进步，但表现出来的却是各方面能力的正常倒退，宝宝也会因此变得焦虑和内向。因为肌肉发育的不平衡，他的运动协调能力反而不如从前，他又会经常摔倒，搭积木的手没之前稳了，也不再敢用大胆丰富的线条作画；视觉方面，他能注意到很多细节却对其他很明显的事物视而不见，并且很怕高；语言方面，说话流利的宝宝也可能会出现口吃……他的倒退远远不止这些，他可能又开始吸手指、咬指甲、挖鼻孔、需要时时处处带着自己的小被子……

解决方法：请理解宝宝的想法和感受，尊重并有针对性地引导他。有时候，不作为地静静等待也不失为一种好办法。

实际上，宝宝的整个成长过程并非是稳步向前的，而是稳定期与不稳定期交替出现，呈现出进步与倒退混杂的局面，这种情形被称为"成长的交织"。宝宝要发展必然会对目前的状态进行突破，而突破的过程必然是一个不稳定的状态，待完成发展后，又呈现出一个较高层次的稳定状态。就这样，突破—稳定—再突破—再稳定……轮番进行，总有一天，达到最稳定最成熟的状态。

## 热衷又没有定性——其实我也希望能做得更好

3岁半左右的宝宝，一方面缺乏安全感，一方面又想要支配世界，加之各方面能力的正常倒退或不稳定，表现出来的感觉便是既热衷又没有定性。

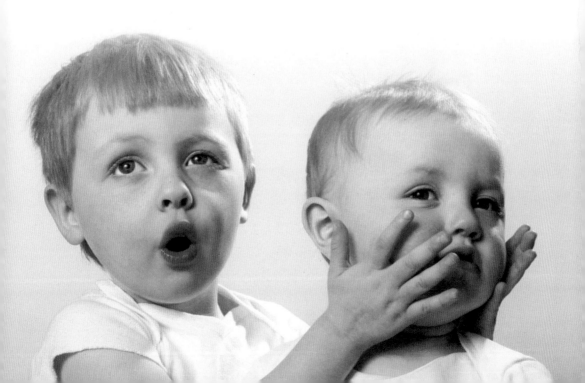

解决方法：当你看到宝宝弄得一团糟的场面，先深呼吸，冷静下来，多看多听，等你弄明白他在做什么的时候，再发表你的感受和评价。要往好处想，寻找宝宝的积极动机；要换位思考，进入宝宝的世界中，以他的身高、他的角度、他的动作……设身处地去想；要鼓励积极动机下的积极行动和良好品质；尝试和宝宝一起做，能做得更好。

希望，我们都能成为平静而积极的父母，养育出健康而快乐的宝宝！

## TIPS：怎样"爱"才不算"溺爱"

其实，父母有怕宠坏宝宝的担忧，就不容易出现溺爱危机。当然，父母行事要有原则，但也不必时时刻刻表现得不通情理。事实上，宝宝的有些行为本身并没有错，而且在某些特殊情况下，也可以根据实际情况，有弹性地调整策略，做出一些让步。只要你拿捏得当，就不算"溺爱"。

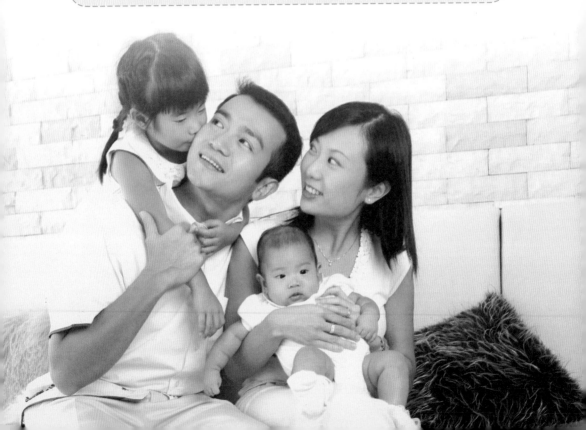

# 附录一  北上广预防接种计划

## 北京市第一类疫苗免疫程序

| 年龄 | 疫苗名称 | 针（剂）数 | 可预防疾病 |
|---|---|---|---|
| 出生 | 卡介苗 | 初种 | 结核病 |
| | 乙肝疫苗 | 第一针 | 乙型病毒性肝炎 |
| 1月龄 | 乙肝疫苗 | 第二针 | 乙型病毒性肝炎 |
| 2月龄 | 脊灰疫苗 | 第一剂 | 脊髓灰质炎 |
| 3月龄 | 脊灰疫苗 | 第二剂 | 脊髓灰质炎 |
| | 无细胞百白破疫苗 | 第一针 | 百日咳、白喉、破伤风 |
| 4月龄 | 脊灰疫苗 | 第三剂 | 脊髓灰质炎 |
| | 无细胞百白破疫苗 | 第二针 | 百日咳、白喉、破伤风 |
| 5月龄 | 无细胞百白破疫苗 | 第三针 | 百日咳、白喉、破伤风 |
| 6月龄 | 乙肝疫苗 | 第三针 | 乙型病毒性肝炎 |
| | 流脑疫苗 | 第一针 | 流行性脑脊髓膜炎 |
| 8月龄 | 麻风二联疫苗 | 第一针 | 麻疹、风疹 |
| 9月龄 | 流脑疫苗 | 第二针 | 流行性脑脊髓膜炎 |
| 1岁 | 乙脑减毒疫苗 | 第一针 | 流行性乙型脑炎 |
| 18月龄 | 甲肝疫苗 | 第一针 | 甲型病毒肝炎 |
| | 无细胞百白破疫苗 | 加强 | 百日咳、白喉、破伤风 |
| | 麻风腮疫苗 | 第一针 | 麻疹、风疹、流行性腮腺炎 |
| 2岁 | 甲肝疫苗 | 第二针 | 甲型病毒肝炎 |
| | 乙脑减毒疫苗 | 第二针 | 流行性乙型脑炎 |
| 3岁 | 流脑疫苗（A+C） | 加强 | 流行性脑脊髓膜炎（A群和C群） |
| 4岁 | 脊灰疫苗 | 加强 | 脊髓灰质炎 |
| 6岁 | 白破疫苗 | 加强 | 白喉、破伤风 |
| | 麻风腮疫苗 | 第二针 | 麻疹、风疹、流行性腮腺炎 |
| 小学四年级 | 流脑疫苗（A+C） | 加强 | 流行性脑脊髓膜炎（A群和C群） |
| 初中一年级 | 乙肝疫苗 | 加强 | 乙型病毒性肝炎 |
| 初中三年级 | 白破疫苗 | 加强 | 白喉、破伤风 |
| 大一新生 | 白破疫苗 | 加强 | 白喉、破伤风 |
| | 麻疹疫苗 | 加强 | 麻疹 |

# 北京市第二类疫苗免疫程序

第二类疫苗：是指由公民自费并且自愿接受的其他疫苗。

接种原则：自费、自愿接种。

| 疫苗名称 | 治疗疾病 | 使用人群与接种次数 |
|---|---|---|
| B 型流感嗜血杆菌结合疫苗 | 流感 | 6 月龄以下儿童注射 3 针，间隔 1～2 个月，一年后加强一次；6～12 月龄儿童注射 2 针，间隔 1 个月，于出生后第二年加强接种 1 次，1～5 岁儿童注射 1 针 |
| 水痘疫苗 | 水痘 | 1～12 岁儿童注射 1 针，13 岁以上接种 2 针，间隔 6～10 周 |
| 七价肺炎球菌结合疫苗 | 肺炎 | 3～6 月龄儿童接种 3 剂，3、4、5 月龄各 1 剂，每次至少间隔 1 个月；7～11 月龄儿童接种 2 剂，每次至少间隔 1 个月；12～23 月龄儿童接种 2 剂，每次至少间隔 2 个月，24 月龄～5 岁儿童接种 1 剂 |
| 23 价肺炎球菌多糖疫苗 | 肺炎 | 对于 2 岁以上体弱多病儿童，65 岁以上老年人、慢性疾病患者或免疫功能减弱的人群，注射 1 针，高危人群 5 年后加强 1 次，健康人不需加强 |
| 流感疫苗 | 流感 | 6～35 月龄儿童注射 2 针，间隔 1 个月，每针 0.25 毫升；3 岁以上儿童或成人注射 1 针，每针 0.5 毫升。该疫苗在每年 9～12 月接种 |
| 出血热疫苗 | 流行性出血热 | 使用于 16～60 岁流行性出血热疫区易感人群 |
| 狂犬疫苗 | 狂犬病 | 犬类动物咬伤或抓伤者按 0、3、7、14、28（或 30）天程序接种，越早越好，咬伤严重者在医生指导下酌情加用抗狂犬病血清。特殊职业人群或宠物饲养者按 0、7、21（或 28）天程序做预防注射，以后根据抗体检查结果加强 |
| 轮状病毒疫苗 | 小儿秋季腹泻 | 2 月龄～3 岁以内婴幼儿每年口服 1 次 |

注：表中疫苗全部为自费疫苗，自愿接种，必须在医生指导下进行接种。

# 上海市第一类疫苗预防接种程序表（2008 版）

| 接种起始年龄 | 疫苗种类 | | | | | | | | | | |
|---|---|---|---|---|---|---|---|---|---|---|---|
| | 乙肝疫苗 | 卡介苗 | 脊灰疫苗 | 白百破疫苗 | 流脑A群疫苗 | 麻疹疫苗 | 乙脑疫苗 | 麻腮风疫苗 | 甲肝疫苗 | 流脑AC群疫苗 | 白破疫苗 |
| 出生24小时内 | 第1剂 | | | | | | | | | | |
| 0 月龄 | | 第1剂 | | | | | | | | | |
| 1 月龄 | 第2剂 | | | | | | | | | | |
| 2 月龄 | | | 第1剂 | | | | | | | | |
| 3 月龄 | | | 第2剂 | 第1剂 | | | | | | | |
| 4 月龄 | | | 第3剂 | 第2剂 | | | | | | | |
| 5 月龄 | | | | 第3剂 | | | | | | | |
| 6 月龄 | 第3剂 | | | | 第1剂 | | | | | | |
| 8 月龄 | | | | | | 第1剂 | 第1剂 | | | | |
| 9 月龄 | | | | | 第2剂 | | | | | | |
| 18 月龄 | | | | 第4剂 | | | | 第1剂 | 第1剂 | | |
| 2 岁 | | | | | | | 第2剂 | | 第2剂 | | |
| 3 岁 | | | | | | | | | | 第1剂 | |
| 4 岁 | | | 第4剂 | | | | | 第2剂 | | | |
| 6 岁 | | | | | | | | | | 第2剂 | 第1剂 |
| 16 岁 / 初三 | | | | | | | | | | | 第2剂 |
| 特定人群 | √ | | | | | √ | | | | | √ |

281

# 上海市第二类疫苗使用指导原则（2006版）

| 第二类疫苗种类 | | | 推荐接种对象 | 接种方法 |
|---|---|---|---|---|
| 乙肝疫苗 | 国产 5μg/10μg | | HBsAg阳性母亲的婴儿可用国产10μg或进口20μg替代；未接种过乙肝疫苗的人群 | 按0、1、6月接种3剂 |
| | 进口 10μg/20μg | | | |
| A+C群流脑疫苗 | | | 2～18岁人群 | 可替代A群流脑疫苗，参照A群流脑疫苗的免疫程序 |
| 无细胞白百破疫苗 | | | 2月龄～5岁人群 | 可替代全细胞白百破疫苗，参照全细胞白百破疫苗的免疫程序 |
| 麻腮风疫苗 | | | ≥1岁人群 | 18～24月龄接种第1剂；4～6岁接种第2剂 |
| 水痘疫苗 | | | ≥1岁人群 | 1～12岁接种第1剂；≥13岁接种第2剂，间隔≥6周 |
| 23价肺炎疫苗 | | | ≥65岁人群；2～64岁慢性病、体弱、免疫功能低下人群 | 通常接种1剂，免疫功能低下人群可复种1剂，与第1剂间隔5年以上 |
| 流感疫苗 | 儿童 | | 6月龄～3岁儿童 | 接种2剂，间隔2～4周，每年接种 |
| | 成人 | | ≥60岁人群；患有慢性病、体弱、免疫功能低下人群；有职业接触感染危险的人群 | 接种1剂，每年接种 |
| 甲肝疫苗 | 减活 | | 按产品说明书 | 接种1剂 |
| | 非活 | | | 按0、6月接种2剂 |
| 风疹疫苗 | | | ≥8月龄人群 | 接种1剂，4～6岁接种第2剂 |
| HIB疫苗 | PRP-OMP | | 2月龄～71月龄人群 | 2～10月龄接种2剂间隔2个月，12～15月龄接种第3剂；11～14月龄接种2剂间隔2个月，15～71月龄接种1剂 |
| | PRP-T | 史克 | | 2～6月龄接种3剂间隔1～2个月，15～18月龄接种第4剂；7～11月龄接种2剂间隔1～2个月，15～18月龄接种第3剂；≥12月龄接种1剂 |
| | | 巴斯德 | | 2～5月龄接种3剂间隔1～2个月，次年接种第4剂；6～12月龄接种2剂间隔1～2个月，次年接种第3剂；≥13月龄接种1剂 |
| 甲乙肝疫苗 | | | ≥2岁人群 | 按0、1、6月接种3剂 |
| 狂犬病疫苗 | | | 任何可疑接触狂犬病毒者；被动物咬伤、抓伤，皮肤或黏膜被舔者；在疫区有咬伤危险或有接触病毒机会的工作人员 | 暴露前：接种3剂，按0天、7天、28天，以后每年接种1剂；暴露后：接种5剂，按0天、3天、7天、14天、30天；如果严重咬伤者使用国产疫苗合并使用抗狂犬病血清或免疫球蛋白，则在45天、60天再接种2剂国产疫苗；暴露前有免疫史者：在接种末剂疫苗后1年内再暴露，按0、3天接种2剂；在接种末剂疫苗后≥1年再暴露，按上述暴露后处理 |
| 轮状病毒疫苗 | | | 2月龄～3岁人群 | 每年接种1剂 |

| 年龄 | 疫苗名称 | | | | | | | | | | |
|---|---|---|---|---|---|---|---|---|---|---|---|
| | 乙肝疫苗 | 卡介苗 | 脊灰疫苗 | 百白破疫苗 | 白破疫苗 | 麻风疫苗（麻疹疫苗） | 麻腮风疫苗（麻腮疫苗或麻疹疫苗） | 乙脑减毒活疫苗 | A群流脑疫苗 | A+C群流脑疫苗苗 | 甲肝减毒活疫苗 |
| 出生时 | 第1剂 | 1剂 | | | | | | | | | |
| 1月龄 | 第2剂 | | | | | | | | | | |
| 2月龄 | | | 第1剂 | | | | | | | | |
| 3月龄 | | | 第2剂 | 第1剂 | | | | | | | |
| 4月龄 | | | 第3剂 | 第2剂 | | | | | | | |
| 5月龄 | | | | 第3剂 | | | | | | | |
| 6月龄 | 第3剂 | | | | | | | | 接种2剂次，第1、2剂次间隔3个月 | | |
| 8月龄 | | | | | | 1剂 | | 第1剂 | | | |
| 18月龄 | | | | 第4剂 | | | 1剂 | | | | 1剂 |
| 24月龄 | | | | | | | | 第2剂 | | | |
| 3岁 | | | | | | | | | | 第1剂 | |
| 4岁 | | | 第4剂 | | | | | | | | |
| 6岁 | | | | | 1剂 | | | | | 第2剂 | |

283

# 广州市二类疫苗（自费）免疫程序

| 年龄 | 疫苗名称 | | | | | | |
|---|---|---|---|---|---|---|---|
| | 乙肝（替代免费乙肝） | Hib | 脊灰疫苗（IPV）（替代糖丸疫苗） | 五联疫苗（替代IPV+百白破+Hib） | 七价肺炎 | 流脑A+C结合（替代流脑A） | 麻腮风（替代免费麻腮风） |
| 出生 | 1剂 | | | | | | |
| 1月龄 | 1剂 | | | | | | |
| 2月龄 | | 1剂 | 1剂 | 1剂 | | | |
| 3月龄 | | 1剂 | 1剂 | 1剂 | 1剂 | | |
| 4月龄 | | 1剂 | 1剂 | 1剂 | 1剂 | | |
| 5月龄 | | | | | 1剂 | | |
| 6月龄 | 1剂 | | | | | 1剂 | |
| 7月龄 | | | | | | | |
| 8月龄 | | | | | | | |
| 9月龄 | | | | | | 1剂（与第一剂间隔至少3个月） | |
| 10月龄 | | | | | | | |
| 11月龄 | | | | | | | |
| 12月龄 | | | | | 1剂 | | |
| 18月龄 | | 1剂 | 1剂 | 1剂 | | | 1剂 |
| 24月龄 | | | | | | | |
| 3岁 | | | | | | | |
| 6岁 | | | | | | | |

284

| 灭活甲肝（替代减毒甲肝） | 水痘疫苗 | 轮状病毒 | 流感疫苗 | 23价肺炎 | 霍乱疫苗 | 兰菌净 | 四价流脑疫苗（替代流脑A+C） | 进口青少年百白破（替代白破二联） |
|---|---|---|---|---|---|---|---|---|
|  |  | 2月龄~3岁，每年1剂 | 6~35月龄要接种2剂，间隔至少28天，36月龄后每年接种1剂 |  |  | 3月龄~10岁儿童，早餐前7滴、临睡前7滴，滴用15天。每年初冬前加服一个疗程 |  |  |
|  | 1剂 |  |  |  |  |  |  |  |
| 1剂 |  |  |  |  |  |  |  |  |
| 1剂 |  |  |  | 1剂 | 服3剂，分别于0、7、28天口服 |  |  |  |
|  |  |  |  |  |  |  | 1剂 |  |
|  |  |  |  |  |  |  | 1剂 | 1剂 |

285

# 附录二 常见食物营养成分表

| 分类 | 常见食物 | 食部 % | 能量 Kcal/100g | 蛋白质 g/100g | 脂肪 g/100g |
|---|---|---|---|---|---|
| 谷类 薯类 淀粉类 | 小麦粉（标准粉） | 100 | 349 | 11.2 | 1.5 |
| | 面条 | 100 | 286 | 8.3 | 0.7 |
| | 馒头 | 100 | 223 | 7.0 | 1.1 |
| | 稻米 | 100 | 347 | 7.4 | 0.8 |
| | 糯米 | 100 | 350 | 7.3 | 1.0 |
| | 黑米 | 100 | 341 | 9.4 | 2.5 |
| | 血糯米 | 100 | 346 | 8.3 | 1.7 |
| | 鲜玉米 | 46 | 112 | 4.0 | 1.2 |
| | 白玉米干 | 100 | 352 | 8.8 | 3.8 |
| | 黄玉米干 | 100 | 348 | 8.7 | 3.8 |
| | 大麦 | 100 | 327 | 10.2 | 1.4 |
| | 青稞 | 100 | 342 | 8.1 | 1.5 |
| | 小米 | 100 | 361 | 9.0 | 3.1 |
| | 高粱米 | 100 | 360 | 10.4 | 3.1 |
| | 荞麦 | 100 | 337 | 9.3 | 2.3 |
| | 薏米 | 100 | 361 | 12.8 | 3.3 |
| | 马铃薯 | 94 | 77 | 2.0 | 0.2 |
| | 白心甘薯 | 86 | 106 | 1.4 | 0.2 |
| | 红心甘薯 | 90 | 102 | 1.1 | 0.2 |
| | 粉丝 | 100 | 338 | 0.8 | 0.2 |
| | 藕粉 | 100 | 373 | 0.2 | — |
| 干豆类 及 制品 | 黄豆 | 100 | 390 | 35.0 | 16.0 |
| | 黑豆 | 100 | 401 | 36.0 | 15.9 |
| | 绿豆 | 100 | 329 | 21.6 | 0.8 |
| | 赤豆 | 100 | 324 | 20.2 | 0.6 |
| | 蚕豆 | 100 | 338 | 21.6 | 1.0 |
| | 豆浆 | 100 | 16 | 1.8 | 0.7 |
| | 豆腐 | 100 | 82 | 8.1 | 3.7 |
| | 豆腐干 | 100 | 142 | 16.2 | 3.6 |
| | 豆腐皮 | 100 | 410 | 44.6 | 17.4 |
| | 腐竹 | 100 | 461 | 44.6 | 21.7 |

| 碳水化合物 g/100g | 维生素 A μ gRE/100g | 维生素 C mg/100g | 钙 mg/100g | 铁 mg/100g | 锌 mg/100g |
|---|---|---|---|---|---|
| 73.6 | – | – | 31 | 3.5 | 1.64 |
| 61.9 | – | – | 11 | 3.6 | 1.43 |
| 47.0 | – | – | 38 | 1.8 | 0.71 |
| 77.9 | – | – | 13 | 2.3 | 1.70 |
| 78.3 | – | – | 26 | 1.4 | 1.54 |
| 72.2 | – | – | 12 | 1.6 | 3.80 |
| 75.1 | – | – | 13 | 3.9 | 2.16 |
| 22.8 | – | 16 | – | 1.1 | 0.90 |
| 74.7 | – | – | 10 | 2.2 | 1.85 |
| 73.0 | 17 | – | 14 | 2.4 | 1.70 |
| 73.3 | – | – | 66 | 6.4 | 4.36 |
| 75.0 | – | – | 113 | 40.7 | 2.38 |
| 75.1 | 17 | – | 41 | 5.1 | 1.87 |
| 74.7 | – | – | 22 | 6.3 | 1.64 |
| 73.0 | 3 | – | 47 | 6.2 | 3.62 |
| 71.7 | – | – | 42 | 3.6 | 1.68 |
| 17.2 | 5 | 27 | 8 | 0.8 | 0.37 |
| 25.2 | 37 | 24 | 24 | 0.8 | 0.22 |
| 24.7 | 125 | 26 | 23 | 0.5 | 0.15 |
| 83.7 | – | – | 31 | 6.4 | 0.27 |
| 93.0 | – | – | 8 | 17.9 | 0.15 |
| 34.2 | 37 | – | 191 | 8.2 | 3.34 |
| 33.6 | 5 | – | 224 | 7.0 | 4.18 |
| 62.0 | 22 | – | 81 | 6.5 | 2.18 |
| 63.4 | 13 | – | 74 | 7.4 | 2.20 |
| 61.5 | – | – | 31 | 8.2 | 3.42 |
| 1.1 | 15 | – | 10 | 0.5 | 0.24 |
| 4.2 | – | – | 164 | 1.9 | 1.11 |
| 11.5 | – | – | 308 | 4.9 | 1.76 |
| 18.8 | – | – | 116 | 13.9 | 3.81 |
| 22.3 | – | – | 77 | 16.5 | 3.69 |

| 分类 | 常见食物 | 食部<br>% | 能量<br>Kcal/100g | 蛋白质<br>g/100g | 脂肪<br>g/100g |
|---|---|---|---|---|---|
| 乳类 | 牛乳 | 100 | 68 | 3.0 | 3.2 |
| | 人乳 | 100 | 65 | 1.3 | 3.4 |
| | 酸奶 | 100 | 72 | 2.5 | 2.7 |
| | 奶酪（干酪） | 100 | 328 | 25.7 | 23.5 |
| 蛋类 | 鸡蛋 | 88 | 144 | 13.3 | 8.8 |
| | 鸡蛋黄 | 100 | 328 | 15.2 | 28.2 |
| | 鸡蛋白 | 100 | 60 | 11.6 | 0.1 |
| | 鸭蛋 | 87 | 180 | 12.6 | 13.0 |
| | 鸭蛋黄 | 100 | 378 | 14.5 | 33.8 |
| | 松花蛋 | 90 | 171 | 14.2 | 10.7 |
| | 咸鸭蛋 | 88 | 190 | 12.7 | 12.7 |
| | 鹅蛋 | 87 | 196 | 11.1 | 15.6 |
| | 鹅蛋黄 | 100 | 324 | 15.5 | 26.4 |
| | 鹌鹑蛋 | 86 | 160 | 12.8 | 11.1 |
| 菌藻类 | 草菇 | 100 | 27 | 2.7 | 0.2 |
| | 平菇 | 93 | 24 | 1.9 | 0.3 |
| | 金针菇 | 100 | 32 | 2.4 | 0.4 |
| | 蘑菇 | 99 | 24 | 2.7 | 0.1 |
| | 香菇 | 100 | 26 | 2.2 | 0.3 |
| | 杏鲍菇 | 100 | 31 | 1.3 | 0.1 |
| | 茶树菇干 | 100 | 279 | 23.1 | 2.6 |
| | 香菇干 | 95 | 274 | 20.0 | 1.2 |
| | 木耳干 | 100 | 265 | 12.1 | 1.5 |
| | 银耳干 | 96 | 261 | 10.0 | 1.4 |
| | 竹荪干 | 100 | 155 | 17.8 | 3.1 |
| | 发菜干 | 100 | 259 | 20.0 | 0.5 |
| | 海带干 | 98 | 90 | 1.8 | 0.1 |
| | 苔菜干 | 100 | 167 | 19.0 | 0.4 |

| 碳水化合物<br>g/100g | 维生素 A<br>μgRE/100g | 维生素 C<br>mg/100g | 钙<br>mg/100g | 铁<br>mg/100g | 锌<br>mg/100g |
|---|---|---|---|---|---|
| 3.4 | 24 | 1 | 104 | 0.3 | 0.42 |
| 7.4 | 11 | 5 | 30 | 0.1 | 0.28 |
| 9.3 | 26 | 1 | 118 | 0.4 | 0.53 |
| 3.5 | 152 | — | 799 | 2.4 | 6.97 |
| 2.8 | 234 | — | 56 | 2.0 | 1.10 |
| 3.4 | 438 | — | 112 | 6.5 | 3.79 |
| 3.1 | — | — | 9 | 1.6 | 0.02 |
| 3.1 | 261 | — | 62 | 2.9 | 1.67 |
| 4.0 | 1980 | — | 123 | 4.9 | 3.09 |
| 4.5 | 215 | — | 63 | 3.3 | 1.48 |
| 6.3 | 134 | — | 118 | 3.6 | 1.74 |
| 2.8 | 192 | — | 34 | 4.1 | 1.43 |
| 6.2 | 1977 | — | 13 | 2.8 | 1.59 |
| 2.1 | 337 | — | 47 | 3.2 | 1.61 |
| 4.3 | — | — | 17 | 1.3 | 0.60 |
| 4.6 | 2 | 4 | 5 | 1.0 | 0.61 |
| 6.0 | 5 | 2 | — | 1.4 | 0.39 |
| 4.1 | 2 | 2 | 6 | 1.2 | 0.92 |
| 5.2 | — | 1 | 2 | 0.3 | 0.66 |
| 8.3 | — | — | 13 | 0.5 | 0.39 |
| 56.1 | — | — | 4 | 9.3 | 8.38 |
| 61.7 | 3 | 5 | 83 | 10.5 | 8.57 |
| 65.6 | 17 | — | 247 | 97.4 | 3.18 |
| 67.3 | 8 | — | 36 | 4.1 | 3.03 |
| 60.3 | — | — | 18 | 17.8 | 2.20 |
| 60.8 | — | 6 | 1048 | 85.2 | 1.68 |
| 23.4 | 40 | — | 348 | 4.7 | 0.65 |
| 26.3 | — | — | 185 | 283.7 | 3.56 |

| 分类 | 常见食物 | 食部 % | 能量 Kcal/100g | 蛋白质 g/100g | 脂肪 g/100g |
|------|----------|--------|----------------|---------------|-------------|
| 菌藻类 | 紫菜干 | 100 | 250 | 26.7 | 1.1 |
|  | 裙带菜干 | 100 | 119 | 25.0 | 1.7 |
| 蔬菜类 | 白萝卜 | 95 | 23 | 0.9 | 0.1 |
|  | 青萝卜 | 95 | 33 | 1.3 | 0.2 |
|  | 胡萝卜 | 96 | 39 | 1.0 | 0.2 |
|  | 芥菜头 | 83 | 36 | 1.9 | 0.2 |
|  | 毛豆 | 53 | 131 | 13.1 | 5.0 |
|  | 豌豆 | 42 | 111 | 7.4 | 0.3 |
|  | 蚕豆 | 31 | 111 | 8.8 | 0.4 |
|  | 扁豆 | 91 | 41 | 2.7 | 0.2 |
|  | 豇豆 | 97 | 33 | 2.9 | 0.3 |
|  | 刀豆 | 92 | 40 | 3.1 | 0.3 |
|  | 四季豆 | 96 | 31 | 2.0 | 0.4 |
|  | 荷兰豆 | 88 | 30 | 2.5 | 0.3 |
|  | 黄豆芽 | 100 | 47 | 4.5 | 1.6 |
|  | 绿豆芽 | 100 | 19 | 2.1 | 0.1 |
|  | 豌豆苗 | 86 | 38 | 4.0 | 0.8 |
|  | 茄子 | 93 | 23 | 1.1 | 0.2 |
|  | 番茄 | 97 | 20 | 0.9 | 0.2 |
|  | 甜椒 | 82 | 25 | 1.0 | 0.2 |
|  | 冬瓜 | 80 | 12 | 0.4 | 0.2 |
|  | 蒲瓜 | 87 | 16 | 0.7 | 0.1 |
|  | 苦瓜 | 81 | 22 | 1.0 | 0.1 |
|  | 南瓜 | 85 | 23 | 0.7 | 0.1 |
|  | 丝瓜 | 83 | 21 | 1.0 | 0.2 |
|  | 黄瓜 | 92 | 16 | 0.8 | 0.2 |
|  | 金瓜 | 82 | 15 | 0.5 | 0.1 |
|  | 大蒜 | 85 | 128 | 4.5 | 0.2 |
|  | 蒜苗 | 82 | 40 | 2.1 | 0.4 |
|  | 大葱 | 82 | 33 | 1.7 | 0.3 |
|  | 小葱 | 73 | 27 | 1.6 | 0.4 |

| 碳水化合物<br>g/100g | 维生素 A<br>μ gRE/100g | 维生素 C<br>mg/100g | 钙<br>mg/100g | 铁<br>mg/100g | 锌<br>mg/100g |
|---|---|---|---|---|---|
| 44.1 | 228 | 2 | 264 | 54.9 | 2.47 |
| 41.5 | 372 | – | 947 | 16.4 | 2.62 |
| 5.0 | 3 | 21 | 36 | 0.5 | 0.30 |
| 6.8 | 10 | 14 | 40 | 0.8 | 0.34 |
| 8.8 | 688 | 13 | 32 | 1.0 | 0.23 |
| 7.4 | – | 34 | 65 | 0.8 | 0.39 |
| 10.5 | 22 | 27 | 135 | 3.5 | 1.73 |
| 21.2 | 37 | 14 | 21 | 1.7 | 1.29 |
| 19.5 | 52 | 16 | 16 | 3.5 | 1.37 |
| 8.2 | 25 | 13 | 38 | 1.9 | 0.72 |
| 5.9 | 42 | 19 | 27 | 0.5 | 0.54 |
| 7.0 | 37 | 15 | 49 | 4.6 | 0.84 |
| 5.7 | 35 | 6 | 42 | 1.5 | 0.23 |
| 4.9 | 80 | 16 | 51 | 0.9 | 0.50 |
| 4.5 | 5 | 8 | 21 | 0.9 | 0.54 |
| 2.9 | 3 | 6 | 9 | 0.6 | 0.35 |
| 4.6 | 445 | 67 | 40 | 4.2 | 0.77 |
| 4.9 | 8 | 5 | 24 | 0.5 | 0.23 |
| 4.0 | 92 | 19 | 10 | 0.4 | 0.13 |
| 5.4 | 57 | 72 | 14 | 0.8 | 0.19 |
| 2.6 | 13 | 18 | 19 | 0.2 | 0.07 |
| 3.5 | 7 | 11 | 16 | 0.4 | 0.14 |
| 4.9 | 17 | 56 | 14 | 0.7 | 0.36 |
| 5.3 | 148 | 8 | 16 | 0.4 | 0.14 |
| 4.2 | 15 | 5 | 14 | 0.4 | 0.21 |
| 2.9 | 15 | 9 | 24 | 0.5 | 0.18 |
| 3.4 | 10 | 2 | 17 | 0.9 | 0.17 |
| 27.6 | 5 | 7 | 39 | 1.2 | 0.88 |
| 8.0 | 47 | 35 | 29 | 1.4 | 0.46 |
| 6.5 | 10 | 17 | 29 | 0.7 | 0.40 |
| 4.9 | 140 | 21 | 72 | 1.3 | 0.35 |

| 分类 | 常见食物 | 食部<br>% | 能量<br>Kcal/100g | 蛋白质<br>g/100g | 脂肪<br>g/100g |
|---|---|---|---|---|---|
| 蔬菜类 | 洋葱 | 90 | 40 | 1.1 | 0.2 |
| | 韭菜 | 90 | 29 | 2.4 | 0.4 |
| | 韭黄 | 88 | 24 | 2.3 | 0.2 |
| | 大白菜 | 87 | 18 | 1.5 | 0.1 |
| | 小白菜 | 81 | 17 | 1.5 | 0.3 |
| | 油菜 | 87 | 25 | 1.8 | 0.5 |
| | 卷心菜 | 86 | 24 | 1.5 | 0.2 |
| | 花椰菜 | 82 | 26 | 2.1 | 0.2 |
| | 西兰花 | 83 | 36 | 4.1 | 0.6 |
| | 雪里蕻 | 94 | 27 | 2.0 | 0.4 |
| | 芥蓝 | 78 | 22 | 2.8 | 0.4 |
| | 菠菜 | 89 | 28 | 2.6 | 0.3 |
| | 芹菜 | 66 | 17 | 0.8 | 0.1 |
| | 生菜 | 81 | 16 | 1.4 | 0.4 |
| | 香菜 | 81 | 33 | 1.8 | 0.4 |
| | 绿苋菜 | 74 | 30 | 2.8 | 0.3 |
| | 红苋菜 | 73 | 35 | 2.8 | 0.4 |
| | 茼蒿 | 82 | 24 | 1.9 | 0.3 |
| | 荠菜 | 88 | 31 | 2.9 | 0.4 |
| | 莴苣 | 62 | 15 | 1.0 | 0.1 |
| | 空心菜 | 76 | 23 | 2.2 | 0.3 |
| | 竹笋 | 63 | 23 | 2.6 | 0.2 |
| | 芦笋 | 90 | 22 | 1.4 | 0.1 |
| | 百合 | 82 | 166 | 3.2 | 0.1 |
| | 慈姑 | 89 | 97 | 4.6 | 0.2 |
| | 菱角 | 57 | 101 | 4.5 | 0.1 |
| | 莲藕 | 88 | 73 | 1.9 | 0.2 |
| | 茭白 | 74 | 26 | 1.2 | 0.2 |
| | 荸荠 | 78 | 61 | 1.2 | 0.2 |
| | 葛薯 | 90 | 150 | 2.2 | 0.2 |
| | 山药 | 83 | 57 | 1.9 | 0.2 |

| 碳水化合物<br>g/100g | 维生素 A<br>μgRE/100g | 维生素 C<br>mg/100g | 钙<br>mg/100g | 铁<br>mg/100g | 锌<br>mg/100g |
|---|---|---|---|---|---|
| 9.0 | 3 | 8 | 24 | 0.6 | 0.23 |
| 4.6 | 235 | 24 | 42 | 1.6 | 0.43 |
| 3.9 | 43 | 15 | 25 | 1.7 | 0.33 |
| 3.2 | 20 | 31 | 50 | 0.7 | 0.38 |
| 2.7 | 280 | 28 | 90 | 1.9 | 0.51 |
| 3.8 | 103 | 36 | 108 | 1.2 | 0.33 |
| 4.6 | 12 | 40 | 49 | 0.6 | 0.25 |
| 4.6 | 5 | 61 | 23 | 1.1 | 0.38 |
| 4.3 | 1202 | 51 | 67 | 1.0 | 0.78 |
| 4.7 | 52 | 31 | 230 | 3.2 | 0.70 |
| 2.6 | 575 | 76 | 128 | 2.0 | 1.30 |
| 4.5 | 487 | 32 | 66 | 2.9 | 0.85 |
| 3.9 | 10 | 12 | 48 | 0.8 | 0.46 |
| 2.1 | 60 | 20 | 70 | 1.2 | 0.43 |
| 6.2 | 193 | 48 | 101 | 2.9 | 0.43 |
| 5.0 | 352 | 47 | 187 | 5.4 | 0.80 |
| 5.9 | 248 | 30 | 178 | 2.9 | 0.70 |
| 3.9 | 252 | 18 | 73 | 2.5 | 0.35 |
| 4.7 | 432 | 43 | 294 | 5.4 | 0.68 |
| 2.8 | 25 | 4 | 23 | 0.9 | 0.33 |
| 3.6 | 253 | 25 | 99 | 2.3 | 0.39 |
| 3.6 | − | 5 | 9 | 0.5 | 0.33 |
| 4.9 | 17 | 45 | 10 | 1.4 | 0.41 |
| 38.8 | − | 18 | 11 | 1.0 | 0.50 |
| 19.9 | | 4 | 14 | 2.2 | 0.99 |
| 21.4 | 2 | 13 | 7 | 0.6 | 0.62 |
| 16.4 | 3 | 44 | 39 | 1.4 | 0.23 |
| 5.9 | 5 | 5 | 4 | 0.4 | 0.33 |
| 14.2 | 3 | 7 | 4 | 0.6 | 0.34 |
| 36.1 | − | 24 | − | 1.3 | − |
| 12.4 | 3 | 5 | 16 | 0.3 | 0.27 |

| 分类 | 常见食物 | 食部<br>% | 能量<br>Kcal/100g | 蛋白质<br>g/100g | 脂肪<br>g/100g |
|---|---|---|---|---|---|
| 蔬菜类 | 芋艿 | 84 | 81 | 2.2 | 0.2 |
| | 生姜 | 95 | 46 | 1.3 | 0.6 |
| | 马兰头 | 100 | 28 | 2.4 | 0.4 |
| | 香椿 | 76 | 50 | 1.7 | 0.4 |
| | 榆钱 | 100 | 45 | 4.8 | 0.4 |
| 水果类 | 苹果 | 76 | 54 | 0.2 | 0.2 |
| | 梨 | 82 | 50 | 0.4 | 0.2 |
| | 大山楂 | 76 | 102 | 0.5 | 0.6 |
| | 桃子 | 86 | 51 | 0.9 | 0.1 |
| | 李子 | 91 | 38 | 0.7 | 0.2 |
| | 杏子 | 91 | 38 | 0.9 | 0.1 |
| | 樱桃 | 80 | 46 | 1.1 | 0.2 |
| | 鲜枣 | 87 | 125 | 1.1 | 0.3 |
| | 葡萄 | 86 | 44 | 0.5 | 0.2 |
| | 石榴 | 57 | 73 | 1.4 | 0.2 |
| | 柿子 | 87 | 74 | 0.4 | 0.1 |
| | 桑葚 | 100 | 57 | 1.7 | 0.4 |
| | 黑加仑 | – | 63 | 1.4 | 0.4 |
| | 沙棘 | 87 | 120 | 0.9 | 1.8 |
| | 无花果 | 100 | 65 | 1.5 | 0.5 |
| | 猕猴桃 | 83 | 61 | 0.8 | 0.6 |
| | 草莓 | 97 | 32 | 1.0 | 0.2 |
| | 橙子 | 74 | 48 | 0.8 | 0.2 |
| | 柑橘 | 77 | 51 | 0.7 | 0.2 |
| | 芦柑 | 77 | 44 | 0.6 | 0.2 |
| | 柚子 | 69 | 42 | 0.8 | 0.2 |
| | 柠檬 | 66 | 37 | 1.1 | 1.2 |
| | 香蕉 | 59 | 93 | 1.4 | 0.2 |
| | 木瓜 | 86 | 29 | 0.4 | 0.1 |
| | 桂圆 | 50 | 71 | 1.2 | 0.1 |
| | 荔枝 | 73 | 71 | 0.9 | 0.2 |

| 碳水化合物<br>g/100g | 维生素 A<br>μgRE/100g | 维生素 C<br>mg/100g | 钙<br>mg/100g | 铁<br>mg/100g | 锌<br>mg/100g |
|---|---|---|---|---|---|
| 18.1 | 27 | 6 | 36 | 1.0 | 0.49 |
| 10.3 | 28 | 4 | 27 | 1.4 | 0.34 |
| 4.6 | 340 | 26 | 67 | 2.4 | 0.87 |
| 10.9 | 107 | 40 | 96 | 3.9 | 2.25 |
| 7.6 | 122 | 11 | 62 | 7.9 | 3.27 |
| 13.5 | 3 | 4 | 4 | 0.6 | 0.19 |
| 13.3 | 6 | 6 | 9 | 0.5 | 0.46 |
| 25.1 | 17 | 53 | 52 | 0.9 | 0.28 |
| 12.2 | 3 | 7 | 6 | 0.8 | 0.34 |
| 8.7 | 25 | 5 | 8 | 0.6 | 0.14 |
| 9.1 | 75 | 4 | 14 | 0.6 | 0.20 |
| 10.2 | 35 | 10 | 11 | 0.4 | 0.23 |
| 30.5 | 40 | 243 | 22 | 1.2 | 1.52 |
| 10.3 | 8 | 25 | 5 | 0.4 | 0.18 |
| 18.7 | — | 9 | 9 | 0.3 | 0.19 |
| 18.5 | 20 | 30 | 9 | 0.2 | 0.08 |
| 13.8 | 5 | — | 37 | 0.4 | 0.26 |
| 15.4 | — | 181 | 55 | 1.5 | 0.27 |
| 25.5 | 640 | 204 | 104 | 8.8 | 1.16 |
| 16.0 | 5 | 2 | 67 | 0.1 | 1.42 |
| 14.5 | 22 | 62 | 27 | 1.2 | 0.57 |
| 7.1 | 5 | 47 | 18 | 1.8 | 0.14 |
| 11.1 | 27 | 33 | 20 | 0.4 | 0.14 |
| 11.9 | 148 | 28 | 35 | 0.2 | 0.08 |
| 10.3 | 87 | 19 | 45 | 1.3 | 0.10 |
| 9.5 | 2 | 23 | 4 | 0.3 | 0.40 |
| 6.2 | — | 22 | 101 | 0.8 | 0.65 |
| 22.0 | 10 | 8 | 7 | 0.4 | 0.18 |
| 7.0 | 145 | 43 | 17 | 0.2 | 0.25 |
| 16.6 | 3 | 43 | 6 | 0.2 | 0.40 |
| 16.6 | 2 | 41 | 2 | 0.4 | 0.17 |

| 分类 | 常见食物 | 食部 % | 能量 Kcal/100g | 蛋白质 g/100g | 脂肪 g/100g |
|---|---|---|---|---|---|
| 水果类 | 芒果 | 60 | 35 | 0.6 | 0.2 |
| | 菠萝 | 68 | 44 | 0.5 | 0.1 |
| | 杨梅 | 82 | 30 | 0.8 | 0.2 |
| | 枇杷 | 62 | 41 | 0.8 | 0.2 |
| | 橄榄 | 80 | 57 | 0.8 | 0.2 |
| | 哈密瓜 | 71 | 34 | 0.5 | 0.1 |
| | 西瓜 | 56 | 26 | 0.6 | 0.1 |
| 干果类 | 白果干 | 67 | 355 | 13.2 | 1.3 |
| | 大核桃干 | 43 | 646 | 14.9 | 58.8 |
| | 山核桃干 | 24 | 616 | 18.0 | 50.4 |
| | 鲜栗子 | 80 | 189 | 4.2 | 0.7 |
| | 榛子干 | 27 | 561 | 20.0 | 44.8 |
| | 腰果 | 100 | 559 | 17.3 | 36.7 |
| | 香榧 | 61 | 618 | 12.4 | 57.0 |
| | 开心果 | 82 | 614 | 20.6 | 53.0 |
| | 杏仁 | 100 | 578 | 22.5 | 45.4 |
| | 松子仁 | 100 | 718 | 13.4 | 70.6 |
| | 莲子干 | 100 | 350 | 17.2 | 2.0 |
| | 花生仁（炒） | 100 | 589 | 23.9 | 44.4 |
| | 葵花子仁 | 100 | 615 | 19.1 | 53.4 |
| | 南瓜子仁 | 100 | 576 | 33.2 | 48.1 |
| | 西瓜子仁 | 100 | 566 | 32.4 | 45.9 |
| | 白芝麻 | 100 | 536 | 18.4 | 39.6 |
| | 黑芝麻 | 100 | 599 | 19.1 | 46.1 |
| | 枣干 | 80 | 276 | 3.2 | 0.5 |
| | 葡萄干 | 100 | 344 | 2.5 | 0.4 |
| | 桑葚干 | 100 | 298 | 22.1 | 6.1 |
| 禽肉类 | 鸡 | 66 | 167 | 19.3 | 9.4 |
| | 乌骨鸡 | 48 | 111 | 22.3 | 2.3 |
| | 鸡肝 | 100 | 121 | 16.6 | 4.8 |
| | 鸡胗 | 100 | 118 | 19.2 | 2.8 |
| | 鸡血 | 100 | 49 | 7.8 | 0.2 |

| 碳水化合物 g/100g | 维生素 A μgRE/100g | 维生素 C mg/100g | 钙 mg/100g | 铁 mg/100g | 锌 mg/100g |
|---|---|---|---|---|---|
| 8.3 | 105 | 23 | — | 0.2 | 0.09 |
| 10.8 | 3 | 18 | 12 | 0.6 | 0.14 |
| 6.7 | 7 | 9 | 14 | 1.0 | 0.14 |
| 9.3 | — | 8 | 17 | 1.1 | 0.21 |
| 15.1 | 22 | 3 | 49 | 0.2 | 0.25 |
| 7.9 | 153 | 12 | 4 | — | 0.13 |
| 5.8 | 75 | 6 | 8 | 0.3 | 0.10 |
| 72.6 | — | — | 54 | 0.2 | 0.69 |
| 19.1 | — | 1 | 56 | 2.7 | 2.17 |
| 26.2 | 5 | — | 57 | 6.8 | 6.42 |
| 42.2 | 32 | 24 | 17 | 1.1 | 0.57 |
| 24.3 | 8 | — | 104 | 6.4 | 5.83 |
| 41.6 | 8 | — | 26 | 4.8 | 4.30 |
| 26.9 | — | — | 83 | 1.8 | 1.94 |
| 21.9 | — | — | 108 | 4.4 | 3.11 |
| 23.9 | — | 26 | 97 | 2.2 | 4.30 |
| 12.2 | 2 | — | 78 | 4.3 | 4.61 |
| 67.2 | — | 5 | 97 | 3.6 | 2.78 |
| 25.7 | — | — | 284 | 6.9 | 2.82 |
| 16.7 | — | — | 115 | 2.9 | 0.50 |
| 4.9 | — | — | 16 | 1.5 | 2.57 |
| 8.6 | — | — | — | 4.7 | 0.39 |
| 31.5 | — | — | 620 | 14.1 | 4.21 |
| 24.0 | — | — | 780 | 22.7 | 6.13 |
| 67.8 | 2 | 14 | 64 | 2.3 | 0.65 |
| 83.4 | — | 5 | 52 | 9.1 | 0.18 |
| 54.2 | — | 7 | 622 | 42.5 | 6.15 |
| 1.3 | 48 | — | 9 | 1.4 | 1.09 |
| 0.3 | — | — | 17 | 2.3 | 1.60 |
| 2.8 | 10414 | — | 7 | 12.0 | 2.40 |
| 4.0 | 36 | — | 7 | 4.4 | 2.76 |
| 4.1 | 56 | — | 10 | 25.0 | 0.45 |

| 分类 | 常见食物 | 食部<br>% | 能量<br>Kcal/100g | 蛋白质<br>g/100g | 脂肪<br>g/100g |
|---|---|---|---|---|---|
| 禽肉类 | 鸡翅 | 69 | 194 | 17.4 | 11.8 |
| | 鸡腿 | 69 | 181 | 16.0 | 13.0 |
| | 鸭 | 68 | 240 | 15.5 | 19.7 |
| | 鸭肝 | 100 | 128 | 14.5 | 7.5 |
| | 鸭胗 | 93 | 92 | 17.9 | 1.3 |
| | 白鸭血 | 100 | 108 | 13.6 | 0.4 |
| | 鹅 | 63 | 251 | 17.9 | 19.9 |
| | 鹅肝 | 100 | 129 | 15.2 | 3.4 |
| | 鸽子 | 42 | 201 | 16.5 | 14.2 |
| | 鹌鹑 | 58 | 110 | 20.2 | 3.1 |
| 畜肉类 | 猪肉（肥） | 100 | 807 | 2.4 | 88.6 |
| | 猪肉（瘦） | 100 | 143 | 20.3 | 6.2 |
| | 猪小排 | 72 | 278 | 16.7 | 23.1 |
| | 猪大排 | 68 | 264 | 18.3 | 20.4 |
| | 猪蹄 | 60 | 260 | 22.6 | 18.8 |
| | 猪血 | 100 | 55 | 12.2 | 0.3 |
| | 猪肝 | 99 | 129 | 19.3 | 3.5 |
| | 猪肾 | 93 | 96 | 15.4 | 3.2 |
| | 猪肉松 | 100 | 396 | 23.4 | 11.5 |
| | 牛肉（肥瘦） | 99 | 125 | 19.9 | 4.2 |
| | 牛肉（里脊） | 100 | 107 | 22.2 | 0.9 |
| | 牛肉（后腿） | 100 | 105 | 19.2 | 1.8 |
| | 牛蹄筋 | 100 | 151 | 34.1 | 0.5 |
| | 羊肉（肥瘦） | 90 | 203 | 19.0 | 14.1 |
| | 羊肉（里脊） | 100 | 103 | 20.5 | 1.6 |
| | 羊肉（后腿） | 77 | 110 | 19.5 | 3.4 |

| 碳水化合物 g/100g | 维生素 A μgRE/100g | 维生素 C mg/100g | 钙 mg/100g | 铁 mg/100g | 锌 mg/100g |
|---|---|---|---|---|---|
| 4.6 | 68 | – | 8 | 1.3 | 1.12 |
| 0 | 44 | – | 6 | 1.5 | 1.12 |
| 0.2 | 52 | – | 6 | 2.2 | 1.33 |
| 0.5 | 1040 | 18 | 18 | 23.1 | 3.08 |
| 2.1 | 6 | – | 12 | 4.3 | 2.77 |
| 12.4 | – | – | 5 | 30.5 | 0.50 |
| 0 | 42 | – | 4 | 3.8 | 1.36 |
| 9.3 | 6100 | – | 2 | 7.8 | 3.56 |
| 1.7 | 53 | – | 30 | 3.8 | 0.82 |
| 0.2 | 40 | – | 48 | 2.3 | 1.19 |
| 0 | 29 | – | 3 | 1.0 | 0.69 |
| 1.5 | 44 | – | 6 | 3.0 | 2.99 |
| 0.7 | 5 | – | 14 | 1.4 | 3.36 |
| 1.7 | 12 | – | 8 | 0.8 | 1.72 |
| 0 | 3 | – | 33 | 1.1 | 1.14 |
| 0.9 | – | – | 4 | 8.7 | 0.28 |
| 5.0 | 4972 | 20 | 6 | 22.6 | 5.78 |
| 1.4 | 41 | 13 | 12 | 6.1 | 2.56 |
| 49.7 | 44 | – | 41 | 6.4 | 4.28 |
| 2.0 | 7 | – | 23 | 3.3 | 4.73 |
| 2.4 | 4 | – | 3 | 4.4 | 6.92 |
| 2.9 | 3 | – | 5 | 3.3 | 4.07 |
| 2.6 | | – | 5 | 3.2 | 0.81 |
| 0 | 22 | – | 6 | 2.3 | 3.22 |
| 1.6 | 5 | – | 8 | 2.8 | 1.98 |
| 0.3 | 8 | – | 6 | 2.7 | 2.18 |

| 分类 | 常见食物 | 食部 % | 能量 Kcal/100g | 蛋白质 g/100g | 脂肪 g/100g |
|---|---|---|---|---|---|
| 鱼虾蟹贝类 | 青鱼 | 63 | 118 | 20.1 | 4.2 |
| | 草鱼 | 58 | 113 | 16.6 | 5.2 |
| | 鲢鱼 | 61 | 104 | 17.8 | 3.6 |
| | 鳙鱼 | 61 | 100 | 15.3 | 2.2 |
| | 鳜鱼 | 61 | 117 | 19.9 | 4.2 |
| | 鲈鱼 | 58 | 105 | 18.6 | 3.4 |
| | 鲫鱼 | 54 | 108 | 17.1 | 2.1 |
| | 鲤鱼 | 54 | 109 | 17.6 | 4.1 |
| | 鳊鱼 | 59 | 135 | 18.3 | 6.3 |
| | 泥鳅 | 60 | 96 | 17.9 | 2.0 |
| | 黄鳝 | 67 | 89 | 18.0 | 1.4 |
| | 河鳗 | 84 | 181 | 18.6 | 10.8 |
| | 大黄花鱼 | 66 | 97 | 17.7 | 2.5 |
| | 小黄花鱼 | 63 | 99 | 17.9 | 3.0 |
| | 鲳鱼 | 70 | 140 | 18.5 | 7.3 |
| | 带鱼 | 76 | 127 | 17.7 | 4.9 |
| | 鳕鱼 | 45 | 88 | 20.4 | 0.5 |
| | 鲑鱼 | 72 | 139 | 17.2 | 7.8 |
| | 沙丁鱼 | 67 | 89 | 19.8 | 1.1 |
| | 海鳗 | 67 | 122 | 18.8 | 5.0 |
| | 河虾 | 86 | 87 | 16.4 | 2.4 |
| | 基围虾 | 60 | 101 | 18.2 | 1.4 |
| | 河蟹 | 42 | 103 | 17.5 | 2.6 |
| | 梭子蟹 | 49 | 95 | 15.9 | 3.1 |
| | 鲍鱼 | 65 | 84 | 12.6 | 0.8 |
| | 扇贝 | 35 | 60 | 11.1 | 0.6 |
| | 赤贝 | 34 | 61 | 13.9 | 0.6 |
| | 牡蛎 | 100 | 73 | 5.3 | 2.1 |
| | 生蚝 | 100 | 57 | 10.9 | 1.5 |
| | 海参 | 100 | 78 | 16.5 | 0.2 |
| | 海蜇皮 | 100 | 33 | 3.7 | 0.3 |
| | 墨鱼 | 69 | 83 | 15.2 | 0.9 |
| | 章鱼 | 100 | 52 | 10.6 | 0.4 |

| 碳水化合物<br>g/100g | 维生素 A<br>μgRE/100g | 维生素 C<br>mg/100g | 钙<br>mg/100g | 铁<br>mg/100g | 锌<br>mg/100g |
|---|---|---|---|---|---|
| 0 | 42 | – | 31 | 0.9 | 0.96 |
| 0 | 11 | – | 38 | 0.8 | 0.87 |
| 0 | 20 | – | 53 | 1.4 | 1.17 |
| 4.7 | 34 | – | 82 | 0.8 | 0.76 |
| 0 | 12 | – | 63 | 1.0 | 1.07 |
| 0 | 19 | – | 183 | 2.0 | 2.83 |
| 3.8 | 17 | – | 79 | 1.3 | 1.94 |
| 0.5 | 25 | – | 50 | 1.0 | 2.08 |
| 1.2 | 28 | – | 89 | 0.7 | 0.89 |
| 1.7 | 14 | – | 299 | 2.9 | 2.76 |
| 1.2 | 50 | – | 42 | 2.5 | 1.97 |
| 2.3 | – | – | 42 | 1.5 | 1.15 |
| 0.8 | 10 | – | 53 | 0.7 | 0.58 |
| 0.1 | – | – | 78 | 0.9 | 0.94 |
| 0 | 24 | – | 46 | 1.1 | 0.80 |
| 3.1 | 29 | – | 28 | 1.2 | 0.70 |
| 0.5 | 14 | – | 42 | 0.5 | 0.86 |
| 0 | 45 | – | 13 | 0.3 | 1.11 |
| 0 | – | – | 184 | 1.4 | 0.16 |
| 0.5 | 22 | – | 28 | 0.7 | 0.80 |
| 0 | 48 | – | 325 | 4.0 | 2.24 |
| 3.9 | – | – | 83 | 2.0 | 1.18 |
| 2.3 | 389 | – | 126 | 2.9 | 3.68 |
| 0.9 | 121 | – | 280 | 2.5 | 5.50 |
| 6.6 | 24 | – | 266 | 22.6 | 1.75 |
| 2.6 | – | – | 142 | 7.2 | 11.69 |
| 0 | – | – | 35 | 4.8 | 11.58 |
| 8.2 | 27 | – | 131 | 7.1 | 9.39 |
| 0 | – | – | 35 | 5.0 | 71.20 |
| 2.5 | – | – | 285 | 13.2 | 0.63 |
| 3.8 | – | – | 150 | 4.8 | 0.55 |
| 3.4 | – | – | 15 | 1.0 | 1.34 |
| 1.4 | 7 | – | 22 | 1.4 | 5.18 |

以上数据整理自《中国食物成分表》09 版第一册，04 版第二册。

# 附录三 哺乳期和妊娠期常见用药安全一览表

哺乳危险性等级的说明

L1 最安全：在哺乳期妇女的对照研究中，没有发现对婴儿有危害的证据，或者对婴儿的影响甚微。

L2 较安全：在有限数量的哺乳期妇女的对照研究中，未发现明确副作用，或者危险性证据很少。

L3 中等安全：本类药物只有在权衡对婴儿的利大于弊后方可使用。

L4 可能危险：哺乳母亲处在危及生命或严重疾病的情况下，如果其他较安全的药物不能使用或使用无效，考虑使用本类药物的利大于弊后方可使用。

L5 禁忌：本类药物禁用于哺乳期妇女。

妊娠危险性等级的说明

A 级：在妊娠妇女的对照研究中没有发现对胎儿有危害的证据，或者对胎儿的影响甚微。

B 级：在动物繁殖性研究中未发现或发现有副作用，但没有在妊娠妇女的对照研究中得到证实。

C 级：本类药物只有在权衡对胎儿的利大于弊后方可使用。

D 级：孕妇处在危及生命或严重疾病的情况下，如果其他较安全的药物不能使用或使用无效，考虑使用本类药物的利大于弊后方可使用。

X 级：本类药物禁用于妊娠或者即将妊娠的妇女。

哺乳期和妊娠期用药安全一览表

| 药物名称 | 常见商品名 | 药物用途 | 哺乳危险性等级 | 妊娠危险性等级 |
|---|---|---|---|---|
| 常用的解热镇痛类药物 | | | | |
| 对乙酰氨基酚（Acetaminophen） | 扑热息痛（Tempra）泰诺林（Tylenol）必理通（Panadol） | 解热镇痛 | L1 | B |
| 布洛芬（Ibuprofen） | 美林（Motrin） | 解热镇痛 | L1 | B 妊娠头6个月 D 妊娠后3个月 |
| 阿司匹林（Aspirin） | 乙酰水杨酸 | 解热镇痛 | L3 | C 妊娠头6个月 D 妊娠后3个月 |
| 常用的抗生素类药物 | | | | |
| 青霉素 G（Penicillin G） | 苄青霉素（Benzylpenicillin） | 青霉素类抗生素 | L1 | B |
| 氨苄西林（Ampicillin） | 氨苄青霉素 | 青霉素类抗生素 | L1 | B |
| 阿莫西林（Amoxicillin） | 羟氨苄青霉素 | 青霉素类抗生素 | L1 | B |
| 羧苄西林（Carbenicillin） | 羧苄青霉素 | 青霉素类抗生素 | L1 | B |
| 双氯西林（Dicloxacillin） | | 青霉素类抗生素 | L1 | B |
| 氯唑西林（Cloxacillin） | | 青霉素类抗生素 | L2 | B |
| 头孢氨苄（Cephalexin） | 头孢立新 | 头孢菌素类抗生素 | L1 | B |
| 头孢羟氨苄（Cefadroxil） | | 头孢菌素类抗生素 | L1 | B |

| 药物名称 | 常见商品名 | 药物用途 | 哺乳危险性等级 | 妊娠危险性等级 |
|---|---|---|---|---|
| 头孢唑啉（Cefazolin） | | 头孢菌素类抗生素 | L1 | B |
| 头孢拉定（Cephradine） | 泛捷复（Velosef） | 头孢菌素类抗生素 | L1 | B |
| 头孢噻吩（Cephalothin） | | 头孢菌素类抗生素 | L2 | B |
| 头孢克洛（Cefaclor） | 希刻劳（Ceclor） | 头孢菌素类抗生素 | L2 | B |
| 头孢西汀（Cefoxitin） | 美福仙（Mefoxin） | 头孢菌素类抗生素 | L1 | B |
| 头孢呋辛（Cefuroxime） | 西力欣（Zinacef） | 头孢菌素类抗生素 | L2 | B |
| 头孢罗齐（Cefprozil） | 施复捷（Cefzil） | 头孢菌素类抗生素 | L1 | C |
| 头孢噻肟（Cefotaxime） | 凯福隆（Claforan） | 头孢菌素类抗生素 | L2 | B |
| 头孢曲松（Ceftriaxome） | 罗氏芬（Rocephin） | 头孢菌素类抗生素 | L2 | B |
| 头孢他啶（Ceftazidime） | 复达欣（Fortum）凯复定（Kefadim） | 头孢菌素类抗生素 | L1 | B |
| 头孢唑肟（Ceftizoxime） | 施福泽（Cefizox） | 头孢菌素类抗生素 | L1 | B |
| 头孢地尼（Cefdinir） | | 头孢菌素类抗生素 | L2 | B |
| 头孢克肟（Cefixime） | 世福素（Cefspall） | 头孢菌素类抗生素 | L2 | B |
| 头孢哌酮（Cefoperazone） | 先锋必（Cefobid）麦道必（Medocef） | 头孢菌素类抗生素 | L2 | B |

| 药物名称 | 常见商品名 | 药物用途 | 哺乳危险性等级 | 妊娠危险性等级 |
|---|---|---|---|---|
| 头孢平<br>（Cefepime） | 马斯平（Maxipime） | 羟嗪类头孢菌素类抗生素 | L2 | B |
| 阿莫西林＋克拉维酸钾<br>（Amoxicillin ＋ Clavulanate） | 奥格门汀<br>（Augmentin） | β内酰胺类抗生素 | L1 | B |
| 氨苄西林＋舒巴坦<br>（Ampicillin ＋ Sulbactam） | 优立新（Unasyn） | β内酰胺类抗生素 | L1 | B |
| 氨曲南<br>（Aztreonam） | 君刻单（Azactam） | β内酰胺类抗生素 | L2 | B |
| 亚胺培南<br>（Imipenem-Cilastatin） | 泰能（Tienam） | β内酰胺类抗生素 | L2 | C |
| 美罗培南<br>（Meropenem） |  | β内酰胺类抗生素 | L3 | B |
| 红霉素<br>（Erythromycin） |  | 大环内酯类抗生素 | L1<br>L3 新生儿早期 | B |
| 阿奇霉素<br>（Azithromycin） | 希舒美<br>（Zithromax） | 大环内酯类抗生素 | L2 | B |
| 克拉霉素<br>（Clarithromycin） | 克拉仙（Klacid） | 大环内酯类抗生素 | L2 | C |
| 林可霉素<br>（Lincomycin） | 丽可胜（Lincocin） | 广谱抗生素 | L2 | B |
| 克林霉素<br>（Clindamycin） |  | 广谱抗生素用于厌氧菌感染 | L2 | B |
| 阴道用克林霉素<br>（Clindamycin Vaginal） |  | 广谱抗生素用于厌氧菌感染 | L2 | B |

| 药物名称 | 常见商品名 | 药物用途 | 哺乳危险性等级 | 妊娠危险性等级 |
|---|---|---|---|---|
| 庆大霉素（Gentamicin） | | 氨基糖苷类抗生素 | L2 | C |
| 阿米卡星（Amikacin） | 丁胺卡那霉素 | 氨基糖苷类抗生素 | L2 | C |
| 卡那霉素（Kanamycin） | | 氨基糖苷类抗生素 | L2 | D |
| 链霉素（Streptomycin） | | 氨基糖苷类抗生素 | L3 | D |
| 妥布霉素（Tobramycin） | 托百士（Tobrex 眼科用抗生素） | 氨基糖苷类抗生素 | L3 | C |
| 四环素（Tetracycline） | | 四环素类抗生素 | L2 | D |
| 多西环素（Doxycycline） | 强力霉素 | 四环素类抗生素 | L3 短期使用 L4 长期使用 | D |
| 氯霉素（Chloramphenicol） | | 广谱抗生素 | L4 | C |
| 氧氟沙星（Ofloxacin） | 泰利必妥（Tarivid 眼科用抗生素） | 喹诺酮类抗生素 | L2 | C |
| 诺氟沙星（Norfloxacin） | 氟哌酸 | 喹诺酮类抗生素 | L3 | C |
| 环丙沙星（Ciprofloxacin） | | 喹诺酮类抗生素 | L3 | C |
| 呋喃妥因（Nitrofurantoin） | | 广谱抗生素用于尿路感染 | L2 | B |
| 呋喃唑酮（Furazolidone） | 痢特灵（Furoxone） | 广谱抗生素用于肠道感染 | L2 L4 新生儿早期 | C |

| 药物名称 | 常见商品名 | 药物用途 | 哺乳危险性等级 | 妊娠危险性等级 |
|---|---|---|---|---|
| 万古霉素<br>（Vancomycin） | | 用于耐药的葡萄球菌感染 | L1 | C |
| 莫匹罗星软膏<br>（Mupirocin Ointment） | 百多邦（Bactroban） | 外用主要治疗革兰氏阳性球菌引起的脓疱病 | L1 | B |
| 常用的杀虫、驱虫、抗原虫、抗结核药物 | | | | |
| 奎宁<br>（Quinine） | | 抗疟药 | L2 | D |
| 氯喹<br>（Chloroquine） | | 抗虐药 | L3 | C |
| 吡喹酮<br>（Praziquantel） | | 治疗吸虫病 | L2 | B |
| 阿苯达唑<br>（Albendazole） | | 驱蠕虫药 | L3 | C |
| 甲硝唑<br>（Metronidazole） | 灭滴灵 | 用于原虫和厌氧菌感染 | L2 | B |
| 甲硝唑阴道栓<br>（Metronidazole<br>Vaginal Gel） | | 治疗细菌性阴道炎 | L2 | B |
| 替硝唑<br>（Tinidazole） | | 用于原虫和厌氧菌感染 | L2 | C |
| 异烟肼<br>（INH） | 雷米封（Rimifon） | 抗结核病药物 | L3 | C |
| 利福平<br>（Rifampin） | | 广谱抗生素抗结核病药物 | L2 | C |
| 乙胺丁醇<br>（Ethambutol） | | 抗结核病药物 | L2 | B |

| 药物名称 | 常见商品名 | 药物用途 | 哺乳危险性等级 | 妊娠危险性等级 |
|---|---|---|---|---|
| 常用的抗病毒类药物 | | | | |
| 金刚烷胺（Amantadine） | | 用于甲型流感病毒感染 | L3 | C |
| 阿昔洛韦（Acyclovir） | | 用于疱疹病毒感染 | L2 | C |
| 伐昔洛韦（Valacyclovir） | | 用于疱疹病毒感染 | L1 | B |
| 利巴韦林（Ribavirin） | 病毒唑（Virazole） | 广谱抗病毒药物 | L4 | X |
| 常用的抗真菌类药物 | | | | |
| 两性霉素 B（Amphotericin B） | | 抗真菌 | L3 | B |
| 制霉菌素（Nystatin） | | 抗真菌 | L1 | B |
| 克霉唑（Clotrmazole） | | 抗真菌 | L1 | B 外用制剂<br>C 口服制剂 |
| 咪康唑（Miconazole） | 达克宁 | 抗真菌 | L2 | C |
| 酮康唑（Ketoconazole） | | 抗真菌 | L2 | C |
| 常用的抗过敏类药物 | | | | |
| 苯海拉明（Diphenhydramine） | | H1 受体拮抗剂<br>镇静、抗晕动病药 | L2 | C |
| 茶苯海明（Dimenhydrinate） | 乘晕宁<br>晕海宁 | H1 受体拮抗剂<br>镇静、抗晕动病药 | L2 | B |

| 药物名称 | 常见商品名 | 药物用途 | 哺乳危险性等级 | 妊娠危险性等级 |
|---|---|---|---|---|
| 异丙嗪<br>（Promethazine） | 非那根<br>（Phenergan） | H1 受体拮抗剂<br>镇静、抗晕动病药 | L2 | C |
| 氯苯那敏<br>（Chlorpheniramine） | 扑尔敏（Polaronil） | H1 受体拮抗剂<br>镇静作用 | L3 | B |
| 氯雷他定<br>（Loratadine） | 克敏能（Claritin） | H1 受体拮抗剂 | L1 | B |
| 西替利嗪<br>（Cetirizine） | 仙特敏（Zyrtec） | H1 受体拮抗剂 | L2 | B |
| 泼尼松<br>（Prednisone） | 强的松<br>（Prednisone） | 皮质类固醇类抗炎药 | L2 | C |
| 地塞米松<br>（Dexamethasone） | | 皮质类固醇类抗炎药 | L3 | C |
| 布地奈德<br>（Budesonide） | 雷诺考特<br>（Rhinocort）<br>普米克（Pulmicort） | 皮质类固醇类抗炎药 | L2 | C |
| 局部用氢化可的松<br>（Hydrocortisone Topical） | | 皮质类固醇类抗炎药 | L2 | C |
| 呼吸系统疾病的常见药物 | | | | |
| 右美沙芬<br>（Dextromethorphan） | DM | 镇咳 | L1 | C |
| 可待因<br>（Codeine） | | 镇咳<br>止痛 | L3 | C |
| 色甘酸钠<br>（Cromolyn Sodium） | | 平喘<br>抗过敏 | L1 | B |
| 茶碱<br>（Theophylline） | | 支气管扩张剂 | L3 | C |

309

| 药物名称 | 常见商品名 | 药物用途 | 哺乳危险性等级 | 妊娠危险性等级 |
|---|---|---|---|---|
| 异丙托品<br>（Ipratropium Bromide） | 爱喘乐（Atrovent） | 支气管扩张剂 | L2 | B |
| 沙丁胺醇<br>（Albuterol） | 喘舒灵（Proventil）<br>万托林（Ventolin） | 支气管扩张剂 | L1 | C |
| 特布他林<br>（Terbutaline） | 博利康尼<br>（Bricanyl） | 支气管扩张剂 | L2 | B |
| 伪麻黄碱<br>（Pseudoephedrine） | | 减轻黏膜充血 | L3 短期使用<br>L4 长期使用 | C |
| 愈创木酚甘油醚<br>（Guaifenesin） | | 稀释呼吸道分泌物祛痰 | L2 | C |
| 消化系统疾病的常见药物 | | | | |
| 蓖麻油<br>（Castor Oil） | | 缓泻药 | L3 | X |
| 硫酸镁<br>（Magnesium Sulfate） | 泻盐 | 缓泻药<br>抗惊厥药 | L1 | B |
| 阿托品<br>（Atropine） | | 抗胆碱能药<br>解痉、解毒等 | L3 | C |
| 多潘立酮<br>（Domperidone） | 吗丁啉（Motilium） | 胃肠动力药<br>止吐 | L1 | ? |
| 西沙必利<br>（Cisapride） | | 胃肠动力药<br>止吐 | L2 | C |
| 硫糖铝<br>（Sucralfate） | 胃溃宁（Carafate） | 治疗消化道溃疡 | L2 | B |
| 西咪替丁<br>（Cimetidine） | 泰胃美（Tagamet） | H2 受体抑制剂<br>减少胃酸分泌 | L2 | B |

| 药物名称 | 常见商品名 | 药物用途 | 哺乳危险性等级 | 妊娠危险性等级 |
|---|---|---|---|---|
| 雷尼替丁<br>（Ranitidine） | | H2 受体抑制剂<br>减少胃酸分泌 | L2 | B |
| 泮托拉唑<br>（Pantoprazole） | | 质子泵抑制剂<br>减少胃酸分泌 | L1 | B |
| 奥美拉唑<br>（Omeprazole） | 洛赛克（Losec） | 质子泵抑制剂类<br>减少胃酸分泌 | L2 | C |
| 心血管系统疾病的常见药物 | | | | |
| 地高辛<br>（Digoxin） | | 强心剂 | L2 | C |
| 维拉帕米<br>（Verapamil） | 异搏定（Isoptin） | 钙通道阻滞剂类<br>抗高血压药物 | L2 | C |
| 尼莫地平<br>（Nimodipine） | 尼莫通（Nimotop） | 钙通道阻滞剂类<br>抗高血压药物 | L2 | C |
| 硝苯地平<br>（Nifedipine） | 心痛定（Adalat） | 钙通道阻滞剂类<br>抗高血压药物 | L2 | C |
| 普奈洛尔<br>（Propranolol） | 心得安（Inderal） | β 受体阻滞剂类<br>抗高血压药物 | L2 | C |
| 美托洛尔<br>（Metoprolol） | 倍他乐克（Betaloc） | β 受体阻滞剂类<br>抗高血压药物 | L3 | B |

| 药物名称 | 常见商品名 | 药物用途 | 哺乳危险性等级 | 妊娠危险性等级 |
|---|---|---|---|---|
| 倍他洛尔<br>（Betaxolol） | | β 受体阻滞剂类<br>抗高血压药物 | L3 | C |
| 马来酸依那普利<br>（Enalapril Maleate） | | ACE 抑制剂类<br>抗高血压药物 | L2 | C 妊娠头 3 个月<br>D 妊娠后 6 个月 |
| 卡托普利<br>（Captopril） | 开博通（Capoten） | ACE 抑制剂类<br>抗高血压药物 | L2 | D |
| 影响内分泌的常见药物 | | | | |
| 左旋甲炔诺酮<br>（Levonorgestrel） | LNG | 植入、口服或宫内避孕 | L2 | X |
| 左旋甲炔诺酮<br>（Levonorgestrel, Plan B） | Plan B | 紧急避孕 | L2 | X |
| 炔诺酮<br>（Norethindrone） | | 口服避孕 | L1 | X |
| 米非司酮<br>（Mifepristone） | | 用于孕早、中期的药物流产 | L3 非妊娠患者<br>L5 妊娠患者 | X |
| 氯米芬<br>（Clomiphene） | 克罗米芬（Clomid） | 促排卵药 | L3 哺乳后期<br>L4 产后早期 | X |
| 胰岛素<br>（Insulin） | | 治疗糖尿病 | L1 | B |
| 阿卡波糖<br>（Acarbose） | 拜糖平（Glucobay） | 治疗糖尿病 | L3 | B |

| 药物名称 | 常见商品名 | 药物用途 | 哺乳危险性等级 | 妊娠危险性等级 |
|---|---|---|---|---|
| 二甲双胍<br>（Metformin） | 降糖片 | 治疗糖尿病 | L1 | B |
| 格列本脲<br>（Glyburide） | 优降糖 | 治疗糖尿病 | L2 | B |
| 丙硫氧嘧啶<br>（Propylthiouracil） | PTU | 甲状腺素拮抗剂 | L2 | D |
| 卡比马唑<br>（Carbimazole） | 甲亢平 | 甲状腺素拮抗剂 | L3 | D |
| 左旋甲状腺素<br>（Levothyroxine sodium） | | 甲状腺功能低下的替代治疗 | L1 | A |
| 促甲状腺激素<br>（Thyrotropin） | | 用于甲状腺机能减退 | L1 | C |
| 降钙素<br>（Calcitonin） | | 调节钙的代谢 | L3 | C |
| 常见的维生素和微量元素类药物 | | | | |
| 维生素 A<br>（Vitamin A） | 视黄醇 | 维生素 | L3 | A |
| 维生素 $B_2$<br>（Riboflavin） | 核黄酸 | 维生素 | L1 | A |
| 维生素 $B_6$<br>（Pyridoxine） | 吡哆醇 | 维生素 | L2<br>L4 大剂量使用 | A |
| 维生素 $B_{12}$<br>（Vitamin $B_{12}$） | 氰钴胺素 | 维生素 | L1 | A |
| 叶酸<br>（Folic Acid） | | 维生素 | L1 | A 妊娠头6个月<br>C 妊娠后3个月 |

| 药物名称 | 常见商品名 | 药物用途 | 哺乳危险性等级 | 妊娠危险性等级 |
|---|---|---|---|---|
| 维生素 C<br>（Ascorbic Acid） | 抗坏血酸 | 维生素 | L1 | A 妊娠头 6 个月<br>C 妊娠后 3 个月 |
| 维生素 D<br>（Vitamin D） | | 维生素 | L2 | A |
| 维生素 E<br>（Vitamin E） | 生育酚 | 维生素 | L2 | A |
| 维生素 $K_1$<br>（Phytonadione） | | 维生素 | L1 | C |
| 锌盐<br>（Zinc Salts） | | 微量元素 | L2 | ? |
| 右旋糖酐铁<br>（Iron Dextran） | | 微量元素 | L2 | C |
| 常见的抗抑郁、抗停掉或减少、抗癫痫药物 | | | | |
| 氯丙嗪<br>（Chlorpromazine） | 冬眠灵 | 镇静药 | L3 | C |
| 阿普唑仑<br>（Alprazolam） | 佳乐定 | 抗焦虑药 | L3 | D |
| 地西泮<br>（Diazepam） | 安定（Valium） | 镇静药<br>抗焦虑药 | L3 | D |
| 丙咪嗪<br>（Imipramine） | | 抗抑郁药 | L2 | D |
| 卡马西平<br>（Carbamazepine） | CBZ | 抗癫痫药 | L2 | C |
| 常见的疫苗 | | | | |
| 白喉、破伤风类毒素<br>（Diphtheria and Tetanus Toxoid） | DT | 疫苗 | L3 | C |

| 药物名称 | 常见商品名 | 药物用途 | 哺乳危险性等级 | 妊娠危险性等级 |
|---|---|---|---|---|
| 白喉－破伤风－百日咳疫苗（Diphtheria－Tetanus－Pertussis） | DPT | 疫苗 | L2 | B |
| 乙型肝炎免疫球蛋白（Hepatitis B Immune Globulin） | HBIG | 疫苗 | L2 | C |
| 乙型肝炎疫苗（Hepatitis B Vaccine） | | 疫苗 | L2 | C |
| 甲型肝炎疫苗（Hepatitis A Vaccine） | | 疫苗 | L2 | C |
| 流感病毒疫苗（Influenza Virus Vaccine） | | 疫苗 | L1 | C |
| 脑膜炎球菌疫苗（Meningococcal Vaccine） | 流脑疫苗 | 疫苗 | L1 | C |
| 水痘病毒疫苗（Varicella Virus Vaccine） | | 疫苗 | L2 | C |
| 风疹病毒减毒活疫苗（Rubella Vaccine, Live） | | 疫苗 | L2 | X |
| （麻疹－腮腺炎－风疹）三联病毒减毒活疫苗（MMR Vaccine） | | 疫苗 | L2 | ? |
| 口服脊髓灰质炎疫苗（Polio Vaccine, Oral） | | 疫苗 | L2 | C |
| 炭疽菌苗（Anthrax Vaccine） | | 疫苗 | L3 | C |

| 药物名称 | 常见商品名 | 药物用途 | 哺乳危险性等级 | 妊娠危险性等级 |
|---|---|---|---|---|
| 霍乱菌苗<br>（Cholera Vaccine） | | 疫苗 | L3 | C |
| 伤寒菌苗<br>（Typhoid Vaccine） | | 疫苗 | L2 | C |
| 狂犬病疫苗<br>（Rabies Vaccine） | 疫苗 | L3 | ? | |

以上分级和数据依据来源于 *Medications and Mothers'Milk* 和 *Drugs During Pregnancy and Lactation : Treatment options and risk assessment*。

# 附录四 儿童生长参考曲线（CDC 2000）

0～3岁男童身长（身高）／年龄、体重／年龄百分位标准曲线图

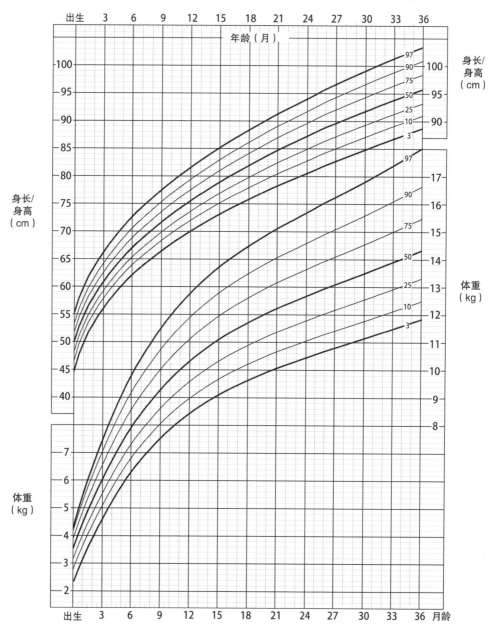

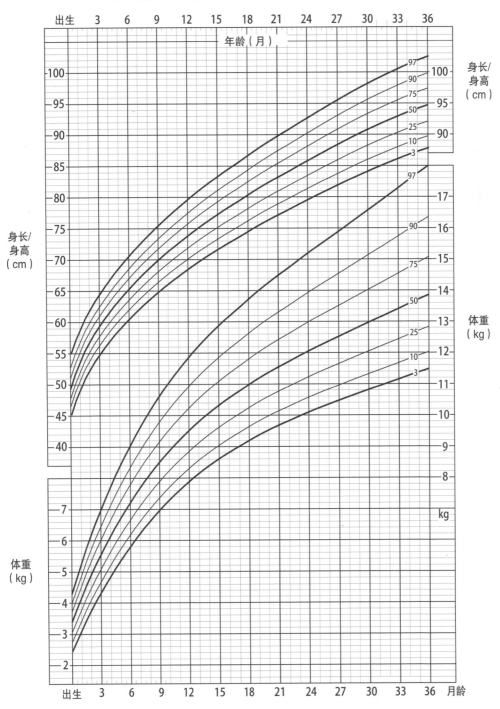

0～3岁女童身长（身高）／年龄、体重／年龄百分位标准曲线图

男童体重／身长（身高）百分位标准曲线图

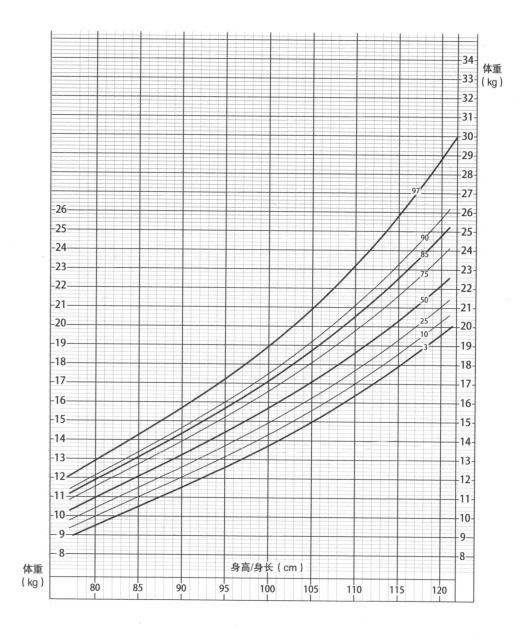

女童体重／身长（身高）百分位标准曲线图

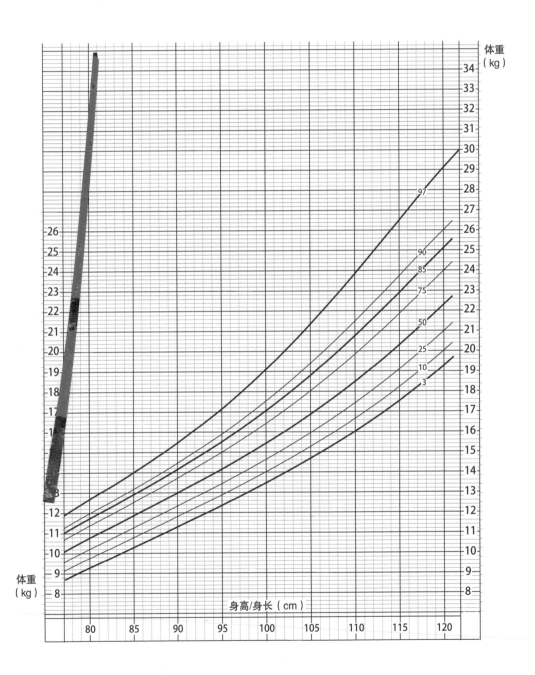

# 附录五 发热的家庭护理细节

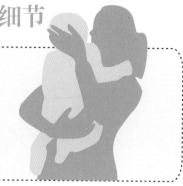

- ● 什么情况下应该就医？
- ● 体温如何测量？
- ● 如何补充水分和食物？
- ● 物理降温应该怎么做？
- ● 退热药物应该怎样用？
  ……

## 这些情况需要尽快就医！

 出生不满3个月的宝宝发热。

 体温40℃以上持续24小时。

 体温38.5℃以上持续72小时。

 剧吐 腹泻 发热伴随剧烈呕吐或腹泻。

 抽搐 发热伴随全身或者部分身体抽搐。

 吞咽困难 呼吸急促 口唇青紫 发热伴随吞咽困难、呼吸急促、口唇发紫。

 精神差，活动少，烦躁或萎靡，甚至昏睡、昏迷。

 口腔干燥，眼窝凹陷，哭时泪少，尿量减少甚至无尿，小宝宝的囟门明显凹陷。

 剧烈头痛，颈部发硬，小宝宝的囟门明显凸出。

 热退24小时后体温再次升高。

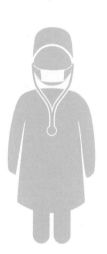

除上述情况之外，若对宝宝的病情拿捏不准或无法自行处理请就医。请父母在将宝宝送往医院的同时，务必做好护理，在最大程度上缓解宝宝的不适感。

# 发热三阶段护理指南

## 寒战期

表现

全身发抖、手脚冰凉、面色苍白，体温介于正常和高热期之间，会在几分钟至几十分钟内迅速升高至高热期。
通常寒战期的表现越明显，高热期的体温越高。

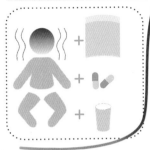

护理

1.根据需要适度保暖，尤其是四肢末梢（双手和双脚）。
2.这期间不适宜进行物理降温，但可以在必要时适当服用退热药物。
3.补充水分和食物。

## 高热期

表现

全身皮肤发烫、面色红润、呼吸心跳加快、口渴、食欲不振、全身疼痛、倦怠无力，体温达到最高。

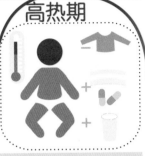

护理

1.根据舒适度为孩子减少衣着和盖被。
2.必要时用物理和药物降温。
（原则上建议：腋温低于38.5℃时，采用物理降温；腋温高于38.5℃时，可服用退热药，同时配合物理降温。）物理降温最好在使用退热药物的30分钟后再进行。
3.补充水分和食物，预防脱水。

## 退热期

表现

大量流汗，体温开始下降，呼吸心跳逐渐恢复到正常，口渴、食欲不振、全身疼痛、倦怠无力持续存在。

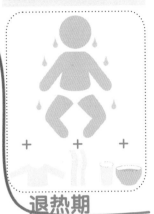

护理

1.勤擦汗、勤换干爽衣物。
2.根据需要适度保暖。
3.补充水分和食物，预防脱水。

## 发热护理的提醒

体温 1. 体温高低与疾病严重程度不一定成正比，严重感染时体温可能不升反降。

降温 2. 发热期时给予必要的降温措施，有助于增加人体的舒适感，让疾病向好的方向转归，但对发热的过度处理，也会增加身体的不适。

体温 3. 发热期间，体温时高时低是普遍现象，须待病因消除、疾病治愈后，人体体温调定点恢复到原来的设定时，体温才能完全恢复到正常。

室温 4. 保持室内通风，夏季要适当降低室内温度，冬季（南方）要适当升高室内温度。

衣服 5. 宝宝的衣物不要穿得过多，切勿包裹太严、盖得太厚。

水分 6. 补充水分，预防脱水是发热护理的重点。

查找 7. 物理降温和药物降温的同时，要查找发热的原因，并继续对因、对症治疗。

# 发热护理的方法说明

## 如何准确测量和报告体温

宝宝发热时，监测体温是很重要的一个环节。有的妈妈用自己的额头/嘴唇去贴宝宝的额头，感觉有些热，就判断宝宝是发热了。实际上，"感觉热"是一种非常不靠谱的检测方法，准确体温还是需要靠体温计来测量。

### 如何选择体温计

目前市售体温计常见的有：玻璃水银体温计、电子体温计、红外体温计（耳/额温枪）。下面就它们各自的优缺点做一个分析：

| 类　型 | 稳定性和准确性 | 读数方便 | 携带方便 | 测量速度 |
|---|---|---|---|---|
| 玻璃水银体温计 | ♥♥♥ | ♥ | ♥ | ♥ |
| 电子体温计 | ♥♥ 但受电子元件及电池供电等因素影响 | ♥♥♥ | ♥♥♥ | ♥♥♥ |
| 红外体温计 | ♥♥ 但受电子元件及电池供电等因素影响 | ♥♥♥ | ♥♥♥ | ♥♥♥ |

注：因为玻璃水银体温计的玻璃容易碎，水银挥发被人体吸收可能导致急性汞中毒，因此美国和欧盟国家早已禁止生产销售玻璃水银体温计。

### 体温测量先知道

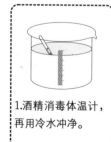

1.酒精消毒体温计，再用冷水冲净。

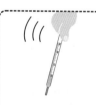

2.如用玻璃水银体温计，须把水银柱甩到35℃以下。

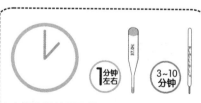

3.电子体温计需要静置1分钟左右（测耳温只要按下按钮后），待发出"哔"的声音后，可取出读数；
玻璃水银体温计根据测量位置的不同需要静置3~10分钟后，可取出读数。

## 不同部位体温测量须知

根据测量部位不同，体温计分为耳温枪（表）、肛温表、腋温表和口温表4种，这些体温计除了测量方法不同之外，体温参考值也有所区别。不同部位体温测量方法及参考值一览表：

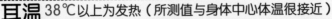

### 耳温 38℃以上为发热（所测值与身体中心体温很接近）
（3月龄以内婴儿的耳温与中心体温的关系不大，不推荐）

将耳道保持直线
3岁以上孩童向上向后拉
3岁以内婴儿向下向后拉

**测量要点：**
1.将感应端置于外耳道。
2.测量时，3岁以内的婴幼儿要把耳廓向下向后拉，3岁以上的孩童要把耳廓向上向后拉。
3.按按钮，发出"哔"的声音后可读取数值。

**注意事项：**
1.如两耳的测量数值不同，以较高的值为准。
2.中耳炎或者其他中耳异常时测量的耳温都不准确。
3.运动后、吃饭后以及喝冷／热饮后，须待30分钟后再测量。

### 口温 37.5℃以上为发热（所测值约低于身体中心体温0.5℃）
（因为需要孩子的配合，所以不适合婴幼儿）

37.0℃
测量点

**测量要点：**
1.将体温计感应端置于舌头下。
2.静置1分钟发出"哔"声后，取出读数。

**注意事项：**
1.避免使用玻璃水银体温计，以免发生破裂的意外。
2.喝冷／热饮后须待30分钟后再测量。

### 腋温 37.2℃以上为发热（所测值约低于身体中心体温0.8℃）

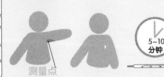

测量点

5~10
分钟

**测量要点：**
1.将腋窝处的汗水擦干，把体温计感应端放在腋窝深处，用上臂夹紧。
2.电子体温计须静置1分钟左右发出"哔"声后取出读数；玻璃水银体温计须静置5~10分钟后取出读数。

**注意事项：**
情绪激动、喝热饮后、剧烈运动后及洗澡后，须待30分钟后再测量。

### 肛温 38℃以上为发热（所测值与身体中心体温很接近）
（腹泻患儿不适宜测量肛温）

**婴幼儿首选**

37.0℃

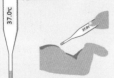

38.5℃

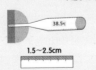

1.5~2.5cm

3~5
分钟

**测量要点：**1.让孩子俯卧，体温计感应端抹一点油类润滑后，慢慢轻柔地插入宝宝的肛门，1.5~2.5cm深。
2.电子体温计须静置1分钟左右发出"哔"声后取出读数；如果是玻璃水银体温计，需要静置3~5分钟后取出读数。

**注意事项：**1.便秘患儿测量肛温不准确。
2.大便后、洗澡后，须待30分钟后再测量。

## 关于发热必须了解的3件事

1. 正常体温是一个较稳定的范围，并不是恒定不变的，随性别、年龄、昼夜、运动和情绪的变化等因素而有所波动。一般清晨2~6点体温最低，下午4~8点体温最高，波动范围在0.5℃~1℃之间。儿童代谢率高，体温可略高于成人。

2. 发热时如果体温超过41℃，就需要考虑是中暑脱水等产热散热失调所引起的体温上升，必须用物理降温法（详见后文叙述），快速降低体温，尽快送往医院，以免危及生命。

3. 向医生报告体温时，你只须告诉他测得的温度和使用的方法。许多妈妈会在测出的温度上加一定数值来推算宝宝"真正的体温"，实际是不需要的，只需要和医生说"医生，我用耳温枪，测得耳温是38.5℃"即可，否则会影响医生的正确判断。

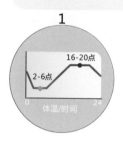

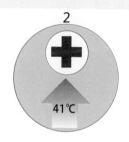

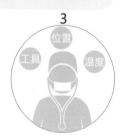

## 发热时如何补充水分和食物

发热中的宝宝，常因为身体不适，水和食物的摄入都大打折扣，其实发热时对水和食物的需要量较平日还要多。

### 发热时如何补充水分

补充水分是发热护理的头等大事，但是给烦躁或者睡眠中的宝宝口服补水确实是件不容易的事情。给小宝宝补水最简单易行的方法是用滴剂的胶头滴管挤水喝，一滴管1~2mL，一滴管一滴管地喂，并不会呛到宝宝；给大宝宝补水最为简单易行的办法是用游戏鼓励喝水，比如和宝宝一起玩谁喝的水多或者干杯喝水的游戏。

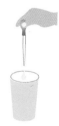

### 发热时如何补充食物

发热时，宝宝的消化系统功能减弱，饮食上要给予易消化的营养食物，少食多餐，避免进食过量，以免增加胃肠道的负担，实际操作过程中，以下几点原则可参考（除非疾病有特殊的禁忌）：

优先考虑流质和半流质食物。无论宝宝还是成人，在疾病期间，比起普通食物一般都更偏爱流食。未开始添加辅食的小宝宝尽可能多喝奶；辅食添加阶段的宝宝除了增加喝奶，还可以适当增加白开水和米粥等的摄入；大一些的宝宝除了以上这些，还可以适当喝些清淡的汤。

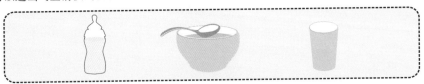

优先考虑能预防脱水的食物。适当增加新鲜蔬果的摄入，可以根据宝宝的需要做成蔬果泥甚至榨成蔬果汁。宝宝如果不喜欢口服ORS液（口服补液盐），预防脱水或轻度脱水时可以临时用鲜榨的苹果汁替代ORS液，补充部分水分和电解质，但不建议饮用市售的罐装果汁和糖分过高的饮料等。

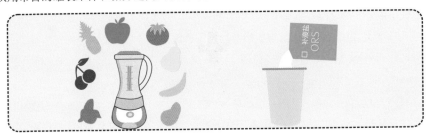

优先考虑宝宝喜欢的营养食物。生病导致食欲下降时，尤其要尊重宝宝的胃口。放弃给宝宝吃你认为有营养而他不愿意吃的食物，即使宝宝只愿意喝一些奶吃一点香蕉也未尝不可。不要强迫宝宝进食，宝宝会根据自己的需要吃东西，一旦身体康复，他的食欲自然会逐渐好转，会在身体康复后的一段时间里，补上生病期间错过的"饭"，重新找回之前丢失掉的"营养"。

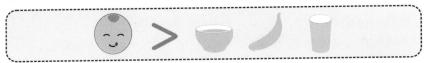

疾病期间不要尝试继续添加新的辅食。疾病期间消化系统功能减弱，身体也可能正处于高致敏状态，此时新的食物容易引发过敏等疾病。

少食多餐。最好单次食物量约为平时的2/3，总量比平时多一两成。 避免大量进食和进食不容易消化的食物，是时候让消化系统适当休息调整一下了。

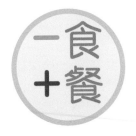

## 常用的物理降温方法

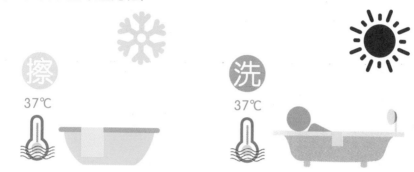

天气寒冷时，可用温水擦浴

简单地说，就是用37℃左右的温水浸湿毛巾擦澡，擦拭宝宝的额头、颈部、腋下、腹股沟等部位。这样做是为了让皮肤血管扩张，把热量散发出去，同时温湿毛巾擦拭后留在皮肤上的水在蒸发时，也会带走一部分热量。

一些研究表明，温水擦浴与退热药物合用，比单独药物降温更为有效。婴幼儿的体表面积相对较成人大，温水擦浴的退热效果会比成人和大童更好。

### 天气暖和时，可直接温水洗浴

重点是控制好水温，水温最好保持在37℃左右（因为发热时体温升高，较低的水温会令身体感到不适，所以这个数值比美国儿科学会建议的29.4℃～32.2℃要高，家长可以酌情参考之）。

### 物理降温的注意事项

1. 小婴儿禁止使用酒精擦浴，否则容易被皮肤吸收或呼吸道吸入，导致酒精中毒。

2. 没有表达能力的婴幼儿禁止使用冰枕，容易发生局部冻伤。

3. 必要的物理降温，有助于增加舒适感，但降温不宜太快。

4. 进行物理降温时，如果宝宝有痛苦烦躁、手脚发凉、全身发抖、口唇发紫等表现，须立即停止。

## 退热药物的选择和使用

**第1步** 选择安全有效的退热药物

　　任何一种药物都非绝对安全，世界卫生组织和儿科医生们推荐使用的婴幼儿退热药物主要有两种：对乙酰氨基酚（扑热息痛、必理通）和布洛芬。父母可以根据宝宝的年龄和具体情况来选择。

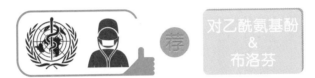

　　3个月以上的宝宝发热，普通的发热，通常选用对乙酰氨基酚。
　　对乙酰氨基酚退热起效快，控制体温的时间大约为2小时，有明显的剂量依赖性，即随着剂量的上升疗效上升。对乙酰氨基酚的副作用相对较小，对胃肠道无明显刺激，对肾功能无明显影响，但要防止剂量过大时造成肝脏的损害。

　　6个月以上的宝宝发热，且发生高热，可以使用布洛芬。
　　布洛芬退热相对平稳而持久，控制体温的时间可以持续6～8小时，对39℃以上高热的效果较对乙酰氨基酚更强，退高热的效果可以维持4～6小时。布洛芬的副作用相对较少，主要是轻度的胃肠道反应和转氨酶升高，偶可影响到凝血功能，在脱水、血容量低、心输出量低的情况下，偶可发生可逆的肾功能损伤，过量服用可能会发生中枢神经系统抑制和癫痫发作等情况。

### 药物降温的注意事项

**16岁以下用 阿司匹林**
1.16岁以下的儿童发热不应使用阿司匹林。因为阿司匹林会明显增加发生瑞氏综合征（一种罕见却致命的疾病）的机会。

**用布洛芬 防脱水**
2.如果宝宝患有肾脏疾病或者其他慢性疾病，或者在发热过程中出现脱水的情况，请务必在医生的指导下安全使用布洛芬，因为布洛芬存在肾脏功能损伤的潜在风险。

**口服剂**
3.婴幼儿退热药物的常用剂型为口服剂和栓剂。口服剂最为常用，一般在服用半小时左右开始生效；栓剂通过直肠黏膜吸收，但是剂量不容易掌握，且不适用于腹泻患儿，通常只在不能口服降温时（包括热性惊厥时）偶尔使用。

第2步 根据需要决定是否使用退热药物

退热药物仅在需要时临时使用，并不是固定隔几小时使用一次。原则上建议腋温38.5℃以上时使用退热药物。但是要特别注意，腋温38.5℃以上使用退热药并非绝对，还要参考宝宝的一般表现，如果宝宝精神好，能吃能玩，大可暂时不必使用。

如果腋温38.5℃是在寒战期测得的数值，那意味着体温很可能会继续升高，这就需要根据宝宝当时的情况和你以往的护理经验，考虑是否使用退热药。

第3步 谨遵退热药物的安全剂量使用

目前，对乙酰氨基酚和布洛芬的剂量是根据宝宝的体重来计算的，参考年龄只是估算。如果与同年龄段宝宝相比，你的宝宝在体重上有明显的偏重或偏轻，更加要按照体重来计算，以免发生剂量不足或过量。

| 药品 | 日常最大用量 |
|---|---|
| 对乙酰氨基酚 | 每隔4小时1次（24小时内不超过5次） |
| 布洛芬 | 每隔6小时1次（24小时内不超过4次） |

注：具体剂量请参照药物使用说明书。

**退热药物使用注意事项**

1. 使用退热药物属于对症治疗，只能短暂降低体温，增加机体的舒适感。
2. 应避免过度使用，使用的次数不宜过多，使用的间隔时间不宜过短，以免造成体温过低和肝肾功能损害。
3. 退热药物一般不建议自行连续使用超过7天。
4. 未经医师指导，不可同时使用其他含有同种成分的复方感冒药。

第4步 持续高热，可谨慎地交替使用对乙酰氨基酚和布洛芬

用一种退热药物能控制住的发热，请千万不要尝试交替用药，因为很容易喂错药物（忘记之前用的是哪种药物），引起潜在的药物副作用。但在持续高热不退的情况下，交替使用对乙酰氨基酚和布洛芬，可以减少反复使用一种药物可能带来的不良反应，又可以维持较好的退热效果。

交替使用对乙酰氨基酚和布洛芬，即在高热持续不退期间，一次服用布洛芬后，下次可以服用对乙酰氨基酚，两种药物交替使用。

使用方法

使用对乙酰氨基酚后的4小时，如仍有需要使用退热药，可选用布洛芬；使用布洛芬后的6小时，如仍有需要使用退热药，可选用对乙酰氨基酚。如因前一种药物使用剂量不足，而导致退热效果不理想，可将剂量补足，也可直接选用另一种药物。

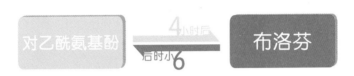

## 使用退热药物后常见的2种意外情况

### 1.吃了退热药，体温降得过低怎么办？

如在使用药物后，伴随大量出汗，体温迅速下降到明显低于正常体温，通常是因为退热药物使用的剂量偏大了，或者是联合使用了其他的退热药物或激素类药物。

此时，需要这样做：

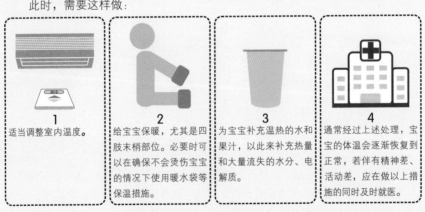

**1** 适当调整室内温度。

**2** 给宝宝保暖，尤其是四肢末梢部位。必要时可以在确保不会烫伤宝宝的情况下使用暖水袋等保温措施。

**3** 为宝宝补充温热的水和果汁，以此来补充热量和大量流失的水分、电解质。

**4** 通常经过上述处理，宝宝的体温会逐渐恢复到正常，若伴有精神差、活动差，应在做以上措施的同时及时就医。

注：按照说明书的剂量服用，为何还会过量？

目前治疗感冒发热的药物多为复合制剂，各种纷繁的药物商品名的背后，复合成分和比例各有不同，因此，儿童应尽量避免使用复合制剂。在自行选择非处方药物时，不仅要关心各种药物说明书上的服用剂量，更要关注所含的药物成分，以免因为药物成分的叠加而导致过量。

### 2.吃了退热药，为何高热仍然不退?

体温下降需要通过增加人体散热来完成，主要是通过皮肤发汗、尿液排出等来完成。所以，即使药物选择正确，剂量使用恰当，要想达到理想的退热效果，必须让宝宝摄入足够多的液体，不然退热药物就不能发挥退热的作用。此外，配合适当的物理降温也能达到更好的退热效果。

当然，发热期间，体温时高时低是普遍现象，须待病因消除、疾病治愈后，体温调定点恢复到原来的设定，体温方能完全恢复到正常。

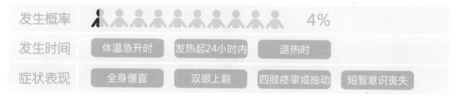

# 关于热性惊厥不得不说的真相

## 关于热性惊厥

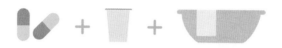

| 发生概率 | 4% | | |
|---|---|---|---|
| 发生时间 | 体温急升时 | 发热起24小时内 | 退热时 |
| 症状表现 | 全身僵直 | 双眼上翻 | 四肢痉挛或抽动 | 短暂意识丧失 |

热性惊厥是体温骤然升高或降低导致大脑出现异常放电活动，从而引起全身肌肉的痉挛性发作。约4%的宝宝在婴幼儿时期会发生1次或多次的热性惊厥。

热性惊厥通常发生在体温急剧上升时，或者是发热开始的24小时内，偶尔会发生在退热时。表现为全身僵直，双眼上翻，四肢痉挛或抽动，可伴随短暂的意识丧失。

不是所有的宝宝都会发生热性惊厥，其实，热性惊厥有非常强的家族性，只有一小部分的宝宝对体温的骤然升高或降低有反应。而且热性惊厥并没有温度的限制，简单说，有些宝宝每次发热到40℃也不会发生抽搐，但有些宝宝某次发热到38.5℃就可能发生抽搐。

## 热性惊厥的处理

宝宝一旦在家中发生热性惊厥，父母千万要保持镇静，这样才能在最大程度上保护好宝宝。具体处理方法是：

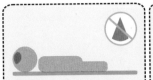

1.让宝宝平卧在地板或床上，远离坚硬和尖锐的物品，以防误伤；把宝宝的头侧向一边，以防误吸；松开宝宝的衣领或任何影响呼吸畅通的衣物。

2.抽搐一般持续数秒钟到数分钟就结束，如果抽搐持续超过15分钟，请及时拨打120急救电话。

**注意：**在处理过程中不要摇晃宝宝，更不要强按或捆绑他的身体，不要掐人中和撬嘴巴，也不要往口中塞任何东西。保持环境安静，尽量避免声、光等刺激。

如果宝宝在发热开始后的24小时内仅出现一次抽搐，且全身抽搐在5分钟内结束，恢复后一切正常，父母们就不必过于担心。但如果在发热的过程中有不止一次的抽搐，并且时间长，或者抽搐只涉及身体的一部分，或者抽搐后未能恢复正常状态，就应该去医院进一步检查。医生会根据症状体征，结合脑电图、脑CT、腰穿等检查，判断是单纯的热性惊厥，还是宝宝患上了脑炎。

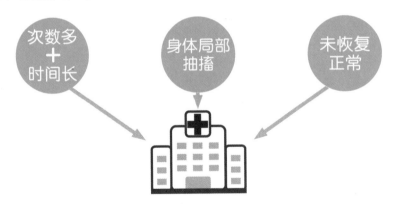

我们必须非常清楚：发热是很多疾病初期的一种防御性反应，是人体的自我保护机制之一。一方面，发热可以有效地抑制病原微生物对人体的侵袭，促进人体恢复健康，增强人体免疫功能；另一方面，发热会使人体处于高代谢、高耗氧、胃肠道功能减弱的状态，尤其是持久的高热，也会损害人体的健康，使得人体的各个组织器官功能失常，最终将导致人体防御疾病的能力下降，增加继发其他疾病的风险。发热时，无论是大量的补充水分、适度的物理降温还是必要的药物降温，归根到底都是为了让人体感觉舒适，让疾病向着好的方向转变。所以，尽管使用退热药物也无法避免热性惊厥的发生，但在发热时，补充水分、物理降温、药物降温必要时每一步都要及时做到。

|虾 米 妈 咪 育 儿 正 典|

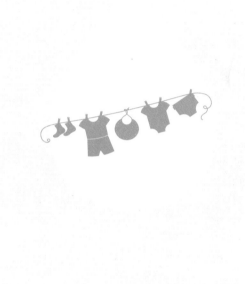